总主编简介

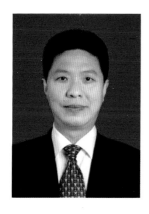

吴绪平，男，三级教授、主任医师，硕士研究生导师。现任中国针灸学会微创针刀专业委员会秘书长、世界中医药学会联合会针刀专业委员会学术顾问、湖北省针灸学会常务理事、湖北省针灸学会针刀专业委员会主任委员、湖北中医药大学针刀医学教研室主任、湖北中医药大学《针刀医学》重点学科带头人、国家自然科学基金评审专家。已收录《针刀医学传承家谱》中华针刀传承脉络第一代传承人。先后指导海内外硕士研究生60余名，2002年12月赴韩国讲学，分别于2003年3月和2011年5月赴香港讲学。2013年11月赴澳大利亚参加第八届世界针灸学术大会，并做学术报告。

40年来，一直在湖北中医药大学从事针灸与针刀教学、临床及科研工作。主讲《经络腧穴学》《针刀医学》及《针刀医学临床研究》。研究方向：①针刀治疗脊柱相关疾病的临床研究；②针灸治疗心、脑血管疾病的临床与实验研究。先后发表学术论文80余篇，主编针灸、针刀专著60余部。获省级以上科研成果奖6项。主持的教学课题"针灸专业大学生最佳能力培养的探讨"，于1993年获湖北省人民政府颁发优秀教学成果三等奖。参加国家自然科学基金项目"电针对家兔缺血心肌细胞动作电位的影响及其机理探讨"，其成果达到国际先进水平，于1998年荣获湖北省人民政府颁发科学技术进步三等奖。参加的国家自然科学基金课题"电针对家兔缺血心肌细胞动作电位影响的中枢通路研究"达到国际先进水平，2007年获湖北省科学技术进步三等奖。2005年10月荣获湖北中医药大学"教书育人，十佳教师"的光荣称号。先后主编新世纪全国高等中医药院校规划教材《针刀治疗学》和《针刀医学护理学》，全国中医药行业高等教育"十二五"规划教材《针刀医学》《针刀影像诊断学》和《针刀治疗学》，新世纪全国高等中医药院校研究生教材《针刀医学临床研究》，全国高等中医药院校"十三五"规划教材《针刀医学》；主编《针刀临床治疗学》《分部疾病针刀治疗丛书》（1套9部）及《专科专病针刀治疗与康复丛书》（1套16部）、《针刀医学临床诊疗与操作规范》《中华内热针临床诊断与治疗》《中华内热针大型系列临床教学视听教材（12集）》；总主编《分部疾病针刀临床诊断与治疗丛书》（1套10部）；编著大型系列视听教材《中国针刀医学（20集）》；独著出版《中国针刀治疗学》；主持研制的行业标准《针刀基本技术操作规范》于2014年5月31日由中国针灸学会发布，2014年12月31日实施。

主要临床专长：擅长运用针刀整体松解术治疗各种类型颈椎病、肩周炎、肱骨外上髁炎、腰椎间盘突出症、腰椎管狭窄症、强直性脊柱炎、类风湿关节炎、膝关节骨性关节炎、神经卡压综合征、腱鞘炎、跟骨骨刺及各种软组织损伤疼痛等症。

作者简介

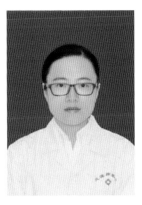

镇兰芳，女，医学博士，副主任医师，咸宁麻塘风湿病医院颈肩腰腿痛中心主任。"湖北省青年岗位能手"，咸宁市十佳医生，著名风湿病专家镇海馀先生之长孙女，国家级非物质文化遗产"镇氏风湿病马钱子疗法"第五代传承人，现任中国中西医结合防治风湿病联盟委员，咸宁市中医药学会针灸推拿学会副主任委员。

在继承祖父治疗风湿病祖传秘方的同时，积极开拓创新，不断提高自身业务水平，跟随吴绪平教授学习针刀、针灸、康复等技术。对类风湿关节炎、强直性脊柱炎、痛风、骨关节炎、颈肩腰腿痛等多种风湿免疫病的中西医治疗有丰富的临床经验。

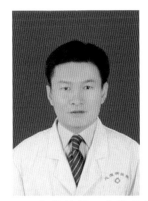

镇东鑫，男，副主任医师，湖北中医药大学兼职副教授，"湖北省青年岗位能手"，咸宁市咸安区"十佳医生"，咸宁麻塘风湿病医院大内科副主任及风湿病科副主任，硕士研究生，系著名风湿病专家镇海馀先生之孙，国家级非物质文化遗产"镇氏风湿病马钱子疗法"第五代传承人。曾多次前往武汉同济医院及湖北中医药大学进修学习。现任中国中西医结合防治风湿病联盟委员、中国民族医药学会风湿病分会理事、湖北省中医中药学会风湿病专业委员会委员、武汉医师协会风湿免疫医师分会理事、咸宁市中医药学会理事会理事。

专业特长：在继承祖传秘法治疗风湿病之基础上，配合针刀、康复等方法治疗类风湿关节炎、强直性脊柱炎、痛风、腰椎间盘突出症、颈椎病等多种病症有独特的见解。

专科专病针刀整体松解治疗与康复丛书

总主编　吴绪平

类风湿关节炎针刀整体松解
治疗与康复

主编　镇兰芳　镇东鑫

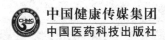

中国健康传媒集团
中国医药科技出版社

内 容 提 要

本书共分十一章，第一章介绍类风湿关节炎针刀临床应用解剖；第二章介绍关节的生物力学；第三章介绍骨与软组织的力学系统——人体弓弦力学系统；第四章介绍慢性软组织损伤与骨质增生的病因病理机制；第五章介绍类风湿关节炎的诊断；第六章介绍针刀操作技术；第七章介绍类风湿关节炎针刀整体松解治疗与术后护理；第八章介绍类风湿关节炎针刀术后康复治疗；第九章介绍类风湿关节炎临证医案精选，第十章介绍类风湿关节炎针刀临床研究进展；第十一章介绍类风湿关节炎针刀术后康复保健操。

全书内容丰富，资料详实，图文并茂，言简意赅，实用性强。适用于广大针刀临床医师，全国高等中医药院校针灸、骨伤、针刀及中医学专业大学生、研究生阅读参考。

图书在版编目（CIP）数据

类风湿关节炎针刀整体松解治疗与康复 / 镇兰芳，镇东鑫主编. —北京：中国医药科技出版社，2019.4

（专科专病针刀整体松解治疗与康复丛书）

ISBN 978-7-5214-0758-7

Ⅰ. ①类… Ⅱ. ①镇… ②镇… Ⅲ. ①类风湿性关节炎–针刀疗法 Ⅳ. ①R245.31

中国版本图书馆 CIP 数据核字（2019）第 023531 号

美术编辑　陈君杞
版式设计　张　璐

出版　**中国健康传媒集团** | 中国医药科技出版社
地址　北京市海淀区文慧园北路甲 22 号
邮编　100082
电话　发行：010–62227427　邮购：010–62236938
网址　www.cmstp.com
规格　787×1092mm　¼₆
印张　15
字数　331 千字
版次　2019 年 4 月第 1 版
印次　2019 年 4 月第 1 次印刷
印刷　三河市国英印务有限公司
经销　全国各地新华书店
书号　ISBN 978-7-5214-0758-7
定价　**39.80 元**

序

针刀医学发展至今，已具备较完整的理论体系，治疗范围也已由慢性软组织损伤和骨质增生类疾病扩展到内、妇、儿、五官、皮肤、美容与整形等临床各科疾病。针刀医学事业要不断发展壮大，需确立个人的研究方向，做到专科、专家、专病、专技。把针刀治疗的优势病种分化为多个专病或专科。从事针刀医学的各位中青年人才，应该走先"专而精"，后"博而广"的道路，这样才能为针刀医学的繁荣发展打下坚实的基础，才能为针刀医学走出国门、面向世界，"让针刀医学为全世界珍爱健康的人民服务"成为现实。

得阅由湖北中医药大学吴绪平教授总主编的《专科专病针刀整体松解治疗与康复丛书》，甚感欣慰。该套丛书提出了人体弓弦力学系统和慢性软组织损伤病理构架——网眼理论的新概念，进一步阐明了慢性软组织损伤和骨质增生类疾病的病因病理过程及针刀治疗的作用机理，将针刀的诊疗思路发展到综合运用立体解剖学、人体生物力学等知识来指导操作的高度上来，将针刀治疗从"以痛为腧"的病变点松解提升到对疾病病理构架进行整体松解的高度上来，发展和完善了针刀医学的基础理论，从不同的角度诠释了针刀医学的创新，这将极大地提高针刀治疗的愈显率，让简、便、廉、验的针刀医学更加深入人心。

该套丛书按专病和专科分为 16 个分册，每分册详细地介绍了相关疾病的病因、临床表现以及针刀整体松解治疗的全过程，将每一种疾病每一支针刀的具体操作方法淋漓尽致地展现给读者，做到理论与实践紧密结合，提高临床医师学习效率。该丛书是一套不可多得的针刀临床与教学专著，将对针刀医学的推广应用起到重要作用。故乐为之序。

中 国 工 程 院 院 士
天津中医药大学教授
国 医 大 师
2017 年 3 月 10 日

前　言

《专科专病针刀治疗与康复丛书》（一套 16 本）由中国医药科技出版社于 2010 年出版以来，深受广大针刀临床医师和全国高等中医药院校本专科大学生的青睐，该套丛书发行量大，社会反响强烈。在 7 年多的临床实践中，针刀治疗的理念不断更新、诊断技术不断完善、治疗方法不断改进，有必要将上述优秀成果吸收到本套丛书中来。应广大读者的要求，我们组织全国针刀临床专家编写了《专科专病针刀整体松解治疗与康复丛书》。本套丛书是在《专科专病针刀治疗与康复丛书》的基础上，对针刀基础理论、针刀治疗方法进行了修改与补充，增加了针刀影像诊断、针刀术后康复及针刀临床研究进展的内容，以适应针刀医学的快速发展和广大读者的需求。

《专科专病针刀整体松解治疗与康复丛书》包括《颈椎病针刀整体松解治疗与康复》《腰椎间盘突出症针刀整体松解治疗与康复》《强直性脊柱炎针刀整体松解治疗与康复》《脊柱侧弯针刀整体松解治疗与康复》《痉挛性脑瘫针刀整体松解治疗与康复》《股骨头坏死针刀整体松解治疗与康复》《肩关节疾病针刀整体松解治疗与康复》《膝关节疾病针刀整体松解治疗与康复》《类风湿关节炎针刀整体松解治疗与康复》《关节强直针刀整体松解治疗与康复》《常见运动损伤疾病针刀整体松解治疗与康复》《神经卡压综合征针刀整体松解治疗与康复》《常见内科疾病针刀整体松解治疗与康复》《常见妇儿科疾病针刀整体松解治疗与康复》《常见五官科疾病针刀整体松解治疗与康复》《常见美容减肥与整形科疾病针刀整体松解治疗与康复》。各分册分别介绍了针刀临床应用解剖、生物力学、骨与软组织的力学系统——人体弓弦力学系统、慢性软组织损伤的病因病理学理论及骨质增生的病理构架、疾病的诊断与分型、针刀操作技术、针刀整体松解治疗、针刀术后康复治疗与护理、针刀临证医案精选、针刀治疗的临床研究进展及针刀术后康复保健操等内容。

本套丛书以人体弓弦力学系统和慢性软组织损伤的病理构架理论为基础，从点、线、面的立体病理构架分析疾病的发生发展规律。介绍临床常见病的针刀基础术式，如"T"形针刀整体松解术治疗颈椎病，"C"形针刀整体松解术治疗肩周炎，"回"字形针刀整体松解术治疗腰椎间盘突出症及"五指定位法"治疗膝关节骨性关节炎等。将针刀治疗从"以痛为腧"病变点的治疗提升到对疾病的病理构架进行整体治疗的高度上来，提高了针刀治疗的临床疗效。同时，以人体解剖结构的力学改变为依据，着重介绍了针刀闭合性手术的术式设计、体位、针刀定位、麻醉方法、针刀具体操作方法及其疗程，并按照局部解剖学层次，描述每一支针刀操作的全过程，将针刀医学精细解剖学和立体解剖学的相关知识充分应用到针刀的临床实践中，提出了针刀术后整体康复的重要性和必要性，制定了针刀术后的康复措施及具体操作方法。

本套《专科专病针刀整体松解治疗与康复丛书》共计 300 余万字，插图约 3000 余幅，图文并茂，可操作性强。成稿后，经丛书编委会及各分册主编多次修改审定后召开编委会定稿，突出了影像诊断在针刀治疗中的指导作用，达到了针刀基础理论与针刀治疗相联系、针刀治疗原理与针刀术式相结合、针刀操作过程与局部解剖相结合的目的，强调了针刀术后护理及康复治疗的重要性，反映了本时期针刀临床研究的成果。由于书中针刀治疗原则、术式设计及操作步骤全过程均来源于作者第一手临床资料，可使读者直接受益。本丛书适用于广大针刀临床医师，全国高等中医药院校的针灸推拿学、针刀、骨伤及中医学专业大学生和研究生阅读参考。

丛书编委会非常荣幸地邀请到中国工程院院士、国医大师、天津中医药大学石学敏教授为本套丛书作序，在此表示诚挚的谢意！

尽管我们做出了很大努力，力求本套丛书全面、新颖、实用，但由于针刀医学是一门新兴的医学学科，我们的认识和实践水平有限，疏漏之处在所难免，希望广大中西医同仁及针刀界有识之士多提宝贵意见。

丛书编委会

2017 年 6 月

编写说明

  《类风湿关节炎针刀整体松解治疗与康复》于 2010 年 5 月出版发行，至今已经 9 年。该书指导针刀医师治疗类风湿关节炎，对提高针刀诊疗技术与术后康复起到重要作用，深受广大读者青睐。随着社会的飞速发展，临床诊疗技术日新月异，针刀整体松解治疗疾病的思路不断拓展。经本书编委会反复酝酿、讨论，对该书进行了认真修订，进一步明确了针刀整体松解术治疗类风湿关节炎的新理念和具体操作方法，有助于提高临床疗效；强化了现代康复治疗，重视针刀治疗与术后康复相结合。故将书名改为《类风湿关节炎针刀整体松解治疗与康复》。

  本书共分十一章，第一章介绍类风湿关节炎针刀临床应用解剖；第二章介绍关节的生物力学；第三章介绍骨与软组织的力学系统——人体弓弦力学系统；第四章介绍慢性软组织损伤与骨质增生的病因病理机制；第五章介绍类风湿关节炎的诊断；第六章介绍针刀操作技术；第七章介绍类风湿关节炎针刀整体松解治疗与术后护理；第八章介绍类风湿关节炎针刀术后康复治疗；第九章介绍类风湿关节炎临证医案精选；第十章介绍类风湿关节炎针刀临床研究进展；第十一章介绍类风湿关节炎针刀术后康复操。

  本书的特色在于以骨与软组织的力学系统为主线，详细阐述了类风湿关节炎的力学病因、发病机制，论述了类风湿关节炎立体网络状病理构架与临床表现之间的联系，并根据骨与软组织的力学系统平衡失调，设计了针刀整体松解式。本书的另一个特色在于重视针刀术后的整体康复治疗对针刀疗效的影响，设计了多种针刀术后康复方法供针刀医师在临床上使用。

  全书内容丰富，资料翔实，图文并茂，言简意赅，实用性强。适用于广大针刀临床医师，全国高等中医药院校针灸骨伤、针刀及中医专业大学生、研究生阅读参考。

本书编委会

2019 年 3 月

目　录

第一章

类风湿关节炎针刀临床应用解剖

第一节　腕部针刀临床应用解剖

一、腕关节体表标志与体表投影

1. 腕关节的皮肤横纹

当手强力握拳屈腕时，腕前可以呈现 3 条纵行皮肤隆起。其中位于中线的是掌长肌，正中神经位于其下方；其桡侧隆起则为桡侧腕屈肌腱；最内侧隆起为尺侧腕屈肌腱，并沿此肌腱可触及到豌豆骨。在桡侧腕屈肌腱与桡骨茎突之间，可触摸到桡动脉的搏动。尺动脉和尺神经则介于指浅屈肌腱与尺侧腕屈肌腱之间，由于尺动脉表面有一层坚韧的筋膜覆盖，所以较难触到动脉搏动。腕关节的前面有 2～3 条横行皮肤皱纹。

（1）近侧横纹　比较恒定。此横纹与尺骨小头相平行，又同时与桡腕关节线的最近点相对应。

（2）中间横纹　较不恒定，两端分别与桡、尺骨茎突的连线-即桡腕关节线的桡侧端与尺侧端相对应。

（3）远侧横纹　最明显，此横纹约与腕横韧带的远侧缘对应，在相当于腕掌关节的部位。在该纹外、中 1/3 交界处，可以摸到舟骨结节；向远侧约 1cm 处，可触及到大多角骨结节，在大多角骨远端可触及到桡侧腕屈肌腱。此横纹尺侧端的突起为豌豆骨，为腕关节掌侧的重要标志之一：①桡侧可摸及尺动脉的搏动，尺动脉的尺侧为尺神经，两者相互伴行；②向上可连接尺侧腕屈肌，向下方则为钩骨的钩突，正对环指的尺侧缘。

2. 骨性标志

（1）大多角骨结节　其位于舟骨结节远侧 1cm 处。

（2）舟骨结节　其位于腕远纹外、中 1/3 交点处。

（3）豌豆骨　其位于腕远纹尺侧端的突起，其为腕前区的重要标志之一，其桡侧可摸到尺动脉的搏动；向上连尺侧腕屈肌；向下外方为钩骨钩，适对环指的尺侧缘。

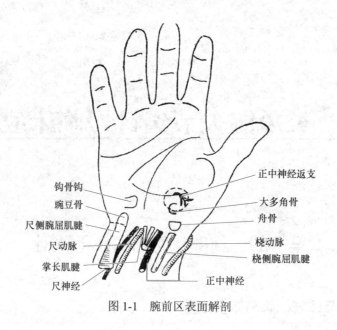

图 1-1　腕前区表面解剖

二、腕前区结构

（一）浅层结构

腕前区的皮肤和皮下组织，都比较薄而松弛，其中有前臂正中静脉的分支、掌皮支和尺神经，以及前臂内、外侧皮神经的末支分布。

腕后区的皮肤和皮下组织，都比掌侧要厚。桡神经浅支与头静脉起始部相伴行。腕正中有前臂背侧皮神经的末支分布。

（二）深筋膜

腕前区深筋膜，其上与前臂筋膜相续，其下与掌深筋膜相连。在腕部形成下述两条韧带：

1. 腕掌侧韧带

位于 3 条腕横纹的深面，其解剖位置较为表浅，两侧的远端与腕背侧韧带（伸肌支持带）相连，与腕横韧带相融合。

2. 腕横韧带

其又名为屈肌支持带，长、宽各约为 2.5cm，厚为 0.1～0.2cm，其居于腕掌侧韧带的远侧。

（1）腕桡侧管为腕横韧带的桡侧端，可以分成 2 层，分别附着于舟骨结节及大多角骨结节，其内有桡侧腕屈肌腱通过。

（2）腕尺侧管为腕横韧带的尺侧端，分别附着于豌豆骨和钩骨钩，其与浅层的腕掌侧韧带共同构成，其内有尺神经和尺血管通过。

3. 腕管

是由腕横韧带与腕骨沟共同构成，管的中部比较窄，其后壁是附着于腕关节囊前面的筋膜，向上与旋前方肌筋膜相续。管内分别有屈指、屈拇肌的 9 条长腱通过。

（三）通过腕横韧带浅层的结构

从桡侧向尺侧依次为：

1. 桡动脉及其伴行静脉

其位于肱桡肌与桡侧腕屈肌之间。桡动脉平桡骨茎突发出掌浅支，向下入手掌部。桡动脉本干首先绕过桡骨茎突的远侧，再经腕桡侧副韧带和拇长展肌之间，最后达于腕后区。

2. 桡侧腕屈肌腱

经腕桡侧管下行，止于第 2 掌骨底。

3. 掌长肌腱

位置表浅而细，其掩盖正中神经下行，经腕横韧带掌侧，与掌腱膜相连续。在极少数人可单侧缺如。临床上应注意与正中神经相鉴别。

4. 尺血管和尺神经

尺血管位于尺神经的桡侧端，它们在尺侧腕屈肌的掩盖下，经腕尺侧管向下行，尺动脉和尺神经均发深支进入手掌。尺动脉本干与尺神经浅支伴行，经钩骨钩的尺侧，弯向下后再进入手掌，并参与了掌浅弓的构成。

尺神经在腕部解剖位置表浅，较易受伤，伤后临床可表现为：①小鱼际和骨间肌麻痹；②各指不能内收，第 2～5 指不能外展；③第 4、5 指掌指关节过伸，形如"爪形手"；④手掌尺侧 1/3 及尺侧一个半指掌侧皮肤和两个半指背侧的皮肤感觉丧失。

（四）通过腕管的结构

管内有指浅、深屈肌和拇长屈肌的 9 条肌腱穿过，其分别被屈肌总腱鞘和拇长屈肌腱鞘所包绕。由于肌腱断裂时近端回缩比较少，故当修复时，易于牵拉缝合。但是，拇长屈肌腱断裂时，近端回缩较大，常缩至腕部以上。通过该管的结构详述如下。

1. 正中神经（图 1-2）

正中神经位于指浅屈肌腱的深面，向下行于该肌腱的桡侧，再通过二屈肌腱鞘，浅面仅有掌长肌腱，解剖位置较表浅，较易被锐器损伤（图 1-3）。

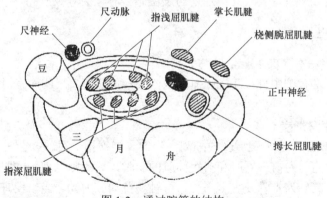

图 1-2　通过腕管的结构

正中神经在腕部受伤后的表现为：①拇指不能对掌，呈内收位；②鱼际萎缩；③食、中指掌指关节过伸，其手势如"猿掌"；④手掌桡侧 2/3 及桡侧 3 个半指的皮肤感觉丧失。

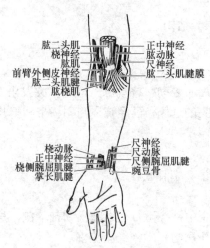

肱二头肌
桡神经
肱肌
前臂外侧皮神经
肱二头肌腱
肱桡肌

正中神经
肱动脉
尺神经
肱二头肌腱膜

桡动脉
正中神经
桡侧腕屈肌腱
掌长肌腱

尺神经
尺动脉
尺侧腕屈肌腱
豌豆骨

图 1-3　肘前区、腕前区的血管、神经

2. 指浅屈肌腱

指浅屈肌，在前臂的下部已分成 4 条肌腱，故使该肌具有使第 2～4 指单独屈曲的作用。4 条肌腱在腕管内的排列是：中、环指肌腱位于食、小指的掌侧端；其到达手掌后，四腱并列。

3. 拇长屈肌腱和指深屈肌腱

拇长屈肌腱和指深屈肌腱的 5 条肌腱，都通过腕管的深部，并紧贴关节囊下行。拇长屈肌腱位于桡侧；而指深屈肌腱则位于尺侧，该肌在达腕部之前，就先分出至食指的肌腱；至中、环、小指的肌腱向远侧逐渐分开，故该肌较不易完成第 3、4、5 指的单独屈曲运动。

4. 屈肌腱鞘

拇长屈肌腱由拇长屈肌腱鞘所包绕；屈肌总腱鞘则包绕指浅、深屈肌 4 对肌腱。两鞘的近侧端与远侧端，分别越过腕横韧带的上、下缘各 2.5cm 左右的距离。拇长屈肌腱鞘的远侧端与拇长屈肌腱同样长。指总屈肌腱鞘的尺侧部与小指的腱鞘相互连通。此外，约有半数的人该二屈肌腱鞘彼此相通，当发生感染时，会导致互相传播细菌。

三、腕后区结构

1. 桡骨背侧结节（即 Lister 结节）

位于桡骨下端背侧中部；其桡侧面有桡侧腕短伸肌腱，尺侧面有拇长伸肌腱从其下方越过。

2. "解剖学鼻烟壶"

"解剖学鼻烟壶"位于腕后区的外侧，当伸、展拇指的时候，会呈现尖向拇指的三角形凹陷，其桡侧面为拇长展肌和拇短伸肌的肌腱，尺侧则为拇长伸肌腱，三角的近侧界为桡骨茎突。窝底为舟骨及大多角骨，可触及桡动脉搏动。当出现舟骨骨折时，因肿胀导致鼻烟壶消失，窝底有压痛感出现。

3. 桡、尺骨茎突

在桡骨茎突和掌长肌腱之间都可摸到桡动脉的搏动。

4. 第一骨间背侧肌隆起

当拇指内收时，可见其内侧的肌隆起，在其近侧端为桡动脉入掌处。

5. 腕背侧韧带

腕后区的深筋膜增厚，可形成一个伸肌支持带，对伸肌腱起到约束的作用。

腕背侧韧带（伸肌支持带），其两侧分别附着于桡、尺骨的茎突和腕骨。在此韧带的深面有从前臂来的 12 条肌腱通过。

腕背侧韧带（伸肌支持带）的深面发出 5 个筋膜间隔，分别附着于尺、桡骨远侧端的背面。来自前臂的 3 条伸腕肌、3 条伸展拇指肌以及 3 条伸指肌，共 12 条肌腱，分别被 6 个腱鞘所包绕，通过上述的 6 个管道，到达手背和手指的部位。各腱鞘分别超过腕背侧韧带的近侧端和远侧端各 2.5cm 左右。从桡侧到尺侧，各管道通过的肌腱及腱鞘，依次为：①拇长展肌与拇短伸肌腱；②桡侧腕短、长伸肌腱；③拇长伸肌腱；④食指固有伸肌腱与指伸肌；⑤小指伸肌腱；⑥尺侧腕伸肌腱。有的人拇长伸肌腱鞘与桡腕关节腔是彼此相交通的。此外，拇长展肌常有副腱，约占 80% 以上。因此拇长展肌与拇短伸肌腱鞘，相对较为狭窄；两腱绕过桡骨茎突，并形成一定的角度；由于拇指的活动度较大，故该腱鞘易受劳损，形成狭窄性腱鞘炎（图 1-4）。

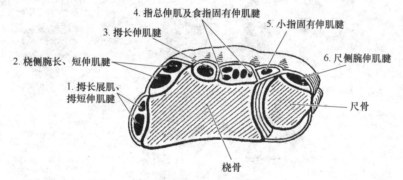

图 1-4　腕后区横断面示 6 个腱鞘

四、腕关节背侧区

1. 尺桡骨下端

腕背侧的尺桡骨下端均可在皮下触及，其中桡骨远端占腕横径的 2/3，尺骨头仅占其 1/3。

2. 腕掌关节

第 1、3、5 掌骨基底部在腕背很容易触及，腕关节在掌屈时特别明显，它们的连线即代表腕掌关节线。

3. 桡腕关节线的确定法

连接两茎突尖画一线，在腕部背侧从该线中点，向上作一长约 1cm 之垂直线，通过两茎突线端及该垂直线端的弓形成，即代表该关节的投影。

4. Lister 结节

尺桡骨远端的中点有一结节（即 Lister 结节），其为外科手术的标志。拇长伸肌腱由此结节的尺侧绕过，其桡侧为桡侧腕短伸肌腱。由该结节向远侧延伸则相当于舟月关节。

5. 在腕背桡侧

其桡侧界为拇长展肌腱和拇短伸肌腱；尺侧界为拇长伸肌腱；远侧为第1掌骨基底；近侧为桡骨茎突；该窝底有舟骨结节的背面与大多角骨背面4结节。其内容物有几根浅静脉与桡动脉的深支，由腕前经此处及第1掌骨间隙；另有前臂皮神经终末支和桡神经至拇指的分支。在临床上进行舟骨手术时，注意勿损伤桡动脉及神经分支。此处也是切开拇长伸肌腱鞘、结扎桡动脉以及到达中腕关节的合理途径。

五、腕部骨骼

1. 腕骨

共有8块，排成两行。所有腕骨除掌、背两面有骨膜、关节囊及韧带附着外，其余都构成关节面，很少有肌腱附着。所以，腕部血液供应较差，手术时应尽量避免损伤韧带和关节囊的附着处，以保障血管的分布，否则在临床上极易出现无菌性骨坏死。

这8块腕骨其大致分成远近两排，舟骨为连接两排的骨头（图1-5、图1-6）。

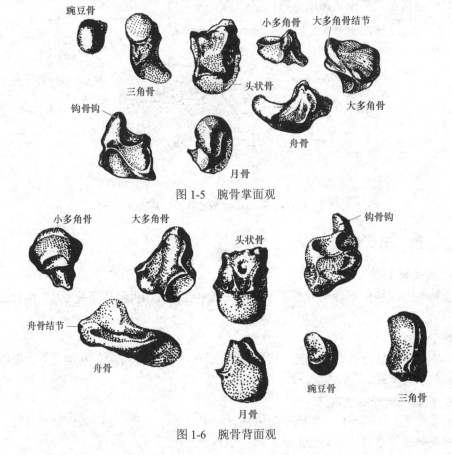

图1-5　腕骨掌面观

图1-6　腕骨背面观

（1）头状骨　位于远排腕骨中心，为腕骨中最大的一块，是腕骨的枢石。头状骨的头部是整个远排腕骨的活动中心。其近端呈圆形，位于月骨凹面上。头状骨体部、背、掌侧无软骨覆盖，远端主要与第3掌骨相连，两侧还与第2、4掌骨相连，尺侧与钩骨相连，桡侧与小多角骨、舟骨相连。

（2）大多角骨　有 4 个关节面：第 1、2 掌骨，小多角骨及舟骨。其近侧端的关节面为凹形，与舟骨远端的桡侧或外侧相关节，为可以滑动的关节。与第 1 掌骨基底间呈马鞍状关节面，允许第 1 掌骨近端有较大范围的活动。内侧面分为两部分，近侧呈凹状与小多角骨相连，远侧端与第 2 掌骨连接。在掌侧部分的骨性突起称掌侧结节或多角骨缘，此结节附着有腕横韧带、拇对掌肌、拇短展肌。紧靠着内侧缘的尺侧有一沟。内有桡侧腕屈肌腱经过。大多角骨的背侧面是粗糙的，有两个突起，分别为背尺侧结节和背桡侧结节。

（3）小多角骨　紧密地附着于大多角骨上，深埋于第 2 掌骨基底关节面中。小多角骨的掌侧面只有背侧面的 1/2，其远端尖状处与第 2 掌骨成关节，近端的凹面则与舟骨相连，桡、尺侧分别与大多角骨及头状骨形成关节，四周都为软骨所覆盖。

（4）钩骨　外观上呈三角形，三角形之尖在近侧，参与构成远排腕骨的尺侧边缘。钩骨分体、沟和钩 3 个部分。钩骨体在腕关节的背尺侧，桡侧与头状骨相连，远端与第 4、5 掌骨基底相连，近侧则与三角骨相连。钩骨长而薄，向掌侧突出于小鱼际边缘的基底部，有腕掌侧支持带附着。钩骨远端与第 4、5 掌骨基底形成关节，并与第 5 掌骨的鞍状关节面形成关节，允许掌骨有一定的活动度。钩骨近端偏向尺侧，有螺旋状关节面，与三角骨形成关节，有旋转作用。在豌豆骨远 1.5～2cm 处的偏桡侧能触及，它有豌钩韧带、小指对掌肌、小指短屈肌和腕横韧带附着。在钩的基底与体之间形成钩骨沟，尺动脉、尺神经的深支经过钩骨沟的尺侧，小指指深屈肌腱呈弧形围绕沟之桡侧面。钩骨的背侧有背侧腕间弓的 3～5 支血管进入骨的无关节面区，供应背侧部分。掌侧有一大血管通过钩骨钩基底的桡侧进入，有 1～2 支小血管通过基底内侧和顶部钩。

（5）舟骨　不论在解剖形状还是在各种关节活动方面，都是腕骨中最为复杂的结构。其形状似船，表面的 80% 为软骨所覆盖。

舟骨远端掌侧隆起为舟骨结节，桡侧腕屈肌腱有部分肌腱止于此，舟骨的血液供应主要从舟骨结节处进入舟骨。其远端与大多角骨、小多角骨相连接，形成滑动型关节。舟骨的近端与桡骨远端相接触。在舟骨的尺侧，其远端关节面较大，为臼状关节；其近侧的关节面较小，有旋转作用。近心端与桡骨远端相关节，主要功能为屈伸活动，以及内收、外展及少许旋转动作。在舟状骨的中部从背侧至掌侧有一狭窄无关节面的粗糙面，其边缘稍为隆起，称为舟骨腰部，有营养血管进入。当腕背伸时，舟骨的近侧端被桡骨远端覆盖；而桡侧偏时，桡骨茎突可以触及到舟骨的腰部。舟骨血液供应来自尺、桡动脉，通过结节部与腰部的韧带进入骨内，其近侧 1/3 都没有血管进入，因此临床上不同部位舟骨骨折由于影响血供的情况不同，导致骨的愈合亦异，如：舟骨中部较细，称为腰部，血管分布较少，血液供应较差。腕舟骨结节骨折，两骨折端均有血供，故骨折愈合也较快。当手掌突然受外力冲击时，常发生舟骨腰部骨折，不易愈合，所以复位固定时必须严格处理。

舟骨起保持远近排腕骨稳定的作用。比起其他腕骨更容易受损折断。舟骨结节向掌侧隆起，为腕掌侧支持带附着处。腕中立位时，侧位 X 线片上舟骨呈倾斜状，近端在背侧，远端在掌侧。舟骨纵轴线与月骨纵轴线呈 30°～60° 角。

（6）月骨　是腕骨中唯一的掌侧大背侧小的骨头。月骨外形上呈半圆形，侧面观为半月状。近端为凸面与桡骨远端形成关节面，远端则为凹面与头状骨和一小部分钩骨形成关节面，其桡侧端与舟骨、尺侧与三角骨形成关节。月骨的背、掌侧均有营养血管进入月骨。其掌侧极的长度比背侧极要长。从背侧入路切除月骨时则应避免掌侧极切除不完全而残留骨片。当手掌过伸受到冲击时，常导致月骨向掌侧脱位，压迫了正中神经。又因血液供应较差，较容易继发无菌性坏死。

（7）三角骨　形似三角形，呈锥状，位于月骨与钩骨之间，并与两骨形成关节。远端偏掌侧，有椭圆形关节面与豌豆骨相接。近端为三角纤维软骨盘，其关节面凸隆，与腕尺侧半月板及腕三角纤维软骨相接，其背侧容易发生撕脱骨折。

（8）豌豆骨　呈圆形，实则为尺侧腕屈肌腱的籽骨，位于三角骨的掌侧端。豌豆骨尺侧腕屈肌腱止于其上，是唯一有肌腱止点的腕骨，与三角骨所形成的关节对腕关节的活动功能无重要的作用。

2. 桡骨下端

桡骨下端骨质疏松膨大，向上 3～3.5cm 为坚强皮质骨的桡骨干，松质骨与皮质骨之交界处为力学结构薄弱区，较易发生骨折。桡骨下端呈方形，有掌、背、桡、尺 4 个面。掌侧面光滑，有旋前方肌附着，背面稍为突起，有 4 个骨性腱沟，伸肌腱也由此通过。桡侧为桡骨茎突，是肱桡肌的止点。尺侧面有尺骨切迹，与尺骨环状面构成下尺桡关节，为前臂下端活动的枢纽关节。桡骨下端前面平坦有旋前方肌附着于其上，背面则为隆凸，尤以桡骨背侧结节最为突出，形成 3 条纵沟通向肌腱，沟间纵嵴有腕背侧韧带附着。内侧面有一凹面为尺骨切迹，与尺骨头形成关节。其外侧末端较为突出，为桡骨茎突；该茎突比尺骨茎突长 1.5cm。桡骨下端的桡腕关节在正常情况下向掌侧倾斜 10°～15°，尺侧倾斜 20°～25°（图 1-7、图 1-8）。

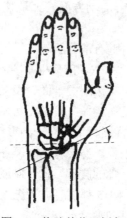 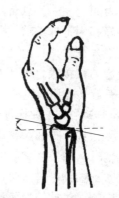

图 1-7　桡腕关节尺侧角　　　图 1-8　桡腕关节掌侧角

3. 尺骨下端

尺骨下端狭小，呈圆柱形，末端较为膨大，称尺骨头，其前、外、后缘的环状关节面与桡骨的尺骨切迹相关节。头的下面与关节盘相贴，尺骨的背内侧向下突起为尺骨茎突。尺骨头的桡侧有半环状关节面，与桡骨下端的尺骨切迹构成下尺桡关节，当桡骨围绕尺骨作 150° 旋转时，尺、桡骨茎突在皮下均可以摸到，桡骨茎突比尺骨茎突长 1～1.5cm。

六、腕部关节及其韧带

（一）腕部关节

腕关节为复合关节，它是由尺桡下关节、桡腕关节、中腕关节、腕掌关节和腕骨间关节所共同组合而成的（图 1-9）。

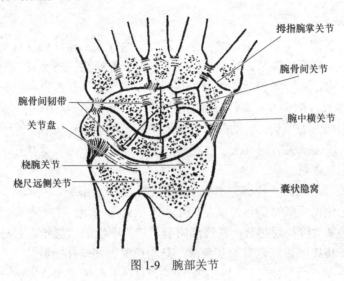

图 1-9　腕部关节

1. 尺桡下关节

尺桡下关节是由尺骨小头的环状关节面和桡骨远端的尺侧切迹共同组成的车轴关节。其内有一个三角纤维软骨盘（或称软骨板）相连结。三角形的底部附着于桡骨的尺侧切迹下缘，与桡骨远端关节面相移行；三角形的尖部则附着于尺骨茎突的桡侧基底小窝部，与腕关节尺侧副韧带相连，它的前后缘增厚，其中止于尺骨处最厚（5～6mm），中央薄（约 2mm）上下呈双凹状，并被前后关节囊韧带所加强，关节囊较薄弱且松弛，其滑膜面近侧突出于尺桡下关节约 6～7mm，形成囊状隐窝，便于前臂进行回旋运动，并免受损伤。尺、桡骨远端骨骺线位于关节囊内，当骨骺分离时，可波及到关节囊，从而影响到旋转活动。尺桡下关节为双枢轴滑膜关节，外形呈倒"L"形，垂直部分位于尺桡下关节之间，横形部分则位于三角软骨盘与尺骨头下方的中间。三角软骨盘是连接尺桡骨下端的主要纽带，由于它的前后均与关节囊有纤维相连，故当前臂旋前或旋后时，该纤维既起到了固定三角软骨盘的作用，又可以将桡腕关节和尺桡下关节腔完全隔开，从而也铺平了桡腕关节。它组成桡腕关节的内侧部，除非关节盘中心穿孔或有裂隙存在，或有附着不完全等异常情况，才可使尺桡下关节腔与桡腕关节腔发生贯通。所以，三角纤维软骨盘在解剖学上具有以下 4 种功能：

（1）帮助尺、桡骨连结在一起。当前臂旋转时，使尺、桡骨之间保持一定的距离，以稳定关节。

（2）提供双重关节面，即近侧为尺骨头，远侧为腕关节。

（3）将尺桡关节与桡腕关节分开。

（4）在腕关节的尺侧，起到软垫与缓冲作用。

尺桡下关节的稳定系统：由于软骨盘向远端延伸，与尺侧副韧带相互连接，并止于三角骨、钩骨和第 5 掌骨的基底部。因此，为了稳定尺桡下关节的内部结构，除三角纤维软骨外，还有其他的组织参与其中，解剖学上统称为"三角纤维软骨复合体"。它包括有：尺桡关节的掌、背侧韧带、尺月韧带、腕尺侧副韧带、关节盘（三角软骨）、半月板近似物和尺侧腕伸肌腱鞘。它的外部结构有：尺侧腕伸、屈肌腱，骨间膜，旋前方肌等。

2. 桡腕关节

桡腕关节是腕部的主要关节，由桡骨下端关节面以及三角纤维软骨与腕舟骨、三角骨和月骨组成，呈椭圆形关节，其关节腔较大，关节囊松弛。桡腕关节为一典型的二轴性椭圆形关节。它是由近侧和远侧两个面共同组成。该关节在体表的投影为通过桡、尺骨茎突凸向近侧 1cm 的弧线，桡骨下端的关节面和关节盘共同围成关节窝；月骨、舟骨和三角骨共同构成的关节头，借助关节囊和侧副韧带相互连结而成。关节头主要与桡骨接触；其与桡、尺远侧关节间有关节盘相隔。一部分人由于关节盘有孔，致使两关节相通，炎症时可相互蔓延。

（1）桡腕关节近侧面　桡腕关节近侧面包括两个组成部分。

①关节盘远侧面　关节盘远侧面呈凹形，为软骨所覆盖，顶端附着于尺骨茎突的根部，故尺骨头的掌背缘均超越它。其底部附着于桡骨下端的尺侧嵴，它是与月骨的尺侧半及部分三角骨相接触。三角骨的其余部分是与尺侧副韧带相接触。

②桡骨远端关节面　桡骨远端关节面凹陷，且被软骨所覆盖，并被一浅嵴分开，形成两个压迹，在其桡侧为舟骨压迹，尺侧为月骨压迹（即月骨的桡侧半压迹）。

两者共同参与构成了桡腕关节近侧的连续面-关节窝，且共同指向远侧，并略向前内侧倾斜。在关节盘的远侧面，有一关节内半月板。此板周围附着于尺骨茎突尖和关节囊。在半月板与软骨盘的中间，恒定地存在一憩室，被称为茎突前滑膜隐窝。隐窝底达尺骨茎突前面，出口处即为半月板游离缘，但出口处有时会被滑膜绒毛所掩盖。隐窝的大小与茎突的长短有关系，隐窝的存在为茎突提供了一个关节腔结构。半月板骨化时，可能会形成一个骨性半月板，其在 X 线上显影时，应注意与尺骨茎突骨折相鉴别开来。类风湿关节炎的早期，茎突隐窝的滑膜会首先受累，腕尺侧出现疼痛与肿胀，都是与此有关系的。

（2）桡腕关节远侧面　是由舟骨、月骨和三角骨的近侧关节软骨面、与其相平行的 2 条窄束腕骨间韧带以及该 3 个腕骨掌侧及背侧韧带各两条，其横列于关节的前后并连结形成一体，构成一个椭圆形的连续面，而不与腕骨间关节相通。该连续面与桡骨远端的关节面及三角纤维软骨盘的远侧形成的凹面相嵌合，构成一典型的髁状关节。由于豌豆骨是在三角骨的掌面附着，故不参与桡腕关节的构成。桡腕关节的关节囊相对比较松弛，关节腔也较宽广，囊的滑膜层完全独立，它与尺、桡骨远侧关节及腕骨间关节各滑膜层都没有相连的关系。该关节的前侧有桡腕掌侧韧带、尺月韧带及尺三角韧带。后侧有腕背侧韧带、桡舟头韧带、桡舟月韧带、桡月韧带及桡尺三角韧带。桡侧有腕桡侧副韧带，尺侧有腕尺侧副韧带；并能进行屈、伸、收、展以及环转的运动。

3. 腕骨间关节

腕间关节由远、近排腕骨所组成。关节腔呈"Z"形。近排腕骨中的豌豆骨属于关节外骨，它是尺侧腕屈肌腱的种籽骨，并不参与构成桡腕和腕间关节。在近侧腕骨间关节中，舟骨与月骨和二角骨之间并没有独立的关节囊，在相邻的骨之间借助3种韧带相连；远侧腕骨间关节中的大小多角骨及头状骨和钩骨，其相邻骨间亦借助3种韧带相连。

（1）近侧腕骨间韧带 ①腕骨间背侧韧带有两条分别连于舟、月与月三骨间的背侧面；②腕骨间掌侧韧带有两条分别连于舟、月与月三骨间的掌侧面；③腕骨骨间韧带有两条，其分别连于舟月与月三骨的对侧和近侧，并与骨间的掌背侧韧带融合。以上3种韧带共同参与形成了桡腕关节远侧圆滑的髁面，从而使腕桡关节腔与腕骨间关节腔相互分开。

（2）远侧腕骨间韧带 ①腕骨间背侧韧带有3条，其分别连于大、小多角骨，头状骨和钩骨之间的背侧。②腕骨间掌侧韧带有3条，其分别连于大、小多角骨，头状骨和钩骨之间的掌侧。③腕骨骨间韧带有3条，连于远侧列各腕骨相对关节面的中部，将远侧各腕骨间的关节腔分为近、远侧两个部分。近侧与中腕关节腔相通，远侧则与腕掌关节腔相通。

三角骨与豌豆骨之间有独立的关节腔和关节囊，但常与其他腕骨间关节相通。其上有豆掌韧带加强，并借助腕尺侧副韧带及桡腕掌侧韧带牢固地附于尺骨茎突，使尺侧腕屈肌的牵拉力能传递至远侧腕骨及掌骨等处。

4. 中腕关节

该关节也可称为腕横关节，位于远近两排腕骨之间，为一个变形的平面滑膜关节，它仍是腕骨间关节的一个组成部分。其位于近、远侧的腕骨之间，关节呈"∽"形，桡侧面半凸向远侧，尺侧面半凸向近侧，活动灵活多样。但是，豌豆骨并不参与构成该关节。各列腕骨之间，有韧带相连，所以腕中横关节与桡腕关节、腕掌关节都互不相通。

（1）中腕关节近侧面 即为近排腕骨的远侧面（豆骨除外）。

①舟骨在其远端外侧有两个微凸面，一个在内与小多角骨接触，一个在外与大多角骨接触，还有一个凹面在内侧，指向内下方，与头状骨接触。

②月骨远端面有半月形凸，与头状骨构成关节。

③三角骨远端面凹向远外方，与钩骨的近侧面形成关联。

（2）中腕关节远侧面 即为远排腕骨的近侧面。

①大、小多角骨此二骨近侧端与舟骨的远侧端相接。

②头状骨的头侧与月骨及舟骨内侧面构成关节。

③钩骨其近侧面的大部分与三角骨构成关节，仅有部分与月骨接触。

中腕关节的远近两排腕骨不是平直并列，而是相互嵌合的。在近侧列腕骨中，舟骨的形态较为细长，其腰部位于两侧列腕骨间的平面，其头部位于舟状骨的中部；而远侧腕骨中头状骨的纵轴较长，超越了两排腕骨间平面，与月骨相嵌合；因而中腕关节面的形态很复杂，解剖上可以视为两个摩动关节。

若将每列腕骨当作整体来看，则中腕关节包括两个部分：①髁状关节，即中腕关节的尺侧半，有头状骨的头面和钩状骨面，这两个相邻的凸面共同形成一髁状，与舟骨的内半、月骨和三角骨3个近侧列腕骨的凹面相配合。②平面关节，即中腕关节的桡侧半，有大、小多角骨与舟骨的平面关节相接触。这样，桡侧半运动范围小，而尺侧半运动范围大，从中腕关节的运动轴可以看出，中腕关节的关节腔甚大。该关节腔向上发出两个突，分别伸入近排的 3 个腕骨间；向下发出 3 个突，分别伸入远排的 4 个腕骨间。除非大、小多角骨之间的韧带缺如，中腕关节腔方能与腕掌关节相通。

对中腕关节起支持作用的掌侧与背侧韧带，位于两排腕骨之间，还有腕辐状韧带，均增强了该关节囊。中腕关节一般与桡腕关节联合运动，只是它们之间的运动幅度各有不同。

5. 腕掌关节

腕掌关节即掌骨基底关节，由远侧腕骨的远侧关节面与 5 个掌骨基底关节面所形成。其可以分为两个部分。

它由远侧列腕骨与 1～5 节掌骨底所构成。拇指腕掌关节属于鞍状关节，它使拇指和其余四指，在功能上处于对立统一的地位，完成对掌功能，其担负一半手的功能。小指腕掌关节也属于鞍状关节，关节囊松弛，因此其运动范围比第 2～4 腕掌关节要大。而第 2～4 腕掌关节则是由第 2～4 掌骨底与远侧腕骨镶嵌交错而成，故其运动范围较小，能适应于手的握取功能。腕掌关节线在掌背侧相当于第 1、3、5 掌骨底的连线，在掌侧则正对腕横韧带的远侧缘处。

（1）拇指腕掌关节为拇指最重要的关节，其为人类和若干灵长类动物所特有的解剖结构。其在解剖与功能上都是完全独立的，在对掌时它能起到特殊的作用。它是由第 1 掌骨基底的侧方凸形、前后凹形，包括大多角骨相对应的与其相反形态的关节面所共同构成的鞍状关节。其关节囊厚但较为松弛，滑膜也与其他腕掌关节不相连通。关节周围有数条韧带加强，包括桡侧腕掌韧带，掌、背侧韧带以及骨间前、后韧带所包绕。其中桡侧腕掌韧带作用是最大的。另外还有拇长展肌腱，其附着于掌骨桡侧的扩张部并使之功能有所加强。该关节既坚强又灵活，并有两个相互垂直的运动轴，能够完成内收、外展、屈伸等一系列复杂运动。

（2）第 2～5 腕掌关节即为小多角骨与第 2 掌骨底相连、头状骨与第 3 掌骨底相连、钩骨与第 4、6 掌骨底相连的关节。它们共有一个关节腔，分别具有关节囊和小关节面，关节腔的近侧和远侧与腕骨间远侧关节腔相连通，远侧则可以延伸至第 2～5 掌骨间关节腔。小指腕掌关节属于鞍状关节，具有一定的活动范围，而第 2～4 腕掌关节由 2～4 掌骨底与远侧列腕骨镶嵌交错而成。其关节面很不规则，因而属于微动关节（又可称为摩动关节）。有 8 条腕掌骨背侧韧带在背侧增强关节囊，而 6 条腕掌骨掌侧韧带则在掌面增强关节囊。第 2～5 腕掌关节在力学上构成一体，共同成为手的中央支柱或称骨干结构。

（二）腕部关节韧带

腕关节的关节囊及其韧带结构在各种解剖书中都有所描述，但在临床手术或尸体解剖中却很难辨认清楚。由于掌侧关节囊被一层具有光泽的组织所覆盖，而腕背侧关节囊壁的纤维，与伸肌腱间隔紧密融合在一起。只有把表面的组织去除之后，才能看到关节囊本身的结构。从外表上看到的关节囊，纤维排列都是没有规律性的。掌侧关节囊明显厚而且坚韧，但是背侧、尺侧及桡侧者则是薄而松弛的。掌侧韧带的纤维走向及排列从关节囊的内侧面看以明显可见。有些韧带起止点全在腕骨上，而有些则起自腕骨而止于腕骨以外的骨上（图 1-10）。

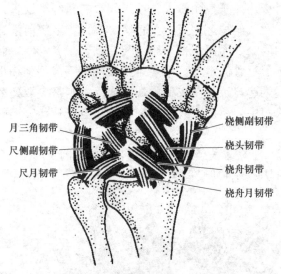

月三角韧带
尺侧副韧带
尺月韧带

桡侧副韧带
桡头韧带
桡舟韧带
桡舟月韧带

图 1-10 腕掌侧主要韧带示意图

在解剖学上腕关节韧带有两种划分方式：外在韧带和内在韧带；腕掌侧韧带和腕背侧韧带。

1. 两组腕关节韧带

（1）外在韧带 外在韧带可以分为桡腕韧带和腕掌韧带，其中桡腕韧带又分为桡侧副韧带、掌侧桡腕韧带、尺侧复合组织、背侧桡腕韧带。掌侧桡腕韧带包括浅韧带和深韧带，深韧带有桡舟头韧带、桡月韧带、桡舟月韧带。

外在韧带是连接腕骨与桡骨、尺骨（桡腕韧带，尺腕韧带）和腕骨与掌骨（腕掌韧带）的韧带。

桡侧副韧带起自于桡骨茎突掌侧缘，止于舟骨结节及桡侧腕屈肌腱管沟的壁侧。沿着掌侧桡腕韧带的桡侧走行，并跨越腕关节活动的横轴止于掌侧。

掌侧桡腕韧带可以划分为浅深两层。浅层桡腕韧带排列成两个倒"V"字形，远侧"V"的尖端是附着在头状骨的颈部，稍近侧的另一个"V"的尖端则是附着在月骨上。这些韧带结构相互交织在一起很难分辨清楚。"V"形韧带有两个臂，分别从头状骨及月骨向近端延伸到桡骨及尺骨远端的掌侧。深层掌侧桡腕韧带，从关节囊的内侧看，可见3束很清楚的韧带。以起止点来命名，最外侧的为桡头韧带（或称桡舟头韧带），有少许纤维与舟骨相连；在该韧带稍内侧，则为桡舟韧带；第3个为桡舟月韧带，起自桡骨并止于月骨，但是也有部分纤维止于舟骨。深层桡腕韧带制约着舟骨近端与桡骨下端掌侧缘之间的稳定性。当腕关节掌屈及桡侧偏时，此韧带可以防止舟骨过度向背侧旋转。若此韧带不完整则会发生舟骨旋转脱位。

腕关节尺侧的结构相当复杂，所有腕尺侧的韧带及其支持组织相互构成一尺腕复合组织（图 1-11）。此处常发生疼痛，而又常无临床或 X 线阳性的表现。尺腕复合组织实际上不是起自尺骨头，而是连接桡骨背侧与腕骨之间的组织。所以，实际上是由靠内侧桡腕结构与掌侧桡腕及桡侧副韧带，将腕骨悬吊于桡骨上。腕尺侧半月板及三角纤维软骨共同起自桡骨下端的尺背角处，从此处稍向掌侧及远侧、围绕腕关节的尺侧，有半圆形的半月板连接于三角骨上。在近侧有三角纤维软骨，呈水平位，其止于尺骨茎突的基底。在此二结构之间有一三角区，各尺骨茎突前隐窝，环绕茎突间存有滑液。尺腕复合组织的第 3 个组成部分则为尺月韧带，其形状扁而宽，起自于三角纤维软骨的掌侧缘，止于月骨的掌面。第 4 个组成部分为尺侧副韧带，其为一束薄弱的纤维组织。以前描述为起自尺骨茎突的尖端，实际上则是尖端处多覆盖有玻璃软骨，而且是位于茎突前隐窝中。所以，尺侧副韧带是起自尺骨茎突尺侧基底，沿腕关节囊并止于三角骨。

背侧桡腕韧带起自于桡骨关节面的背侧缘，走向远侧及内侧，分成两束并止于三角骨及月骨，其与较为厚韧的伸肌腱间隔的纤维性鞘管相互融合在一起。

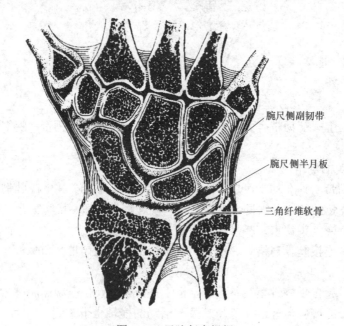

图 1-11　尺腕复合组织

（2）内在韧带　内在韧带有长的，包括有掌侧腕骨韧带和背侧骨间韧带；短的，有掌侧、背侧、骨间韧带；中间的，有月三角韧带、舟月韧带、舟大多角韧带。

内在韧带起止点均在腕骨之上。内在掌侧韧带较背侧韧带更为厚而坚韧。根据其长度，允许腕骨间有不同的活动度。短的腕骨间韧带有坚韧的纤维，能将远排 4 块腕骨连接成一个独自的功能单元。

中间的内在韧带有以下 3 个：①月三角韧带：其位于月骨与豌豆骨关节面基底之间。②舟月韧带：其在掌侧与背侧均有。从月骨斜向远侧并止于舟骨，允许舟骨与月骨之间有一定的活动度。当舟、月骨旋转充分时，该韧带则变紧。当两骨处于中立位置时，则韧带松弛。当腕从中立位到充分屈曲及桡偏时，舟骨会旋转 60°，而月骨仅仅旋转了 30°。腕从中立位充分背伸时，舟、月二骨旋转的角度则约为 30°。③舟大多角韧带：允许舟骨的远端在大、小多角骨所形成的双凸关节面上有掌背方向的摆动。

长的内在韧带分掌侧韧带及背腕骨间韧带。①掌侧腕骨间韧带分布较为广泛，又名为三角韧带、放射状韧带或"V"形韧带。起自于头状骨颈向近端呈扇形，并止于舟骨及三角骨，其作用为稳定头状骨。当三角形或放射形结构的中间部分纤维缺失时，韧带可变成"V"形，而月骨则位于中空处。头状骨与月骨之间缺乏支持组织，可能与腕关节不稳原因有关系。当掌侧关节囊断裂时，腕中关节可导致其不稳。②背侧腕骨间韧带呈薄带状结构，起于三角骨，并止于舟骨，又向远侧延伸了两束较强纤维连接于大、小多角骨上。在头状骨与月骨之间的背侧腕掌韧带及腕骨间韧带为较薄弱的部分。

2. 两种腕关节韧带

（1）腕掌侧韧带　为腕部的主要韧带，在掌侧和关节囊的内面。

桡腕韧带包括有 3 个强而深的关节囊内韧带，具体如下：①桡头韧带，最强大。其起于桡骨茎突的桡掌侧，横越舟骨腰部的沟，并止于头状骨掌侧的中央。②桡三角韧带，是腕部最大的韧带。其起于桡骨茎突的掌侧，挨着桡头韧带。越过月骨的掌侧，并止于三角骨的掌侧面，是一个单一的韧带，其作用对月骨来说相当于是一个吊腕带。③桡舟韧带，起于桡骨远端的掌侧唇，并直接进入舟月关节近端的掌侧部分。

尺腕韧带包括：①尺月韧带，其起于关节内尺骨的关节半月板，最后止于月骨。②尺三角韧带，位于尺月韧带的尺侧，其起于尺骨的三角软骨盘掌侧，最后止于三角骨。

腕骨间韧带包括：①头三角韧带，它是连接头状骨的掌侧面与三角骨之间的韧带。②月三角韧带，它是连接月骨与三角骨之间的韧带。

（2）腕背侧韧带

①背侧桡腕韧带：起于桡骨背侧的远端至三角骨背侧结节和尺侧腕伸肌腱的底部。其最坚强的肌束起自于桡骨背侧唇（即 Lister 结节和第 3、4 间隔的隔膜）至三角骨的背侧结节，并强而有力地附着于月骨的背尺侧缘部分。

②背侧腕间韧带：薄而窄，起自于三角骨背侧结节的桡侧，在舟骨背侧粗糙沟的表面，并止于舟骨掌远侧结节和舟大多角韧带。

③桡侧侧韧带：很薄，约为 0.7～0.8mm，从桡骨茎突背侧斜向舟骨结节的远端，其掌侧纤维与桡侧腕屈肌腱鞘相混合，深层有掌侧腕横韧带，其背尺侧缘很清楚，但是桡掌侧缘则不清楚。

④尺侧侧韧带：在尺侧腕伸肌腱的底部，桡侧与腕背第 5、6 之间隔相连，覆盖尺骨远端与三角骨之间的背尺侧部分，当腕桡偏时此韧带紧张度增高。

⑤舟月骨间韧带：其横切面呈三角形，并附着于舟骨、月骨的近侧以及关节的周围部分，其背侧部分最厚。

⑥三角钩韧带：位于腕背尺侧，是连结三角骨和钩骨的韧带。

⑦舟大多角韧带：其位于舟骨远侧结节和大多角骨外侧缘之间。

⑧背侧骨间韧带：在各腕骨间，其厚度约 1.5～2mm，尤其以远排的韧带较为紧密。

3. 第 1 腕掌关节

在第 2～5 掌骨基底间均有强度较大的韧带相连，在第 2、3 腕掌关节间还有坚强的关节囊和韧带连接，但是第 4、5 掌骨与钩骨间的关节囊及韧带则较为松弛。

4. 腕背三角间隙

是由腕背各韧带的排列而形成的腕背桡侧的三角形间隙，其外侧为桡侧侧韧带，内侧为背侧桡腕韧带，远端为背侧腕间韧带，其顶端为关节囊及桡侧腕长、短伸肌腱，该处是腕部的薄弱区。

（三）腕骨柱形结构

腕关节由 3 个纵行柱状结构所组成（图 1-12）。

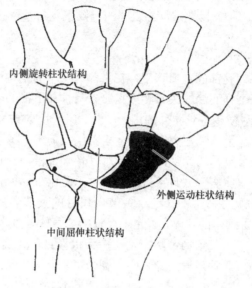

内侧旋转柱状结构

外侧运动柱状结构

中间屈伸柱状结构

图 1-12　腕关节纵行柱状结构

（1）中间屈-伸柱状结构　由月骨、头状骨及钩骨所组成。

（2）外侧运动柱状结构　是由舟骨及大、小多角骨所组成。

（3）内侧旋转柱状结构　是由三角骨及豌豆骨所组成。三角骨在腕关节运动机理中，为一个独立而重要的部分。与三角骨相对的钩骨有一螺旋状的关节面，为腕关节旋转的枢纽关节。另一种看法认为，豌豆骨实际上并不参与腕关节的活动。大、小多角骨与头状骨和钩骨连接成一个整体，假使把远排腕骨看作为一个解剖或运动的单元，则中间的柱状结构可以扩大为由整个远排腕骨与月骨所共同组成。运动柱状结构将会局限于舟骨，旋转柱状结构则为三角骨。月骨、头状骨、舟骨及三角骨在腕关节功能中起重要作用，此处也是韧带集中附着的部位。

腕关节运动依靠止于腕骨远端肌肉的作用力。远排腕骨因与掌骨紧密相连，所以是与手一起活动的，当腕背屈时，远排腕骨也随之发生背屈；腕掌屈时，远排腕骨也会随之发生掌屈。腕桡、尺偏时，远排腕骨也会随之发生尺偏或桡偏。月骨活动则是靠其韧带的牵拉及头状骨头部的推挤，使其运动方向与头状骨相反。两者之间的连杆结构为舟骨，其为外侧运动柱状结构。三角骨为内侧旋转的柱状结构，其韧带排列向该骨处集中，且与钩骨相关节的关节面呈螺旋形，故便于旋转运动。当腕关节背屈或者尺偏时，手在前臂上有旋前运动。进一步背伸第 4、5 掌骨时，能使旋前的角度在原有基础上增加几度。反之，当发生腕背屈及桡偏时，手会有旋后的运动。

腕部是由许多个小关节面所组成的关节，运动起来像球窝关节。当腕关节在其全范围内活动时，桡腕及腕中关节都有不同程度的活动。腕充分背屈时，则舟骨接近于垂直位，长轴与桡骨纵轴几乎是平行的，舟骨远近两端刚好分别被大、小多角骨及月骨所固定，此时月骨与远排腕骨稳固地相连，而不会出现腕中关节的活动，整个腕骨形成一个功能整体，其只能在桡骨关节面上允许有桡腕关节的活动。当腕充分掌屈时，舟骨长轴与桡骨纵轴几乎接近垂直，从掌背侧看时，舟骨变短，当腕中关节"解锁"变松弛时，远排腕骨可向桡侧发生移动。

七、腕部纤维鞘管及伸肌腱滑膜鞘

1. 腕管及腕横韧带

腕管为一骨性的纤维管，尺侧为豌豆骨及钩骨，桡侧为舟状骨及大多角骨，背侧为头骨、舟骨及小多角骨，掌侧则为腕横韧带。在腕管内通过的有拇长屈肌腱、指深屈肌腱、指浅屈肌腱及正中神经。腕横韧带桡侧附着于舟骨结节和大多角骨顶，尺侧附着于豌豆骨及钩骨钩。腕横韧带的中 1/3 组织最厚。腕管的横切面为圆角的近似三角形的形状，其顶点在桡侧，而基底在尺侧，拇长屈肌腱位于三角形的桡侧顶部（图 1-13）。

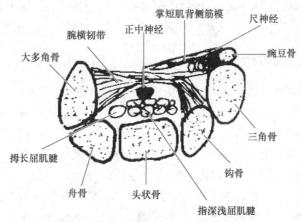

图 1-13　腕管横断面

腕横韧带能够维持屈指肌腱的位置，起到滑车的作用，以前多数的观点认为腕横韧带切开后不必缝合，并不影响手的活动，但近期的研究表明，修复腕横韧带对屈指肌腱的充分发挥作用是有利的，如切开后不缝合是会影响手的握力。

2. 腕尺管

又称 Guyon 管，是一个骨性纤维鞘管。尺侧为豌豆骨和尺侧腕屈肌腱，桡侧为钩骨钩和腕横韧带，其底部为豌钩韧带，近侧为前臂远侧筋膜，浅层为掌短肌的背侧筋膜，远端为小指短屈肌，其附着于豌豆骨和钩骨之间，形成一桥状的肌肉腱性弓，呈一三角形的间隙。尺神经和尺动脉通过腕尺管，神经则位于动脉的尺侧。管的总长度为 1.5cm，管内还有脂肪小球，但没有滑膜组织，这些脂肪小球能起到一个缓冲机械力量的作用。

3. 腕背韧带与伸肌腱滑膜鞘

前臂背侧筋膜在腕背部增厚，并形成腕背韧带，它包绕所有的伸肌腱，与尺、桡骨远端构成 6 个间隔，由桡侧向尺侧依次为：

（1）第 1 间隔　其包含拇长展肌腱及拇短伸肌腱。拇长展肌腱在掌侧经常被分成两股，拇短伸肌腱在背侧，在此肌腱之间有时存在薄的纤维间隔。临床上常可以发生狭窄性腱鞘炎，称为桡骨茎突腱鞘炎，手术松解时则需要彻底切开并松解此间隔。

（2）第 2 间隔　其包含桡侧腕长、短伸肌腱。

（3）第 3 间隔　拇长伸肌腱单独占据此间隔，其位于桡骨下端背侧 Lister 结节的尺侧。拇长伸肌腱在通过此间隔后转向桡侧，Lister 结节就成为拇长伸肌腱的骨性滑车。临床上可因桡骨下端不全骨折，造成骨膜下血肿的压迫，并使肌腱缺血而发生拇长伸肌腱的自发性断裂。

（4）第 4 间隔　其包含指总伸肌腱及食指固有伸肌腱，这些肌腱在通过第 4 间隔后呈扇状分别到第 2～5 指。食指的固有伸肌腱位于食指指总伸肌腱的尺侧。

（5）第 5 间隔　小指固有伸肌腱单独占据该间隔，通过此间隔后其与第 5 掌骨纵轴的走行方向一致，远端往往分成两个束，桡侧束与小指指总伸肌腱相连。

（6）第 6 间隔　尺侧腕伸肌腱通过此间隔，其位于腕背尺骨茎突的尺侧。此间隔亦可发生狭窄性腱鞘炎。

上述各间隔内都有滑膜鞘包绕肌腱，滑膜鞘比腕背韧带长。腕背韧带在桡侧，绕经桡骨茎突与腕横韧带相连；在尺侧，其绕经尺骨茎突与豌豆骨及尺侧腕屈肌腱相连。

八、腕部的功能活动

腕关节结构是由桡、尺骨远端与 8 块腕骨所共同组成（图 1-14）。它是全手的关键性关节，在每个骨与骨之间的联接均形成了关节，但由于其活动度大小不等，因此在腕的活动中，形成多轴向的关节活动，而其活动轴基本上可分为桡腕关节和腕间关节两个活动轴。一般而言，腕关节掌屈 50°～80°，背伸 40°～70°，尺偏 30°～45°，桡偏 25°～30°。从解剖学的功能位置上来讲，近排腕骨包括有舟骨、月骨、三角骨、豌豆骨，而远排腕骨则包括有大多角骨、小多角骨、头状骨和钩骨。从腕间关节的活动度来看，大多角骨的活动轴主要集中在拇指和第 1 掌骨的系列上。豌豆骨并不参与尺腕或桡腕关节的活动，它位于三角骨的掌侧，是属于尺侧腕屈肌腱的籽骨，因此腕间关节活动轴的界

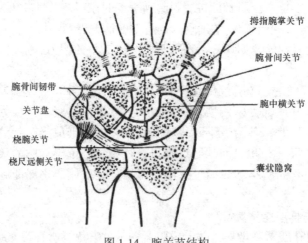

图 1-14　腕关节结构

线是在头状骨、钩状骨与月骨、三角骨之间。而舟状骨的腰部则是腕间关节活动轴的延续，由于舟、月骨间韧带的坚强联系，其活动基本呈一整体。因此，从功能活动上来看，远排腕骨包括小多角骨、头状骨和钩状骨，而近排腕骨则包括舟骨、月骨及三角骨。

腕关节的屈伸活动，其中有 54% 是发生在桡腕关节，有 46% 是发生在腕间关节，而背伸活动的 2/3 发生在桡腕关节，屈曲活动的 2/3 是发生在腕间关节。桡偏的主要活动在腕间关节，而尺偏的主要活动是在桡腕关节。

由远排腕骨的互相连接共同构成了腕骨弓，呈向背侧凸的弧形，但是此弓不能活动，其凹侧组成了腕管的底部，以保护腕管内容物。而第 2、3 掌骨近端与腕骨弓固定，其共同构成了一个运动单位，形成了手全部运动的支点，力的传递就是通过这一运动单位来进行的。此运动单位是通过近排腕骨及桡腕关节与桡骨相互连接发生作用的。桡骨则围绕尺骨作旋转活动，通过上、下尺桡关节以及前臂的骨间膜来保持其稳定性。因此，当来自手部的动力或腕背伸时作用于手掌侧的暴力，通过腕骨弓至近排腕骨，并由桡骨再经过尺骨的转换而传递至肘关节和肱骨。这就是临床上腕背伸位着地后可能引起的一系列骨关节损伤的力学原理。

腕管的掌侧从尺侧的豌豆骨、大多角骨、钩骨至桡侧的舟骨结节之间形成坚韧的腕横韧带，背侧则为腕骨弓的掌侧面。腕管内有拇长屈肌腱、各指的指浅、深屈肌腱和正中神经在其中走行，在腕关节高度背伸的条件下作手指伸屈活动时，腕管内容物均会贴向腕骨弓；而当腕关节屈曲时作手指伸屈活动，则腕管内容物均会贴向腕横韧带。腕横韧带除了对腕管内容物起到一个保护作用之外，还能维持腕横弓的弧度，因此腕横韧带断裂后必定会影响腕横弓对全手运动单位的支点作用。这也就说明了腕关节的功能位是腕背伸 30°，并有轻度尺偏的时候，全手的功能才能最大限度地发挥。

桡侧腕屈肌腱止于第 2 掌骨基底掌侧，桡侧腕长、短伸肌腱止于第 2、3 掌骨的基底背侧，由于第 2、3 腕掌关节基本上都没有活动，因此当这些肌肉收缩时它会随着腕间及桡腕关节一起活动，而第 4、5 腕掌关节与钩骨之间有约 30° 的伸屈活动，尺侧腕伸肌腱止于第 5 掌骨的基底背侧，当它收缩时，会随腕的背伸而背伸，而小指短屈肌的收缩则会使第 4、5 腕掌关节产生屈曲活动。

第二节　手部针刀临床应用解剖

一、手部体表标志与体表投影

手部体表标志与体表投影示意图见图 1-15。

1. 二肌性隆起

（1）鱼际　为手掌心桡侧的隆起处。

（2）小鱼际　为手掌心尺侧的隆起处。

2. 3 条掌纹

（1）鱼际纹　斜行于鱼际尺侧，近侧端与腕远纹的中点相交，其深面有正中神经通过；该纹的远端弯向桡侧，并适对第 2 掌指关节。

（2）掌中纹　斜行，形式不一，其桡侧与鱼际纹相互重叠，尺侧端则止于第 4 指蹼向近侧的延长线上，也有人缺如。该纹与掌中线（即为腕远纹与中指近侧横纹中点的连线）的交点处，为标志掌浅弓的顶点。掌深弓则位于掌浅弓近侧 1～2cm 处；该处也可标志腕尺侧的远侧端，即与拇指尽量外展时的远侧缘相平齐。

（3）掌远纹　横行，从第 2 指蹼起向内侧到达手掌的尺侧缘，正对第 3～5 掌指关节的连线上。有极少数的人该纹与掌中纹连成一线，称为"通贯手"。

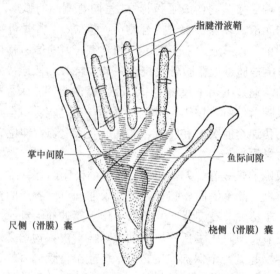

图 1-15　手部体表标志与体表投影

二、手掌结构

（一）浅层结构

1. 皮肤

手掌的皮肤有比较厚的角质层，其表面可见有 3 条掌纹。

2. 浅筋膜

比较致密，特点是有很多与掌面垂直的纤维束，浅面相连于皮肤，深面则连于掌腱膜，发生炎症时，脓液多会局限于某一处，较难向四周蔓延开来。切开排脓时，必须将纤维束切断才能够引流通畅。手术切口，一般应该与掌纹相平行，以免产生瘢痕收缩，损害手的功能。

3. 浅血管和皮神经

（1）浅动脉　其支小数目较多，且无静脉相伴行。

（2）浅静脉和浅淋巴管吻合形成细网。除正中的小部分直接流向前臂之外，其余的大部分都流向手背，并经过指蹼间隙与深层的静脉、淋巴管相互交通。

（3）皮神经　掌的内侧的 1/3 为尺神经掌皮支所分布，而外侧的 2/3 由正中神经掌皮支所分布。另外桡神经浅支分布于鱼际外侧部的皮肤，使得其感觉非常灵敏。

4. 掌短肌

位于小鱼际浅筋膜内，为退化的皮肌，是由尺神经浅支所支配的。

（二）深筋膜和掌腱膜

1. 深筋膜

分为浅、深两层。浅层位于大鱼际、小鱼际及掌心部屈肌腱的前方。深层则位于屈指诸肌腱的深面，其覆盖于骨间肌和掌骨的前面，又可称为骨间掌侧筋膜。

2. 掌腱膜

为掌深筋膜浅层的中央部分，呈尖向近侧的三角形，厚而坚韧，由纵横纤维所构成，为腱性结构。其近侧端经腕横韧带的浅面与掌长肌腱相连接，远端则展开，纵行纤维居于浅层，可分为 4 束指向第 2～5 指，横行纤维位于其深层。在掌骨头处，由位于指蹼深面的掌浅横韧带、腱膜纵、横纤维束，共同围成 3 个指蹼间隙，又名为联合孔，是手指血管、神经等出入的部位，同时又是手掌、手背与手指三者的通道。掌腱膜可协助屈指，发生外伤炎症时，可能会引起掌腱膜的挛缩，影响手指的功能运动（图 1-16）。

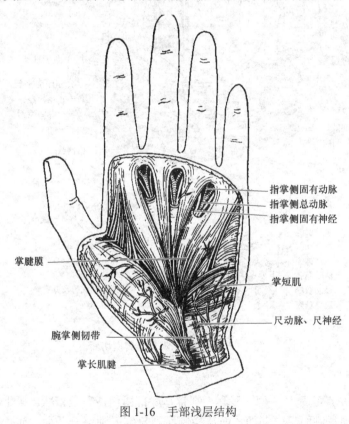

图 1-16　手部浅层结构

指掌侧固有动脉
指掌侧总动脉
指掌侧固有神经

掌腱膜

掌短肌

尺动脉、尺神经

腕掌侧韧带

掌长肌腱

3. 骨筋膜鞘

手掌的骨筋膜鞘是由深筋膜的浅、深层以及内、外侧肌间隔所围成的。可分为内侧、外侧和中间鞘，而包绕拇收肌者为拇收肌鞘，该肌与骨间掌侧筋膜之间则为拇收肌后间隙。

（1）外侧鞘（鱼际鞘）　由鱼际筋膜、外侧肌间隔及第 1 掌骨所围成。内包括有鱼际肌（除拇收肌外）、拇长屈肌腱及其腱鞘，以及拇指的血管和神经等。

（2）内侧鞘（小鱼际鞘）　由小鱼际筋膜、内侧肌间隔及第 5 掌骨围成。内有小鱼际肌（除掌短肌外），小指屈肌腱及其腱鞘，以及小指的血管和神经等。

（3）中间鞘 位于掌腱膜、内、外侧肌间隔、骨间掌侧筋膜内侧部和拇收肌筋膜之间的位置。其内容包括主要有指浅、深屈肌 8 条肌腱，4 块蚓状肌和屈肌总腱鞘，以及掌浅弓、手指的血管和神经等（图 1-17）。

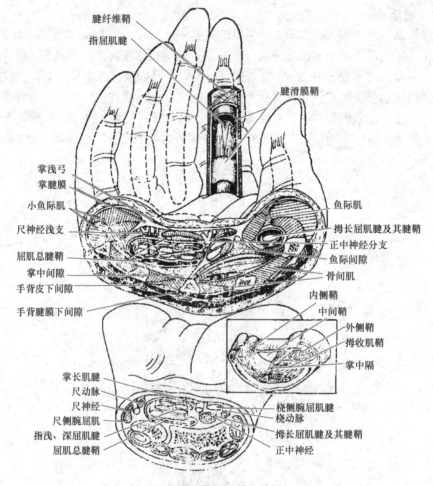

图 1-17 手部骨筋膜鞘及其横切面

（三）韧带

第 1 腕掌关节是由大多角骨和第 1 掌骨基底部所组成，呈鞍状。第 1 掌骨基底的关节面，从背面到掌侧面呈一凹面，而从桡侧面到尺侧面则呈一凸面，而大多角骨的远端与第 1 掌骨基底部相反，从背面到掌侧面为一凸面，而从桡侧面到尺侧面呈一凹面，以适应第 1 掌骨基底的关节面。第 1 腕掌关节的韧带一共有 5 个（图 1-18）。

1. 前斜韧带

其起于大多角骨结节的掌侧面，从近桡侧斜向远尺侧端，止于第 1 掌骨基底的掌尺侧结节，并紧靠关节面。当拇指掌侧外展或对掌时，此韧带紧张度较高，但是单纯切断此韧带，并不会造成关节的不稳定。

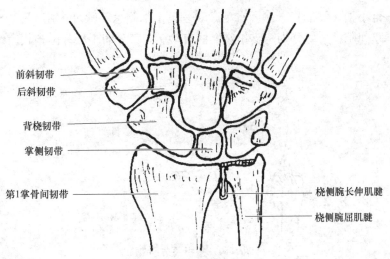

前斜韧带
后斜韧带
背桡韧带
掌侧韧带
第1掌骨间韧带
桡侧腕长伸肌腱
桡侧腕屈肌腱

图 1-18　第 1 腕掌关节韧带

2. 后斜韧带

其起于大多角骨的尺、背侧结节，从近桡侧斜向背尺侧，呈弧形，其与前斜韧带共同抵止于第 1 掌骨基底的掌尺侧结节处。在拇指高度内收和桡侧外展时，此韧带紧张度较高，但是单纯切断此韧带后，并不造成关节的不稳定。

3. 背桡韧带

其起于大多角骨的背桡结节，呈扇形，并止于第 1 掌骨基底背侧缘。它在腕掌关节活动时紧张，但切除后也不会影响关节的稳定性。

以上的 3 个韧带均能起到增强关节囊的稳定性作用。

4. 掌侧韧带

它像一个关节的副韧带，但并不能起到真正加强关节囊的作用。它起于第 1 掌骨基底的掌侧部，止于屈侧网状结构的桡侧和第 2 掌骨基底的掌侧，在高度桡侧外展或者第 1 掌骨掌侧外展、对掌时松弛。

5. 第 1 掌间韧带

其位于桡动脉，从第 1 掌间隙的背侧至掌侧段的深面，它起于第 2 掌骨基底，并靠近桡侧腕长伸肌腱止点的背桡侧，向前、桡方向，在第 1 掌骨基底尺侧可形成宽而扁的束，与后斜韧带纤维混合，呈扇形，止于第 1 掌骨基底的尺侧。它虽然不是真正的第 1 腕掌关节韧带，但起到一个重要的作用，可以防止第 1 掌骨基底向桡侧方移位。

在稳定第 1 腕掌关节的作用中，掌尺侧的韧带是参与其活动主要的韧带，其中最重要的是第 1 掌间韧带，其次则为掌侧韧带（图 1-19）。

（四）掌心的中层结构

由浅入深依次可为掌浅弓、正中神经和尺神经浅支、屈指肌腱及蚓状肌。

1. 位置

其位于掌腱膜的深面和正中神经的浅面。

2. 组成

多由尺动脉构成。其次为桡动脉的掌浅支及尺动脉终支吻合而成；并有静脉相伴行。

从该弓发出至小指尺侧的指掌侧固有动脉和 3 条指掌侧总动脉，分别沿第 2～4 蚓状肌浅面行向指蹼间隙；又可分为两支指掌侧固有动脉，其分布于相邻两指相对缘的皮肤等处（图 1-20）。

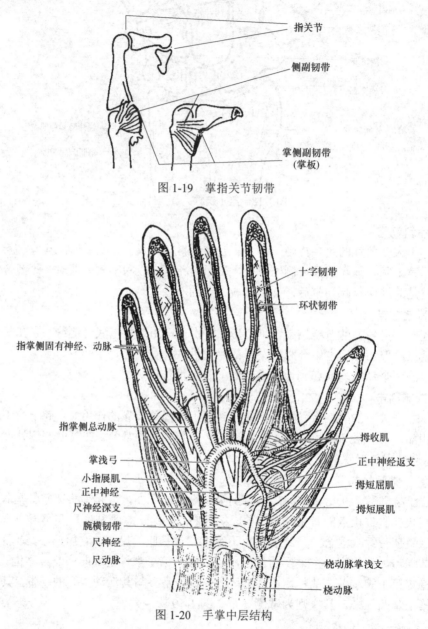

图 1-19　掌指关节韧带

图 1-20　手掌中层结构

3. 正中神经指支

位于掌浅弓的深面，通常首先发出一返支，绕腕掌韧带的远侧行向近侧，多有桡动脉浅支相伴行，是识别返支的重要解剖标志。该支支配除拇收肌以外的鱼际诸肌。返支位置表浅易受损伤，受伤后可能会丧失拇指的对掌功能。3 支指掌侧总神经与同名的动脉伴行于蚓状肌鞘，至掌骨头处，可分为两支指掌侧固有神经，其分布于桡侧 3 个半指掌侧及其中、远侧节的背侧皮肤，并可发出分支至第 1、2 蚓状肌。

4. 尺神经浅支

其伴行于尺血管的尺侧，经掌短肌的深面，可分为两支：小指侧有指掌侧固有神经和指掌侧总神经，后者又可分为两支指掌侧固有神经，其分布于尺侧的一个半指掌侧皮肤。

5. 屈肌腱及蚓状肌

在正中神经和尺神经浅支的深面有指浅、深屈肌腱及 4 条蚓状肌。蚓状肌起于指深屈肌腱的桡侧，向远侧可移行绕到第 2～5 指的第 1 节指骨的桡侧，并止于第 2～5 指的指背腱膜。其作用为屈掌指关节和伸指间关节。

（五）手掌的间隙

为位于掌中间鞘深部的疏松组织间隙。它由掌中隔分为鱼际间隙及掌中间隙。掌中隔是由掌腱膜的桡侧缘向深部发出，斜行向内侧并附着于第 3 掌骨前缘的筋膜。

1. 掌中间隙（图 1-21）

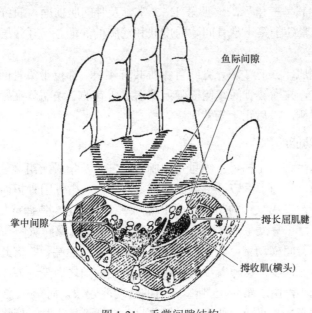

图 1-21 手掌间隙结构

（1）位置 其位于手心的尺侧半。

（2）境界 ①前界是中、环、小指的屈肌腱及第 2～4 蚓状肌。②后界是第 3～5 掌骨及骨间肌前面的骨间掌侧筋膜。③内侧界是掌内侧肌间隔。④外侧界以掌中隔与鱼际间隙为界。

（3）交通 ①经指蹼间隙与皮下组织相通。②近侧经腕管与前臂屈肌后间隙相通。③远侧经蚓状肌鞘（管）与指背相交通。

2. 鱼际间隙（又称为拇收肌间隙）

（1）位置 其位于手心的桡侧半。

（2）境界 ①前界为食指的屈肌腱、第 1 蚓状肌及掌中隔。②后界则为拇收肌筋膜。

③内侧界以掌中隔与掌中间隙为界。④外侧界则是外侧肌间隔。

（3）交通　鱼际间隙的近侧都是密闭的，远侧经第1蚓状肌鞘可与食指背侧相互交通。

（六）掌心的深层结构

1. 掌深弓

（1）位置　其位于骨间掌侧筋膜的深面，掌深弓的凸缘与掌骨的基底相一致。

（2）组成　其由桡动脉终支及尺动脉掌深支吻合而成，并有静脉相伴行，从弓的远侧缘发出3条掌心动脉，远侧分别与指掌侧总动脉的末端汇合。此外还发出返支与穿支，分别与腕掌侧、背侧网相交通，都为手部的吻合动脉。

2. 尺神经深支

平豌豆骨的远侧，起自尺神经，经钩骨钩的尺侧弯向下外方，在掌深弓的深面与之伴行，发出分支到小鱼际肌、第3、4蚓状肌、拇收肌和7块骨间肌。该支经豌豆骨与钩骨间的一段，在临床上易受到损伤。

3. 拇收肌和骨间肌

（1）拇收肌　其呈三角形，位于第1～3掌骨及骨间肌前面，肌纤维横行走向拇指处。该肌的远侧缘紧贴于第1掌骨间隙的皮肤和筋膜的深面，切开浅层结构后即可暴露出来。

（2）骨间掌侧肌　共有3块，骨间背侧肌共有4块，都位于掌骨间隙内，前面有掌深弓和尺神经深支，共同被骨间掌侧筋膜所覆盖。所有的7块肌均在掌骨间隙下行，经过掌深横韧带的背侧，最后止于指背腱膜。

（七）掌弓的功能解剖

手部有一个纵弓和两个横弓。纵弓是由腕骨、掌骨及指骨所组成。从侧面观，它是一个向背凸的弧形，是为了适应握持物品的需要。当掌、指骨因骨折而形成向掌或向背成角的畸形时，则会造成纵弓的某些部分出现向掌侧的凸出，使握持物品时出现疼痛。横弓有两个：腕横弓和掌横弓。掌横弓在掌骨头的平面，就像向背侧凸的弧形，在2～5掌骨头的近侧有掌骨间横韧带，其互相连结以稳定掌骨的远端，并借此来维持手掌的掌横弓。掌横弓的高低程度，会随着手指的屈、伸活动而随之改变：屈指时横弓加大，而伸指时横弓则会变小，由于第4、5腕掌关节的活动度较大，而第2、3腕掌关节基本上是无活动的，因此当大、小鱼际肌牵拉，即第1、5掌骨靠拢时，横弓的高度达到最大的程度，屈指时诸指并拢而可以增强握物的力量，手指的长度不一，其中中指最长，小指最短。由于中指的掌指关节位于横弓的最高点，在屈指握物时，随着横弓高度的增高，中指的长度相对地就会减少，使各手指的指尖处于同一平面。如某一掌骨头向掌侧突出而破坏了横弓的排列，则握物时必然会引起疼痛。

三、手背侧结构

（一）浅层结构

1. 皮肤

手背的皮肤较薄，有毛和皮脂腺，其富有弹性。伸指肌腱和浅静脉在皮下均可见。

当握拳时，皮肤紧张；当伸指时，也不过于松弛，故易致撕脱伤。因此，临床术后固定手部时应取握拳位，以免产生挛缩。皮肤的切口应按张力线来切开，皮下结构按血管、神经和肌腱的走向来进行分离。

2. 浅筋膜

其薄而松弛，移动性比较大，故手背炎症时则易发生肿胀。

（1）浅静脉 手背的浅静脉非常丰富，吻合形成手背静脉网，收集手指及手背浅、深部的静脉血液。手背静脉网的内、外侧，其分别与小指和拇指的静脉合成贵要静脉和头静脉的起始部。手掌的静脉血液，一般流向手背，故手的血液回流，则应以手背静脉为主，当腕部以下发生受伤断离再植时，应仔细接通手背静脉，以保证断手最终的成活。

（2）浅淋巴管 与浅静脉伴行，收集手指掌侧及手掌两侧的淋巴管；手掌远侧的浅淋巴管网，经指蹼处最终汇入手背淋巴管。因此，当手指和手掌感染时，手背的肿胀比较明显，这时绝对不可以错误地在手背切开引流。

（3）皮神经 包括有桡神经浅支和尺神经手背支，其分别分布于手背桡侧半和尺侧半的皮肤，各分为5条指背神经，分布于桡侧和尺侧两个半指近节的指背皮肤。两个神经之间有交通支，彼此相互重叠分布（图1-22）。

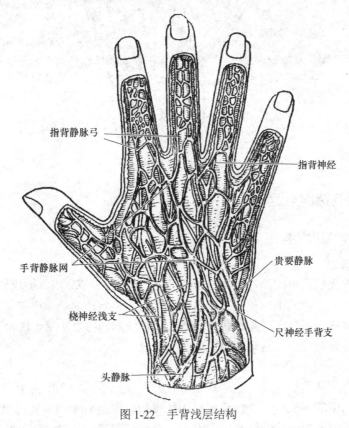

图1-22 手背浅层结构

（二）深筋膜及手背间隙（图1-23）

手背深筋膜可以分为浅、深两层。浅层是腕背侧韧带的延续，其与伸指肌腱相结合，构成了手背腱膜，其两侧分别附于第2～5掌骨。第2～5指伸肌腱间由斜行腱束相连，叫腱间结合或腱联合。伸指时，由于协同动作，彼此牵扯，尤以中、环、小指更明显。它在掌骨的近端以纤维隔与手背腱膜相结合；而远端在指蹼处，两层筋膜彼此相互结合。因此，手背浅筋膜、手背腱膜和手背深筋膜深层三者间构成两个筋膜间隙，即腱膜下间隙和手背皮下间隙。两者常彼此交通，当感染发生时，可互相扩散，致使整个手背肿胀。

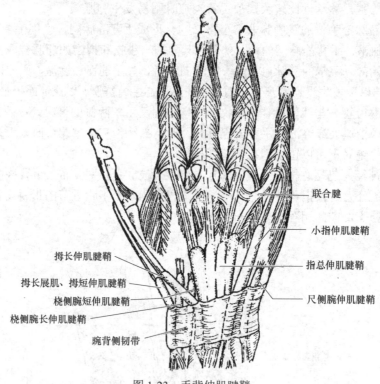

图 1-23　手背伸肌腱鞘

联合腱
小指伸肌腱鞘
指总伸肌腱鞘
尺侧腕伸肌腱鞘

拇长伸肌腱鞘
拇长展肌、拇短伸肌腱鞘
桡侧腕短伸肌腱鞘
桡侧腕长伸肌腱鞘
腕背侧韧带

四、手指的结构与运动

（一）手指的层次结构

1. 指掌侧皮肤

手指的掌侧皮肤比背侧厚，富有汗腺和指纹，但无皮脂腺。指掌侧皮肤有 3 条横纹：近侧横纹正对近节指骨的中部；中、远横纹与指关节位置相当。该横纹的内、外端，都是指掌侧与背侧的分界标志。在指腹处，血管和神经末梢特别丰富。而由于指背侧皮肤较薄，皮下脂肪分布较少，活动度较掌侧为大一些。

2. 指甲

指甲是指背皮肤的衍生物，是由真皮增厚而形成。甲下的真皮为甲床；甲根部表皮为生发层，为指甲的生长点，因此手术时应加保护。围绕着甲根及其侧缘的皮肤皱襞，称为甲廓，常常由于刺伤感染导致甲沟炎；如蔓延至甲下，可形成甲下脓肿，需及时动手术进行治疗。

3. 浅筋膜

由指掌侧的皮下组织积聚而成，且有纤维隔介于其间，将皮肤连于屈指腱鞘，在横纹处，由于无皮下组织，皮肤直接与腱鞘相连；当刺伤感染时，常常会导致腱鞘炎。

手指的血管和神经：手指的静脉，其主要位于背侧；浅淋巴管与指腱鞘、指骨骨膜的淋巴管相交通，故感染时可互相蔓延开来。手指的动脉，每指均有 4 条，即两条指背动脉和掌侧固有动脉，分别与同名的神经伴行，位于指掌、背侧面与侧面的交界线上。指背血管和神经较细而短，指的掌侧及末两节背侧的皮肤和深层结构（除环指尺侧、小指背侧之外），均由指掌侧的血管和神经分布。

4. 指髓间隙（又称指髓或指端"密闭间隙"）。

位于远节指骨远侧 4/5 的皮肤和骨膜之间（图 1-24），有纤维隔连接于指远纹的皮下和指深屈肌腱的末端，形成指端的密闭间隙，纤维隔将指腹的脂肪分成小块，其间分布有血管和神经的末梢分布。指端感染肿胀时，压迫了血管和神经末梢，可引起剧烈的疼痛，应及时进行指端侧方切开减压的手术，只有切断纤维隔，引流才能通畅。由于远节指骨底部有关节囊的血管分布，故当指端感染常常会导致末节指骨坏死，但其基底部常可以幸免。

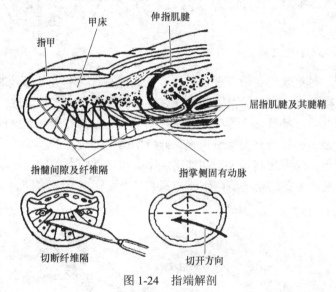

图 1-24　指端解剖

5. 深层结构

（1）指浅、深屈肌腱　指浅屈肌腱在近节指骨处包绕并覆盖着指深屈肌腱；向远侧可以分为两股，附着于中节指骨中部的两侧缘形成腱裂孔，容纳深腱从中穿过。自该处起，深腱浅出并止于远节指骨底。深腱主要起屈远侧指关节的作用；浅腱则起屈近侧指关节的作用。两腱各有独立的滑动范围，又可互相协调以增强肌力（图 1-25）。

（2）手指腱鞘　包绕指浅、深屈肌腱，其是由两部分组成（图 1-26）。

①手指腱纤维鞘　是由指深筋膜增厚而形成。其纤维可分为环状部和交叉部，在关节处较为薄弱。对肌腱起到约束、支持和滑车作用，并能增强肌的拉力。

②手指腱滑膜鞘　是指包绕肌腱的双层管状的滑膜鞘，分为脏、壁两层，两端密闭，在腱的背侧与指骨间，有腱系膜相互连系，保护出入肌腱的血管和神经称为腱纽。第 2～4 指的腱滑膜鞘，从远节指骨底向近侧延伸，越过 3 个关节，到达掌指关节的近侧。拇指和小指的腱滑膜鞘，其分别与桡、尺侧囊相连通。

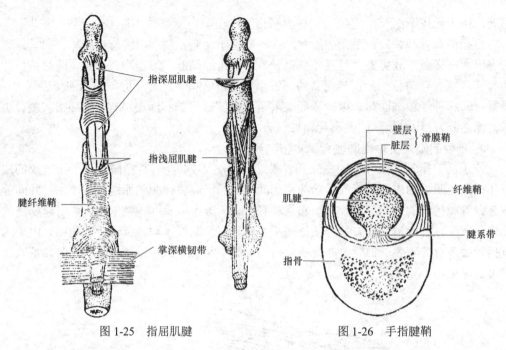

图 1-25　指屈肌腱　　　　　　　　图 1-26　手指腱鞘

③伸指肌腱　越过掌骨头后向两侧扩展，包绕在掌骨头和近节指骨的背面，称为指背腱膜，又名腱帽。该腱向远侧可以分为 3 束：中间束止于中节指骨底；两条侧束则在中节指骨背侧合并后，最后止于远节指骨底。侧束的近侧部有骨间肌腱的参与；中间部有蚓状肌腱的参与；远侧部有支持带加强。伸指肌腱可伸全部的指关节；在骨间肌和蚓状肌的协同作用下，尚可屈掌指关节和伸指关节。当中间束断裂时，则不能伸近侧指关节；两侧束断裂时，远侧的指关节则不能伸直，呈"锤状指"；3 束同时断时，全指呈现屈曲状态（图 1-27）。

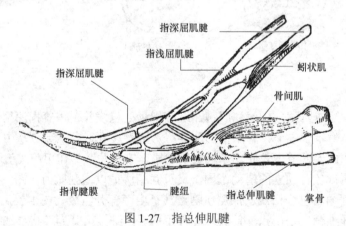

图 1-27　指总伸肌腱

（二）手指关节

1. 掌指关节

（1）掌指关节　是由掌骨头及近节指骨基底所组成，在掌侧还有两个籽骨。其背侧的关节囊薄，掌侧较厚，两侧分别由侧副韧带和副侧副韧带加强。侧副韧带起自掌骨头背侧略斜向掌侧，并止于近节指骨基底，较厚；副侧副韧带在侧副韧带的掌侧，较薄且宽，呈扇状，最后止于籽骨和掌板。拇长屈肌腱腱鞘与掌板紧密连接，拇长屈肌腱在两籽骨之间穿过。

（2）手指掌指关节 是由掌骨头和近节指骨基底所组成，极少数人在第 2 掌指关节的掌侧有籽骨存在。关节囊的远端附着在靠近指骨基底关节软骨边缘处，在关节囊掌侧部分的附着处，两侧较厚，中间则较薄。掌指关节的关节囊松弛，但是两侧均有侧副韧带和副侧副韧带加强。侧副韧带起自掌骨头两侧并偏向背侧，斜向掌侧，最后止于近节指骨基底的侧方偏掌侧，较厚。副侧副韧带则较薄，在侧副韧带的掌侧，呈扇状，止于掌板，最后与屈指肌腱鞘相连。掌板为纤维软骨板，其远端与近节指骨的基底部坚固地相连，而近端与掌骨颈相连则较薄。当掌指关节屈曲 90° 时，其侧副韧带及副侧副韧带处于紧张状态，而伸直时则会处于松弛状态（图 1-28）。

2. 近侧指间关节

是由近侧指骨头和中节指骨基底所组成。近节指骨头有两个髁，中间的为髁间凹，侧方有一成角的尖顶并有一平坦区，在此区的背侧为侧副韧带附着之处（图 1-29）。

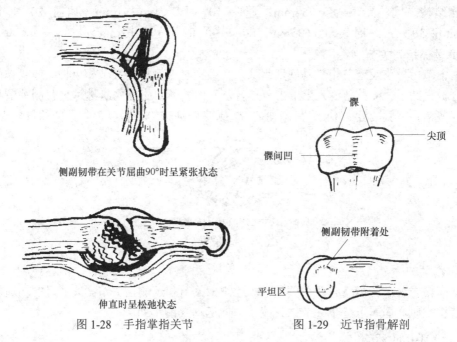

侧副韧带在关节屈曲90°时呈紧张状态

髁

尖顶

髁间凹

伸直时呈松弛状态

侧副韧带附着处

平坦区

图 1-28 手指掌指关节   图 1-29 近节指骨解剖

在中节指骨基底关节面的中间有一近节指骨头的髁间凹及两个凹面，背侧有一结节其为中央腱束的附着点。背侧关节囊很薄，其基本上被伸肌腱的中央束所代替，它直接覆盖于滑膜，关节囊的掌侧部分有掌板，掌板的远侧附着很坚固，近侧有连接一柔软而庞大的结缔组织束至近节指骨颈，此纤维束称被为 Checkrein 韧带，掌板的前面是屈肌腱鞘，指浅屈肌腱的短腱和指深屈肌腱的长腱附着于掌板近侧的纤维组织。指浅屈肌腱附着于中节指骨近中部的掌侧，在其附着区的外侧方，为屈肌腱鞘纤维附着点。近侧指间关节的近侧，在腱鞘与指骨之间有一个几毫米宽的间隙。侧副韧带的浅纤维附着于中节指骨基底的侧结节处，中央纤维通过结节的掌侧附着于掌板稍远端的屈肌腱鞘纤维。

深层纤维附着于浅层,近端附着于近节指骨头侧方的尖顶,当关节伸直时韧带在关节轴的背侧(图1-30)。

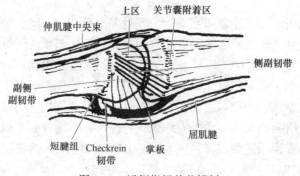

图1-30　近侧指间关节解剖

副侧副韧带的纤维较薄,斜向前至掌板,近侧指间关节的侧副韧带在伸直-10°时最为紧张,屈曲时则松弛。新的动力学研究发现,当近侧指间关节伸直时,其侧副韧带和关节囊结构之间的距离为0.254mm;屈曲10°时其为0.391mm;屈曲20°时其为0.508mm;30°~70°时其为0.635mm;80°~90°时其为0.762mm。

3. 远侧指间关节

由中节指骨头及末节指骨基底所组成,其结构与近侧指间关节相近似。伸肌腱侧束的联合腱紧贴于背侧关节囊,止于末节指骨基底的背侧,而指屈肌腱越过背侧关节囊而止于末节指骨掌侧的近1/3处。其侧副韧带、副侧副韧带的松紧度都与关节的位置无关。

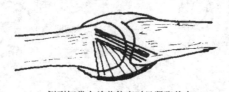

侧副韧带在关节伸直时呈紧张状态

图1-31　指关节状态

4. 指关节

除拇指外其余各指均有两个关节,即近侧指关节和远侧指关节。关节囊的构造与掌指关节相类似,均属于滑车关节,只能作屈伸运动(图1-31)。

(三)手指的运动

手指远、近指间关节是典型滑车关节,可作屈、伸动作。指间关节运动范围如下:食指在远、近指间关节的活动度分别为105°(90°~130°)和72°(55°~90°);中指在远、近指间关节的活动度分别为103°(90°~130°)和75°(60°~95°);环指在远、近指间关节的活动度分别为104°(90°~125°)和73°(55°~95°);小指在远、近指间关节的活动度分别为100°(85°~120°)和76°(65°~95°)。

五、手的功能位置

(1)桡腕关节背屈(伸)30°时。

（2）掌指关节屈 30°～45°，指关节半屈位时。

（3）手指分开。

（4）拇指微屈，对掌位时。

手握茶杯的姿势，就是发挥手的最大功能位置。当手指骨折固定时，多采取此手势。当掌骨或指骨骨折，需要进行牵引时，应该以舟骨结节为中心向远侧作放射状的牵引，以保持手和指的功能位置，否则可继发手指的扭转畸形，影响手的功能活动。

第三节　腕手部血供与淋巴

一、腕手部的血液供应

手部的血运很丰富，侧支循环也较多，手部的血供来源共有 5 个：①尺动脉；②桡动脉；③背侧骨间动脉；④掌侧骨间动脉；⑤正中动脉。这些血管在手部形成了动脉网和动脉弓两个系统。在腕关节的背侧和掌侧分别形成动脉网，而在手掌则形成了掌深弓和掌浅弓，在这些网和弓之间都有交通支相互联系。

（一）腕关节周围动脉网

腕背动脉网的主体是桡动脉及尺动脉的腕背支，其相当于掌骨基底平面形成的腕背动脉弓，它可以接纳背侧骨间动脉以及掌深弓的许多小分支所共同形成的腕背侧动脉网，以供应腕骨的营养。在腕背动脉弓的远端可以分出 3 个掌骨间背动脉，其供应背侧骨间肌及手指背侧的近节和部分中节的皮肤，另外还有穿支与掌侧的指总动脉共同形成交通支。腕掌侧动脉网在旋前方肌的远端，由桡动脉、尺动脉的分支交通并接纳来自掌深弓的分支和掌侧骨间动脉，主要供应下尺桡关节及腕骨的营养。

（二）掌弓

1. 掌浅弓

其主要是由尺动脉的浅支与桡动脉浅支所共同组成，它还接纳了正中动脉的终末支。此弓位于手指屈肌腱的浅层，沿第 2、3、4 掌骨间隙分出了 3 条指总动脉，在距离指蹼 1cm 处又分出指固有动脉，分别供应食指的尺侧及中指的桡侧、尺侧及环指的桡侧、尺侧及小指的桡侧缘。小指尺侧的指固有动脉一般起自于掌浅弓，但有时也可起于尺动脉的深支。指固有动脉在手指近侧指间关节和远侧指间关节的近侧分出背侧支，其供应手指中、末节的皮肤以及伸肌腱侧束的肌腱。指固有动脉至手指末节时，两侧的指固有动脉互相吻合形成一个弓，其中发出许多细支相互连接形成指腹的毛细血管网，供应着末节指骨及甲床。指总动脉位于伴行的指神经的掌侧缘，而指固有动脉位于伴行的指固有神经的背侧缘处。

2. 掌深弓

主要由桡动脉深支及尺动脉深支所组成。桡动脉深支在拇短伸肌腱、拇长展肌腱的深面进入到鼻烟窝，再在拇长伸肌腱的深面绕至手背处。在第 1、2 掌骨基底之间即第 1 背侧骨间肌二头之间进入到手掌，在拇收肌横头与斜头一起进入到掌筋膜间隙，在手指屈肌腱的深层，向尺侧横越手掌至第 5 掌骨基底，最后与尺动脉的深支相连，形成掌深弓，它的最高点是在掌浅弓的近侧 2cm 处。桡动脉深支在手掌侧的第 1 分支为拇主要动脉，其分出食指桡侧固有动脉。拇主要动脉在拇收肌覆盖下又可以分成两支，即拇指尺、桡侧固有动脉。而掌深弓的主要分支为 3 支掌心动脉，沿着第 2、3、4 掌骨间隙与相应的指总动脉相吻合。此外，掌深弓还有数条分支参与构成腕掌侧动脉网。

（三）手部静脉系统

可以分为深层及浅层两个部分，其静脉回流是以浅层为主。

手部的深静脉系统伴随着掌浅弓和掌深弓以及腕背动脉网，一条动脉有两条静脉伴行，并回流至尺静脉和桡静脉处以及背侧的浅静脉系统。

手部的浅静脉系统比深静脉系统更为重要，主要是在背侧。在手指近侧指间关节的背侧形成静脉丛；在手背形成手背静脉弓，分别回流至头静脉及贵要静脉。

二、腕手部的淋巴

手部的淋巴系统在手背疏松组织内有丰富的浅淋巴网，伴随着手背静脉系统向心脏回流。手掌侧的淋巴管与静脉一样都很少，经手背反流回到近端，当手指屈伸活动时将血液、淋巴液从掌侧推送到背侧。因此，当腕、手部损伤后，抬高肢体、保持手指适当的活动都对肿胀的消退、促进静脉和淋巴的回流是非常重要的。

第四节　腕手部的神经分布

一、运动神经的分布

前臂的旋前运动主要由正中神经支配的旋前圆肌和旋前方肌所共同完成。旋后运动主要由桡神经支配的旋后肌来参与的。伸腕运动的桡侧腕长、短伸肌以及尺侧腕伸肌均由桡神经所支配，屈腕运动的桡侧腕屈肌和掌长肌则是由正中神经支配，而尺侧腕屈肌则是由尺神经来支配的。

指总伸肌，食、小指固有伸肌，拇长、短伸肌以及拇长展肌均由桡神经所支配。拇长屈肌，第 2～5 指浅屈肌，食、中指指深屈肌均由正中神经所支配。环、小指指深屈肌则是由尺神经所支配的。大鱼际中的拇对掌肌、拇短展肌、拇短屈肌浅头和 1、2 蚓状肌是由正中神经所支配。而大鱼际中的拇短屈肌深头、拇收肌，小鱼际的小指展肌、小指短屈肌和小指对掌肌，3、4 蚓状肌以及掌、背侧骨间肌则是由尺神经所支配的。

二、感觉神经的分布

1. 腕关节的深部感觉
是由骨间背侧神经和骨间掌侧神经的关节支所支配的。

2. 腕部的皮肤感觉
是由腕部的掌桡侧、肌皮神经的前臂外侧皮神经和桡神经浅支所支配的；掌尺侧及背尺侧是由来自臂丛内侧束的前臂内侧皮神经及尺神经掌侧支所支配的；背侧则是由桡神经的前臂背侧皮神经所支配的（图1-32）。

3. 手部的皮肤感觉

掌心三角区的感觉是由正中神经在腕上分出的掌皮支所支配的，桡侧3个半指掌侧的感觉则是由正中神经支配的。尺侧一个半指的掌、背侧均是由尺神经来支配的，但是背侧则是由尺神经在腕上分出的背侧支来支配的。拇指的近节背侧、虎口区、食指的近节背侧的感觉都由桡神经浅支来支配的。手背中间部分和中指近节背侧、环指近节尺背侧均由前臂背侧皮神经支配。拇指的末节、食、中指背侧以及环指尺背侧的感觉则是由正中神经及桡神经的感觉支重叠相互支配的（图1-32）。

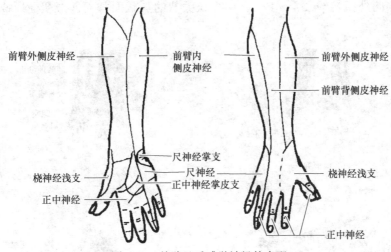

图 1-32　前臂及手感觉神经的支配

第五节　踝部针刀临床应用解剖

一、踝部骨骼

踝关节的骨性结构包括胫骨下端、腓骨下端与距骨滑车3部分。内、外踝的关节面以及后踝的关节面和胫骨下端关节面构成踝穴，横跨在距骨体滑车的上方，是一种类马鞍状关节，其中距骨滑车和胫骨下端为构成踝关节的主要部分。前后方向活动范围较大，左右方向活动范围较小。

（一）胫骨下端

胫骨外观呈三棱柱形，下端（图1-33）逐渐扩大，呈四边形，其终末端称为平台，即胫骨远端关节面，是踝关节的主要负重关节面。内侧面向下延伸，形成一坚强的钝锥状骨突，称为内踝。内踝的关节软骨与胫骨远端关节面的软骨相连。内踝可分为前丘部和后丘部，两者以球部结节间沟为界，前球部明显低于后球部。大隐静脉从其前侧通过，内踝处行针刀治疗时要注意勿刺破大隐静脉。胫骨下端的外侧面有一切迹，称为腓切迹。

其下方粗糙的凹陷面为下胫腓韧带附着处。切迹前后缘隆起，前方隆起称为胫骨前结节，后方隆起称为胫骨后结节。腓切迹的后面粗糙，有浅、深两沟，外侧为浅沟，有拇长屈肌腱通过，内侧沟较深，称为踝沟，有胫骨后肌与趾长屈肌腱通过。胫骨下端关节面自前向后凹成弧形，后缘骨突形成一骨性突起，称为后踝，有些学者称其为"第三踝"。胫骨下端的前缘形成的骨突，有少数学者称其为前踝，是构成踝穴的前侧部分。

胫骨下端关节面的骨嵴，与距骨滑车上关节面中间的凹陷部分构成关节。若距骨发生侧向移位，距骨滑车上关节面中间的凹陷部分不能与胫骨下关节面的骨嵴相对应，则两骨之间有效接触面积必然减少，日久将导致踝关节损伤性关节炎的发生。

胫骨下端的冠状面与胫骨上端的冠状面不在同一平面上。国外有学者通过测量，发现胫骨下端向外扭转约 $0°\sim40°$，使得踝关节的矢状面与人体冠状面所成的角度为 $120°$。

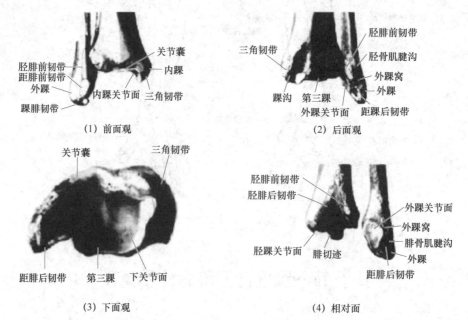

(1) 前面观　　(2) 后面观　　(3) 下面观　　(4) 相对面

图 1-33　胫骨下端

胫骨下端的骨化中心一般出现在 1～2 岁时，男性到 16～19 岁，女性到 15～18 岁时此处骨骺和骨干愈合。在儿童，内踝处常有一附加骨化中心，临床易将此骨化中心误认为骨折，特别当该处外伤后更要注意鉴别。胫骨下端骨骺未愈合前，骺板不整齐，X线表现为波浪形。踝关节周围大部分韧带均附着于骨骺上，这常是骨骺分离的原因之一。临床上，骨骺分离多发生于9～14岁之间，且多合并有骨干边缘的骨折。通常骨骺分离发生于骺板的骨干侧，合并的骨干骨折块常常影响骨骺分离的复位。

（二）腓骨下端

虽然腓骨的重要性不如胫骨，但其下端向下突出的部分，即外踝，是构成踝关节不可缺少的部分，其外形呈锥形，约低于内踝 1cm。腓骨下端在临床上是容易发生撕脱性骨折的常见部位，也对踝关节的稳定性起着辅助地加固作用。腓骨下端内侧面的前上部有微凹的关节面，称为踝关节面，与距骨相关节。其关节面多数呈梨形或三角形，少数呈菱形，外踝关节面的后下方为外踝窝，为胫腓后韧带及距腓后韧带的附着部。外踝的外侧面及其上方延长的三角区直接位于皮下，其前方有第三腓骨肌通过；后缘呈浅沟状，称为踝沟，有腓骨长短肌通过。外踝的前面较粗糙，有距腓前韧带，外踝前韧带及跟腓韧带附着。腓骨体有许多肌肉附着，上 1/3 有比目鱼肌附着，下 2/3 有拇长屈肌、腓骨长肌和胫后肌包绕，而下 1/3 因接近于体表，所以很少有肌肉附着。这样上中 1/3 交界处及中下 1/3 交界处，均为两组肌肉附着区的临界区，承受的张力较大，在外力的作用及肌肉强力收缩下，腓骨容易在这两处骨折。这也是踝关节在遭受扭转暴力损伤时，多合并腓骨中下 1/3 及中上 1/3 交界处骨折的原因。

腓骨下端开始和骨干愈合的年龄与胫骨大致相同。但腓骨下端骨骺的发生较胫骨早，愈合则较胫骨晚。

由于腓骨下端参与踝关节的组成，构成踝穴的外侧壁，其本身的轴线与腓骨干纵轴之间相交成向外的 10°～15° 角，另外腓骨可以传导 1/6 体重，所以近年来人们认为凡涉及外踝部位的腓骨骨折，外踝处均应正确对位，防止发生侧方、前后、旋转或重叠移位，并要作固定，才能保持踝穴的稳定。即使在切取腓骨作游离移植或植骨时，也需保留下段腓骨 8cm 以上，并与胫骨作融合固定，以保持踝关节的稳定。

（三）距骨

距骨（图 1-34）位于胫骨、腓骨下端与跟骨之间的踝穴内，分为距骨头、距骨颈、距骨体 3 部分，距骨体的上部称为滑车，与胫骨下端构成踝关节，内侧的半月形关节面与内踝相关节，外侧的三角形关节面与外踝构成关节。下方的 3 个关节面分别与跟骨上

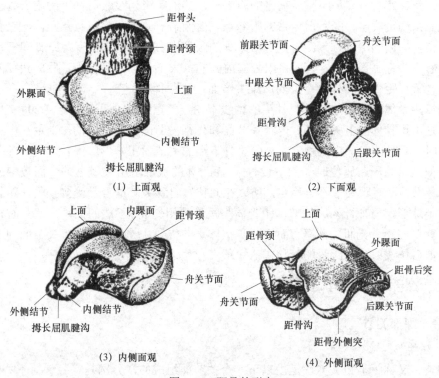

（1）上面观　　　　　　　　　（2）下面观

（3）内侧面观　　　　　　　　　（4）外侧面观

图 1-34　距骨的形态

相应关节面形成距下关节，前方与舟骨相关节。距骨75%的表面为软骨覆盖，无肌肉附着，仅有小部分覆盖以骨膜，借以维持血供，其血液供应较差，故临床距骨骨折时，不易愈合，易形成骨坏死

距骨头位于距骨前部，斜向前内下方，远端凸向前，其关节面呈长卵圆形，为舟关节面，与足舟骨相关节。底面有前跟关节面和中跟关节面，分别与跟骨的相应关节面相关节。

距骨颈是介于距骨头与距骨体之间的缩窄部分，上面粗糙，为距舟韧带所附着。距骨颈的下面有一深沟，称为距骨沟，此沟与跟骨沟之间形成跗骨窦和跗骨管，有距跟骨间韧带和血管通过。

距骨体呈不规则立方形，两边突出呈鞍形，前宽后窄。其上、下、内、外4个关节面均与邻近骨相关节。距骨体的前面连接距骨颈，后面为上面向后的延续。上方覆以滑车关节面，前宽后窄，与胫骨下关节面相关节。上面自前向后隆起，上关节面中央前后方向凹陷，形成滑车沟，与胫骨关节面中央隆起之嵴形成关节。距骨体的外侧面向上与上关节面相接，其下方向外突出形成距骨外侧突，有距跟外侧韧带附着。外侧结节如果未和距骨体融合即成为游离的三角骨。内侧面的上半部是半月形的内踝关节面，其前部较深，与内踝相关节。下半部粗糙为三角韧带的深层纤维附着，此处有较大的滋养孔。距骨体的后端较小，有一粗糙的向后突起成为距骨后突。距骨后突被一斜行的沟分为两个结节，斜沟内有拇长屈肌腱通过。该肌腱向远侧延伸，直至载距突下面的沟中。外侧结节通常较大，内侧结节不太隆突，正好位于载距突的后面。距骨后突的内侧部有时与跟骨载距突形成骨桥，或以纤维软骨相连。距骨体长轴伸向远侧并向外倾斜，与正中面构成45°角。外侧结节是距腓后韧带的附着处，其足底缘为距跟后韧带的附着处。内侧结节是三角韧带浅层、胫距后韧带的附着点。内侧结节的下面附着有距跟内侧韧带。体的下面自前向后的深沟称为距骨沟，与跟骨的跟骨沟合成跗骨窦。有距跟骨间韧带和颈韧带附着，并有血管通过。有人将跗骨窦前部的扩大部分称为跗骨窦，后部狭细的部分称为跗骨管。距骨沟的外侧有大的后跟关节面，与跟骨相关节。

经过距骨体的轴线与经过距骨头的轴线不在一条直线上，两者相交成20°夹角。距骨滑车是由距骨体的上关节面、内踝关节面和外踝关节面共同组成的。当足在中立位或背伸位时，距骨的宽部进入踝穴，与胫腓骨下端的关节面正好形成嵌合，此时踝关节最稳定。但当足处于跖屈位时（如下楼时），距骨体的宽部滑出关节之外，而较窄的后部进入踝关节，此时踝关节不再稳定，所以在此位置时踝关节最容易受到损伤。距骨头呈圆隆的半球形，与舟骨构成关节，距骨体与距骨颈相交成160°的交角，儿童时稍小为150°。两侧的距骨无肌肉附着，而主要负担体重的传导，所以距骨滑车关节面向下的骨小梁向前后作放射状。距骨的骨化中心一般在出生之前即出现。

二、踝部关节及其韧带

（一）踝部关节

1. 踝关节

踝关节又称距小腿关节，是由以下6个关节面组成的，分别是：胫骨的下关节面、

内踝关节面、腓骨外踝关节面、胫骨滑车的上关节面和内、外侧关节面，并且各个关节面均有透明软骨覆盖。踝关节担负着承载人体全身重量的重任，属于屈成关节，主要功能为背伸和跖屈。位于距骨体上面的关节面从前向后有一定的凹度，而胫骨下端关节面有一个相应的凸度，从而使两者构成了相互吻合的关节。正是这样的凹凸关系保证了踝关节的活动局限于屈伸的范围内。踝关节内踝的位置较外踝高，外踝把距骨体的外侧遮盖，内侧至少有 1.5cm 以上的区域未被遮盖。距骨体外侧有 2/3 是关节面，内侧只有 1/3 是关节面。经过内外踝的韧带、肌腱均在其前后通过，这样的解剖特点有利于踝关节的前后运动。使足背伸的小腿前侧肌群有使足跟着地的趋势，两者相互协调共同维持踝关节的运动平衡。但由于踝关节周围的肌腱中，除跟腱外，其止点均位于中跗关节之前，因此当肌肉收缩时，胫骨下端有前脱位的倾向。尤其是站立时身体的重量使这种倾向更为明显，这正是后踝骨折多于前踝骨折的原因之一。

2. 下胫腓关节

下胫腓关节由胫骨下端的腓切迹与腓骨下端的内侧面组成。腓切迹位于胫骨下端外侧略靠后，切迹面向后成角约 30°。腓切迹的深度与下胫腓关节的稳定有直接关系，深度越深该关节越稳定。下胫腓关节内部没有关节软骨，两者靠下胫腓韧带连接，该韧带非常有力，又分为 4 个韧带，分别是下胫腓前韧带、骨间韧带、下胫腓后韧带和下胫腓横韧带。下胫腓关节偶尔有一关节腔，其滑膜多为踝关节内滑膜向上的延伸部。

下胫腓关节是一个微动的弹性关节，生理状态时可随踝关节的运动而出现相应运动，运动模式是旋转和平移的复合运动，发生于 X、Y、Z 轴三个方向，这使踝关节既保持紧固又有一定的弹性和适应性，从而使踝关节更加稳定。下胫腓关节还具有调节腓骨负重的作用；10%～17%的体重可通过下胫腓关节传至腓骨，并通过腓骨与胫骨的相对运动和位置关系调节腓骨的负荷比例，维持踝关节的力学稳定。

（二）踝关节关节囊、韧带

1. 关节囊

踝关节的关节囊前侧由胫骨下端前缘至距骨颈，后侧由胫骨下端后缘至距骨后结节。关节囊前后松弛软弱，前侧的韧带只有少量纤维，后侧关节囊韧带最薄弱，仅有少量纤维连接于胫骨后面、下胫腓后韧带及距骨后面。关节囊左右两侧坚实紧张，附于关节软骨的周围，内侧与三角韧带纤维相连，并得到加强，外侧由距腓前韧带、距腓后韧带加固。虽然跟腓韧带位于关节囊之外，如同膝关节的侧副韧带一样，但可使踝关节囊更加坚强。其后部也有少量纤维，起自内、外踝后缘并向中央集合，再向下止于距骨后突的后内侧结节，充填于胫距后韧带及腓距后韧带的间隙内，在下面与前面附于距骨头之后，使距骨颈位于关节囊内。

在整复踝关节骨折脱位或固定踝关节周围骨折时，应注意将关节置于前后中立位（0°），以避免关节囊挛缩而产生踝关节活动受限。后侧关节囊挛缩，恢复起来相当困难，容易产生跖屈畸形。

2. 韧带

踝关节的韧带非常丰富，主要有以下几组：

（1）前、后侧韧带　即关节囊的前、后部，较薄弱，这样便于踝关节前后的屈伸运动。

（2）内侧韧带　踝关节内侧主要为内踝韧带，又称三角韧带，位于胫后肌腱的深面，由深、浅两部分组成。三角韧带的浅层纤维呈三角形，近端起于内踝之前丘部，远端止于舟骨、弹簧韧带、载距突的上部，小部分止于距骨；三角韧带的深层主要起于内踝之后丘部及前后丘部间沟，呈尖朝上底朝下的扇形分布，止于距骨滑车的内侧缘，由后部的内侧结节至距骨颈，并有少量纤维达舟骨粗隆。三角韧带被胫后肌穿过，并为胫骨后肌及趾长屈肌所加强。该韧带根据附着点的不同共分为4束，分别是胫跟韧带、胫舟韧带、胫距前韧带及胫距后韧带（图1-35）。

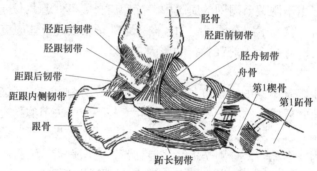

图1-35　踝关节内侧主要韧带

①胫跟韧带　是三角韧带的浅层部分，与胫距韧带相融合。此韧带肥厚而强韧，起于内踝尖向下止于距骨颈，并向下附着于载距突、舟骨及跟舟跖短韧带。此韧带甚为坚强，其下部止点很少会发生撕脱，它从内侧加强踝关节，受到向外的暴力时，其前部、内踝附着点处可发生撕裂。

②胫舟韧带　是三角韧带的浅层纤维，起于内踝前面，斜向前下方，止于舟骨粗隆与跟舟足底韧带的内侧缘。

③胫距前韧带　是三角韧带的前部纤维，位于胫舟部的内侧，起于内踝前面的骨端，向前下行走，止于距骨颈后部与胫跟韧带融合。

④胫距后韧带　此韧带较短，略斜向后方，与外侧的距腓后韧带相对应。起于内踝后丘部及内踝内面的窝，止于距骨的内侧面及后面的内侧结节，靠近踝关节的运动轴，正常运动时维持紧张状态。

三角韧带除了前部的纤维限制足的跖屈外，主要是限制足的背伸及过度的外翻。由于解剖学的特点，三角韧带还限制了距骨向外侧移位，当三角韧带完整时，距骨向外移位不超过2mm。三角韧带十分坚固，并与踝关节囊紧密相连，当踝关节受到外翻、外旋暴力时，常发生内踝骨折，而很少发生三角韧带的断裂，但其前部纤维可出现撕裂。当三角韧带完全断裂时，X线显示踝关节处于外翻位，因为此时距骨向外旋转，距骨上关节面与胫骨下关节面之间呈向内开放的角度。

（3）外侧韧带　踝关节的外侧韧带又称腓侧副韧带，不如内侧的三角韧带坚强，该韧带可分为前、中、后3束，即距腓前韧带、距腓后韧带、跟腓韧带，分别起自外踝的前、后及尖部，止于距骨和跟骨（图1-36）。

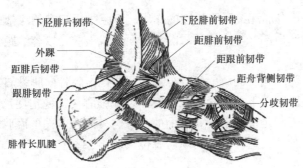

图 1-36 踝关节外侧主要韧带

①距腓前韧带 该韧带甚为薄弱，几乎成水平方向，起自外踝前缘，向前内方止于距骨颈的外侧面，近跗骨窦处，紧贴外踝关节面的前方。其主要作用是在踝关节跖屈位时，限制踝关节的内旋及跖屈，而在踝关节中立位时，有对抗距骨向前移位的作用。当该韧带完全断裂时，踝关节前抽屉实验可出现阳性。

②距腓后韧带 为踝关节外侧 3 束韧带中最坚强的韧带，起自外踝内侧面的外踝窝，呈三角形水平向后，经距骨后面，止于距骨后突外侧结节，并与拇长屈肌腱相融合。该韧带有限制踝关节过度背伸的作用，可阻止踝关节内收、内翻。正常情况下，由于距腓后韧带在外踝上的附着点十分坚强，以致距骨与外踝很难分离，因而胫骨和腓骨能连成一个单位。而当此韧带完全断裂时，可使距骨与腓骨分离而无骨折，其间距可达 3cm，并伴有距骨向前运动。但临床上该韧带单独损伤较少见。

③跟腓韧带 为一强韧的圆形纤维束，位于腓骨长、短肌的深面。该韧带起自外踝尖前凹陷处，斜向后下，止于跟骨外侧面的一个小隆起处，其形状类似于膝关节的腓侧副韧带。该韧带为一强韧的圆形纤维索，长约 1.2cm，宽约 0.5cm。跟腓韧带位于踝关节运动轴线之后，越过踝关节及跟距关节，有限制距骨倾斜及内收的作用。由于解剖关系，仅在背伸时紧张，在跖屈时则松弛。当踝关节处于中立位时其有限制足内翻的作用。当该韧带完全断裂而被动足内翻时，距骨在踝穴内发生倾斜，可引起关节脱位，因此临床上一旦该韧带发生断裂损伤，应及时修补，以免影响踝关节的稳定。

在腓侧副韧带中，跟腓韧带最易发生断裂。当踝关节受到内翻暴力时，跟腓韧带首先断裂，踝关节外侧关节囊也可部分或全部撕裂，若暴力继续则可使下胫腓关节出现分离倾向。临床上距腓前韧带单独损伤则较少见，跟腓韧带与下胫腓前韧带的损伤多同时存在，即跟腓韧带损伤的同时，多伴随有距腓前韧带损伤。这种情况下可引起踝关节的不稳、习惯性扭伤等。当踝关节脱位、内翻骨折或踝关节内侧发生挤压骨折时，腓侧副韧带可发生断裂。

（4）下胫腓韧带 或称为胫腓联合韧带。下胫腓韧带紧连胫腓骨下端，加深由胫腓骨下端所形成的关节窝，是维持下胫腓关节乃至踝关节稳定的重要韧带。该韧带十分坚强，有以下四部分组成，分别是：下胫腓前韧带、下胫腓后韧带、骨间韧带和下胫腓横韧带。

①下胫腓前韧带 是一坚韧的三角形韧带，上起于胫骨下端的边缘，向外下附着于外踝的前面及附近的粗糙骨面上，止于胫骨及腓骨的前结节。其纤维与胫骨骨膜相融合并向上至胫骨前面约 2.5cm 处（图 1-37）。

②下胫腓后韧带 与下胫腓前韧带位置相当，是一条强韧的纤维束，其中含有弹性

纤维，其纤维斜行，有加深接受距骨窝的作用。下胫腓后韧带的深部由胫骨下关节面的后缘延伸至外踝内侧后部，与内、外踝的关节面合成一腔，以容纳距骨，形成与距骨相接触最深部的韧带。

③骨间韧带　为小腿骨间膜的延续，最为坚实，由胫骨向腓骨斜行，方向由内上向外下。其作用是使胫腓骨下端紧紧连在一起，以加强腓骨的稳定性，防止距骨脱位。

④下胫腓横韧带　是横行于胫骨后面的下缘与外踝内侧面的胫腓骨滑膜延长部，其作用主要是防止胫腓骨在距骨面上的向前脱位（图1-38）。

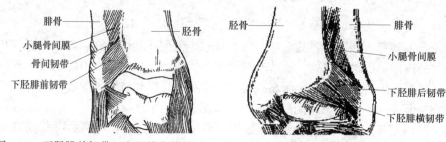

图1-37　下胫腓前韧带（右踝关节前面观）　　图1-38　下胫腓横韧带（左踝关节后面观）

下胫腓关节及连接该关节的下胫腓韧带是维持踝穴完整，保持踝关节稳定的重要因素之一。下胫腓韧带除了加固下胫腓关节的稳定外，还能够防止胫腓骨前脱位及距骨的向外侧移位，临床上踝关节骨折时，常常合并有下胫腓韧带的损伤，因此在处理骨折的同时还要兼顾下胫腓韧带的处理，防止出现下胫腓关节分离。能引起下胫腓关节的分离的因素有外旋与外翻暴力，但尤以外旋暴力最为重要。当踝关节受到外旋暴力时，下胫腓前韧带首先变得紧张，若暴力继续，下胫腓前韧带所受的牵引力也逐步加大，从而引起韧带撕裂。有时也会伴有胫腓骨结节的撕脱骨折。

三、踝关节的运动

（一）踝关节的运动

踝关节属于屈戌关节，其运动轴在横贯距骨体的横轴上。踝关节可以围绕其运动轴做背伸和跖屈运动，这是由距骨体滑车关节面的形状所决定的。要描述踝关节的运动范围，首先要了解踝关节的中立位。踝关节的中立位（0°）是足的外缘长轴与小腿的纵轴垂直。一般正常人群踝关节可背伸25°～30°，跖屈40°～60°，最大运动范围可在60°～90°之间。平地步行时踝关节背伸10°左右，跖屈15°～20°左右，活动范围共30°。跖屈时还可有轻微的旋转、内收、外展与侧方运动。踝关节的运动范围测定以X线下的测量最为准确。其与年龄的差异无关，虽然外表上看踝关节的跖屈的范围很大，但其中相当大一部分是由于距下关节及跗横关节运动增大所致。这是由踝关节的解剖特点所决定的。

1. 背伸

当足底垂直于小腿时为踝关节的中立位。在中立位上做使足背接近小腿的运动为踝关节的背伸。通过踝横轴使足背伸的肌肉主要是来自于小腿的前部肌肉，即胫骨前肌、拇长伸肌、趾长伸肌及第三腓骨肌。其中胫骨前肌和拇长伸肌除了使足发生背伸外，还可以使足内收和旋后。趾长伸肌及第三腓骨肌除了使足背伸外，还可使足外展和旋前。

当踝关节背伸时，关节囊及跟腓韧带紧张，距骨上关节面的前部较宽，此时正好嵌于踝穴之内，并使踝穴紧张。踝间距离增大，最大可达约 1.5cm。此时外踝则靠下胫腓韧带的弹性压力紧压距骨，可防止其在水平面上的旋转运动。继续背伸时距骨后突向下移动，短的胫距韧带牵拉距骨内面朝向内踝，所以在足背伸到一定程度后总出现足的外翻。过度背伸时，胫骨下关节面的前缘支撑于距骨颈上，距骨隆凸的后部与胫骨不相接触而位于关节外，此时舟骨则稍微向足背突出。

2. 跖屈

在中立位，足沿横轴下降，做使足远离小腿的运动为踝关节跖屈。通过踝横轴使足发生跖屈的肌肉主要来自于小腿后部的肌肉，主要为腓肠肌和比目鱼肌，其次还有胫骨后肌、拇长屈肌、趾长屈肌及腓骨长短肌，最后靠跟腱的力量完成跖屈。由于跖屈的力线接近踝关节的轴线，作用力量较强。正常人群跖屈时，距骨体较宽的部分滑出踝穴，其较窄的部分进入关节内，与胫腓骨下关节面及内、外踝关节面相接，腓骨下降、内旋并向前移动，踝穴变窄。此时距骨与内、外踝关节面接触。下胫腓联合韧带松弛，踝关节变得不稳定。此位置下距骨可在踝穴中自由活动，距骨在后面可以向侧方旋转，并可稍在水平面上转动，足跟可作内、外翻活动。所以跖屈位时踝关节易发生韧带损伤，骨折则少见。当足强力跖屈时，距骨滑车可突出于足背，形成一围绕踝关节水平轴的突向下方的弧形。

（二）下胫腓关节的运动

下胫腓关节虽然是一微动关节，但随着踝关节的活动，其可做一定的运动，其活动度视胫腓关节的外形、腓切迹的深浅及腓骨的弹性而定。可有以下几个方向的活动：

1. 前后运动

下胫腓关节的前后活动范围可有个体差异，也与其解剖特点有关，一般前后方向可各有 0.5～2mm 的活动度。由于前后运动受骨间韧带和外踝前韧带的制约，所以有时感觉不明显，仅靠触摸才能感觉出。此运动可吸收前后方向的较小的震荡。

2. 侧方运动

侧方运动的范围也因人而异，最大者可达到 2mm，最小者仅有极轻微的活动。这种运动有利于踝关节与距骨的不同宽度相适应。

3. 上下运动

因胫腓关节大都有一定的斜度，沿骨长轴方向的压力引起的震荡可被吸收，胫腓骨间韧带的方向一般由上内向下外，可允许腓骨向上或向下轻微活动，此时腓骨头可在胫骨的腓骨切迹关节面上有轻微的上下活动，但如果骨间韧带的方向相反，则这种运动将大受限制。

4. 旋转运动

常与侧方运动同时发生。胫腓横韧带的作用在于当踝关节运动时，使胫骨下关节面的后部紧贴距骨，防止胫腓骨沿距骨上面向前脱位。任何使腓骨内旋的倾向将首先使横韧带紧张，随后下胫腓后韧带紧张，以限制内旋发生。由于外踝在内踝的后方，向下的压力首先落于腓骨的前缘，所以腓骨较易发生外旋。外旋时下胫腓韧带的前侧开放，使下胫腓关节有轻微的旋转活动，下胫腓前韧带有限制该活动的作用。在尸体上切断下胫腓后韧带，下胫腓关节活动增加不明显，而切断下胫腓前韧带，胫腓骨下端可分离 4mm。

第六节 足部针刀临床应用解剖

一、足部骨骼

踝关节以下的部位为足，足骨分为跗骨、距骨及趾骨，共有 26 块。其中跗骨共有 7 块，分别为跟骨、距骨、足舟骨、骰骨及第 1～3 楔骨；距骨 5 块，其底部膨大，呈楔形，体的上面中部略宽，两端较窄，前部为距骨头，有与趾骨相关节的凸隆的关节面；趾骨共有 14 块，除拇趾为两节外，其余各趾均为三节，每节趾骨分底、体及滑车关节面三部分（图 1-39）。

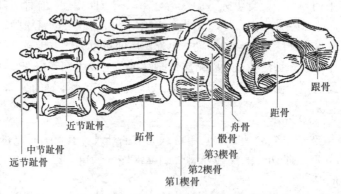

图 1-39 足部各骨上面观

（一）足部各骨的解剖特征

1. 跟骨

跟骨位于距骨下方，为足骨中最大者。其前部窄小，后部宽大，呈不规则长方形（图 1-40、图 1-41）。

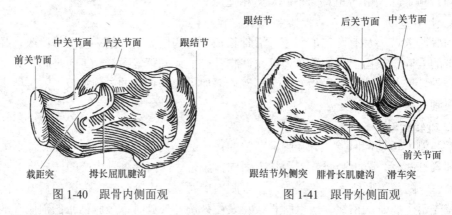

图 1-40 跟骨内侧面观　　　　图 1-41 跟骨外侧面观

跟骨后部宽大部分为跟骨体，体的后端突出，称跟骨结节，为跟腱的附着部。跟骨结节的内侧突较大，有拇展肌、趾短屈肌附着，外侧突较内侧突小，有小趾展肌附着。

跟骨内侧面呈中凹形式，有一宽厚的向内隆起，称为载距突，支持距骨颈，为跟舟跖侧韧带或弹性韧带附着处，其下有拇长屈肌腱通过。跟骨外侧面也有一突起，称为滑车突，下方有腓骨长肌腱沟，有腓骨长肌腱通过。跟骨共有四个关节面，包括三个距下关节面和跟骰关节面。三个距下关节面位于跟骨的上面，分别与距骨的三个关节面相关节，它们彼此互成一定角度由后向前排列，后 1/3 最大，称后关节面；中 1/3 位于载距突之上，向前下倾斜，称中关节面；前 1/3 较小，呈鞍形，为前关节面，与骰骨相关节。跟距关节关节面与跟结节约成 30°～45° 的角度，称为 Bohler 角，为距跟关系的重要标志。当跟骨骨折时，此角常减小甚至消失，甚至成负的角度，影响足弓后臂，从而削弱了小腿三头肌的力量及足的弹簧作用，因而对足的负重功能也造成了影响。此三个关节面与距骨的相应关节面构成距下关节。跟骨的距骨关节面常有变异，最常见的是前、中关节面愈合为一连续的关节面。也有三个关节面愈合为一个连续的关节面者。

跟骨的上面后关节面的前内方有跟骨沟，和距骨沟相对组成一条漏斗形隧道称跗骨管，其外侧开口较大称为跗骨窦。窦口位于外踝的前下方，窦内有跟距骨间韧带，该韧带连接于距骨颈下外侧和跟骨上面之间，呈向上、向内、向前斜行走向，其前部的外侧部分较内侧坚强，不仅有稳定距下关节、防止足过度内翻的作用，也是距骨围绕跟骨的旋转中心。跗骨窦内含有脂肪、滑膜等组织，其间的韧带损伤后可引起脂肪垫增厚、滑膜嵌顿或无菌性炎症等病理改变，此时可伴有小腿的感觉异常等表现，称为跗骨窦综合征。

跟骨主要由松质骨组成，外面仅有薄层皮质骨。骨小梁结构是按跟骨所承受的压力和张力的方向而排列的，可分成两组二束。第一组为压力骨小梁，分为前后两束。前束从跟骨沟部厚的皮质层发出，向前下方走行。后束从跟骨后关节面后的皮质层发出，作扇形向后方跟骨结节走行。第二组为张力骨小梁，薄且长，沿跟骨两侧和下面分布。其两端呈扇状向上扩散，大部分停止于前两束骨小梁的远端，少部分入跟骨结节和跟骰关节面的皮质层。在跟骨前下部有骨小梁稀少的三角区，尖端向上，位于跟骨沟下部，为血管进入髓腔区，足跟骨的构造薄弱处，故临床在处理跟骨骨折时，要注意保护该区，而勿使其受到感染。

跟骨的血供来自于多支动脉，其上面前部的血液供给来自于足背动脉的动脉弓，上面后部的血供来自腓动脉和胫后动脉之间的跟骨上吻合支。跟骨内侧面的血供来自胫后动脉和外侧足底动脉的分支。下面来自外侧足底动脉的跟骨下分支。外侧面则由腓动脉的侧支供应。跟骨血液供应非常丰富，骨折后容易愈合但由于其为松质骨，且被骨小梁分成了多个小格，一旦细菌感染，容易大量繁殖，引起骨髓炎，且不易治愈。

2. 距骨

距骨分为头、颈、体三部分。其骨骼解剖特点前面已有论述，由于距骨在临床上外伤后最易发生缺血性骨坏死，在此叙述一下距骨的血供特点。

距骨的血供来自：①小腿下部三个主要动脉，借骨膜血管网供给所有非软骨面。②跗骨窦动脉，可起自足背动脉、外踝动脉或腓动脉穿支，经跗骨窦至跗骨管，在该处与跗骨管动脉吻合，共同为距骨提供血供。③跗骨管动脉，约在踝关节下方 2cm 处起自胫后动脉，向前经三角韧带，分支至距骨内侧面，最后至跗骨管与跗骨窦动脉吻合，一起供应距骨的营养（图 1-42）。

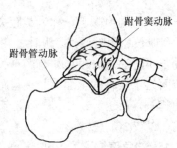

距骨窦动脉

距骨管动脉

图 1-42　距骨的主要血供来源

距骨的血供主要靠后两条血管供应。由于距骨的血管孔位于距骨的上、外、下面及距骨体的内面，其中距骨颈下面最多、最大，在距骨颈处骨折并伴有显著脱位时，距骨最容易发生缺血性坏死。所以在临床上遇到此类情况时，要尽可能在第一时间使骨折解剖对位，并做有效的固定，以避免距骨缺血坏死的发生。

3. 足舟骨

介于距骨头和三块楔骨之间，呈前凸后凹形。前面有三个大小不同的关节面，分别与第 1、2、3 楔骨相接，后面有关节面与距骨头相接。舟骨位于足内侧纵弓的中央部分，其内缘有一向下垂的舟骨粗隆，为胫后肌腱的附着部，此处常易因胫后肌的猛烈收缩引起撕脱骨折，需与副舟骨鉴别。

舟骨的血液供应主要来自足背动脉的分支。足背动脉在舟骨的背面，分为 3～5 支，并与足底内侧动脉相吻合，在舟骨粗隆处形成弓，供应舟骨大部分的血供。而舟骨跖面的血供则来自足底内侧的动脉。

4. 楔骨

有 3 个，均呈楔形，分别位于足舟骨与第 1～3 跖骨之间。各楔骨之间分别有关节形成。第 1 楔骨最大最长，第 3 楔骨次之，第 2 楔骨最小。第 1 楔骨内侧面粗糙，有一浅沟，为胫骨前肌腱通过；其上面狭窄，为韧带附着部；下面粗糙有腓骨长肌、胫前肌及部分胫骨后肌腱附着。第 2 跖骨底与楔骨相接部分较第 1、3 楔骨位于较后的平面，最为固定。各骨上下面的大小并非一致，第 1、3 楔骨的宽面朝上，窄面朝下，第 2 楔骨正好相反，三者互相嵌合。

5. 骰骨

呈不规则形，后面紧接跟骨，有跟骰关节面；前面与第 4、5 跖骨相接，内侧接第 3 楔骨与舟骨。骰骨的下面有一沟，有腓骨长肌腱通过，其后有一圆形隆起称为骰骨粗隆，位于跟骨平面以下。骰骨的骨化中心出现年龄男女均为出生后 1～6 个月。骰骨有稳定足弓，限制跟骨旋前的作用。

6. 跖骨

跖骨位于跗骨和趾骨之间，为短管状骨，共有 5 个。第 1 跖骨短而粗，但最坚强，在负重上也最重要。第 1 跖骨头的跖面常有并行排列的两籽骨。在第 1 跖骨底的下面有一粗隆，为腓骨长肌及部分胫前肌的附着部。第 5 跖骨底大致呈三角形，并向外下方突出，形成粗隆，超越骨干及相邻的骰骨外面，是足外侧的明显标志。在其背外侧有坚强的腓骨短肌腱附着，粗隆远侧骨干有第三腓骨肌附着，在第 5 跖骨底的下面，有一浅沟，有小趾展肌腱通过，所以，在临床上第 5 跖骨基底易发生撕脱骨折。第 1 跖骨在某些方面与第 1 掌骨近似,底呈肾形,与第 2 跖骨底之间无关节,亦无任何韧带连接,故具有相当大的活动性。而其余四块跖骨间均有关节相连,并借背侧、跖侧及侧副韧带相连接,比较固定,其中尤以第 2、3 跖骨最为稳定,所以在足部外伤时,易发生第 2、3、4、5 跖骨同时脱位。第 4 跖骨底呈四边形,与第 3、5 跖骨相连。

正常第 5 跖骨的骨骺线越过第 5 跖骨基底的粗隆,与骨干平行,此骨骺线向近侧不至跖跗关节,向内不至第 4、5 跖骨间关节,此为其与骨折的鉴别点。

7. 趾骨

趾骨位于足骨的最末端,除拇趾为 2 节外,其他各趾均为 3 节,共 14 节。趾骨与指骨近似,每节趾骨也分底、体、滑车三部分。近节趾骨底与跖骨头相关节,滑车与第 2 节趾骨底相关节,第 2 节趾骨滑车与第 3 节趾骨底相关节。第 3 节趾骨前端较宽且粗糙,称甲粗隆。

(二)足部各骨的排列特点

从整体上看足部骨骼有以下特点:①足内侧缘中点与外侧缘中点的连线为斜线,前部为跖骨和趾骨,后部为跗骨。②跗骨为一呈六方形的短骨,各具六面,跗骨在足部能够起到支持重力,稳定足骨的作用。跖骨及近节趾骨为圆柱状长骨,有一体两端。中、远节趾骨在近端有骨骺,有部分人则愈合为一骨。③也有人将足部骨骼分为三组,前组为跖骨和趾骨;中组为足舟骨、骰骨,第 1、2、3 楔骨;后组为跟骨和距骨。④第 1、2 跖骨间有一定的角度,其轴线之间的夹角称为 IMA 角,正常为 6°~12°,拇趾的跖骨与趾骨之间也有一定的角度,其轴线之间夹角称为 HVA 角,正常为 15°~20°,大于此角度即为拇外翻。

二、足部关节及其韧带

足部的 26 块骨之间,形成众多的关节,以满足足部的不同功能要求。骨关节之间连接十分稳固,除关节囊外,还有许多韧带加强。

(一)跗骨间关节

1. 距下关节

距下关节又称距跟关节,由距骨体全部、距骨颈部及跟骨前 2/3 构成,位于跟骨稍前。跟骨的上面分为三部分,前 1/3 为一平台,比后 1/3 低,在其内侧面有跟骨距前关节面;后 1/3 关节面呈马鞍形,上有脂肪垫覆盖;中 1/3 关节面凸度向上与前后 1/3 关节面凹进的情况恰好相反。跟骨上面的这三个关节面与距骨下面相应的关节面彼此相合共同构成距下关节。跟骨的上面后关节面的前内方有跟骨沟,和距骨沟相对组成一条漏斗形隧道称跗骨管,其外侧开口较大称跗骨窦。窦壁不规则,有许多血管孔,窦口位于外踝的前下方,窦内有距跟骨间韧带,该韧带连接于距骨颈下外侧和跟骨上面之间,呈向上、向内、向前斜行走向。骨间韧带将距下关节分为两半,两面均覆以滑膜。该韧带正好位于小腿负重轴线的延长部,所以在距下关节每一运动中均起作用,足外旋时其紧张,内旋时松弛。距下关节的关节囊松弛,附着于关节面的周缘,滑膜层独立,不与其他关节相通。

关节囊的周围有以下韧带:①距跟前韧带:位于跗骨窦入口的后侧,起于距骨颈,止于跟骨上面。②距跟后韧带：起自距骨后突及拇长屈肌腱沟的下缘，止于跟骨后关节面的后侧。③距骨内侧韧带：强韧但细小，起自距骨后突的内侧，斜向前下方，止于跟骨载距突的后部。此韧带与内侧韧带融合，并构成拇长屈肌腱沟底壁的一部分。④距跟外侧韧带：扁而短，位于跟腓韧带的前上方，起自距骨外突，行向后下方，止于跟骨的外侧面。此韧带有防止足向后脱位的作用。

由于踝关节外侧有多条韧带保护，所以骨间韧带一般不会单独受到损伤，多为伴有其他韧带损伤的复合伤。

踝关节的内、外翻活动实际不是发生在踝关节，而是主要在距下关节。距下关节轴线与足的中线呈 16° 角，与足底平面呈 42° 角。

距下关节的动脉主要来自胫后动脉、腓动脉分布到跗骨窦的分支、足背动脉分布到跗骨的分支。神经主要来自腓深神经、足背外侧皮神经的分支。

2. 距舟关节

距舟关节和跟骰关节合称跗横关节。距舟关节是由距骨和舟骨构成的关节，又由于其与跟距关节的前关节面相连，所以又称为距跟舟关节。该关节为"球－窝"关节，但由于周围有许多骨骼和韧带，所以不能如其他"球－窝"关节一样有一定的自由活动度。距舟关节的"球面"由距骨头的凸面构成，其"窝面"由舟骨后面关节面、跟骨前、中关节面及横过它们之间的跟舟跖侧韧带构成。关节囊附着于关节软骨的周缘，其前部较薄，后部较厚。

稳定距舟关节的韧带主要有两条：①跟舟跖侧韧带：该韧带又称弹力韧带，强韧而肥厚，由纤维软骨构成。该韧带与踝关节的内侧三角韧带前部相连，起于跟骨载距突前缘，止于舟骨的下面和内侧面，对距骨头有重要的支持作用。外缘与分歧韧带跟舟部融合；该韧带上面有三角形的软骨关节面，构成距跟舟关节窝的一部分；该韧带是支持足弓的重要结构，其下面部分被胫骨后肌腱支持加强。在胫后肌瘫痪的病人，由于距骨体位于足内侧纵弓的顶点，胫后肌失去作用后，距舟跖侧韧带的负担加大，而其又没有胫后肌的强度，所以日久会引起柔性平足症。②分歧韧带：为一强韧的韧带，该韧带后方起于跟骨前关节面的外侧，向前分为两支，分别止于舟、骰二骨，内侧部称为跟舟韧带，斜向前内侧，止于足舟骨的外侧面，此韧带的上、下方分别与跟舟背侧韧带及跟舟跖侧韧带相融合；外侧部称为跟骰韧带，行向前方止于骰骨的上面。此外尚有距舟背侧韧带的参与，该韧带宽而薄，起自距骨颈上面和外侧面，止于足舟骨的上面。

供应距跟舟关节的动脉主要来自足底内侧动脉的分支与足背动脉的分支。其支配神经主要来自腓深神经的外侧终支。

在运动时，距跟舟关节与距下关节形成联合关节，跟骨与足舟骨连同其他全部足骨在距骨上作内翻与外翻运动。

3. 跟骰关节

跟骰关节是跗横关节的另一部分，由跟骨前部的骰骨关节面与骰骨后部的凹形关节面连接构成。关节囊附着于关节软骨的周围，有的关节腔与距跟舟关节相通。

关节的周围有下列韧带：①分歧韧带：位于跟骰部的部分。②跟骰背侧韧带：连结跟、骰骨的上面。③足底长韧带：强韧而肥厚，起自跟骨下面的跟结节外侧突的前方，其另一部分纤维则向前内方，跨过骰骨腓骨长肌腱沟，止于第 2～4 跖骨底。此韧带对维持足的外侧纵弓起着重要的作用。④跟骰足底韧带：为短宽而强韧的纤维带，起自跟骨下面的前端，斜向前内方，止于骰骨的下面。此韧带也有维持足外侧纵弓的作用。该关节下面有腓骨长肌腱支持，内侧有分歧韧带的跟骰部加强。稳定跟骰关节的韧带也有两条：①跖长韧带：起于跟骨结节内、外侧突的前方，深部纤维止于骰骨；浅部纤维行于深部纤维的前部止于第2、3、4跖骨底，深浅二部纤维之间形成一条沟，腓骨长肌腱由此沟通过。该韧带有支持足外侧纵弓的作用。②跖短韧带：起于跟骨下面前端的圆形隆起，止于骰骨沟。呈扇形，被跖长韧带所覆盖。

供应跟骰关节的动脉主要来自足底动脉及足背动脉分布到跗骨和距骨的分支。神经主要来自腓深神经、足背外侧皮神经或足底外侧皮神经分支。

于足内、外翻时，跟骰关节可出现轻微的滑动与旋转。跟骰关节和距跟舟关节构成跗横关节。关节的内侧部突向前方，外侧部突向后方。

虽然距跟关节、距舟关节、跟骰关节在解剖上是相互独立的三个结构，但它们在功能上是一致的。距舟关节、跟骰关节的关节线位于同一曲线上，在中跗关节截肢时常被视为一个关节。在先天性马蹄内翻足矫形中最常用的三关节融合术，即是通过在跟距、距舟、跟骰这三个关节上的骨，从而达到矫正马蹄内翻之目的。

4. 楔舟关节

由足舟骨的前关节面和3个楔骨的后关节面构成，关节囊附于关节面的周缘，关节腔与第2、3跗跖关节及第1、2跖骨间关节相通。

关节周围有楔舟楔背侧韧带和楔舟楔足底韧带固定。前者为3条细而强韧的韧带，起自足舟骨背面，行向前外方，止于3个楔骨的上面；后者位于足的跖侧，连结在足舟骨与3个楔骨之间。此两条韧带虽然细小，但坚强牢固，共同维持舟楔关节的稳定。

5. 舟骰关节

一般为韧带联合，亦有形成关节者，位于足舟骨的外侧缘与骰骨的内侧缘之间。

关节囊与楔舟关节相移行，二者的关节腔相通，关节周围有舟骰背侧韧带、舟骰骨间韧带及舟骰足底韧带3条韧带加固。舟骰背侧韧带起自足舟骨的上面，斜向前外方，止于骰骨的上面；舟骰足底韧带为一强韧的韧带，起自足舟骨的下面，向外方止于骰骨的内侧面及下面；舟骰骨间韧带为一强韧的横行韧带，连结足舟骨、骰骨的相对面之间。其后部纤维延伸至足跖下面，并斜向后方，与跟骰足底韧带相融合。

6. 楔骰关节与楔骨间关节

楔骰关节位于第3楔骨外侧缘与骰骨的内侧面之间，楔骨骨间关节介于3个楔骨之间，它们有共同的关节囊及关节腔，并与楔舟关节相通。

关节周围有楔骰背侧韧带、楔骰足底韧带、楔间背侧韧带、楔间足底韧带、楔骰骨间韧带及楔骨间韧带。楔骰关节与楔间关节的动脉主要来自跖背及足底动脉的分支。神经主要来自腓深神经及足底内、外侧神经的分支。

（二）跗跖关节

跗跖关节分别位于内、中、外侧楔骨前面与第1～3跖骨底之间，骰骨前面与第4、5跖骨底之间。由骰跖关节和楔跖关节两个关节组成。骰跖关节为骰骨前面与跖骨底之间构成的关节；楔跖关节由楔骨前面与跖骨底所构成，包括第1楔骨与第1跖骨底构成的马鞍状关节和第2、3楔骨与第2、3跖骨底构成的平面关节。

跗跖关节周围有跗跖背侧韧带、跗跖足底韧带及楔跖骨间韧带保护。跗跖背侧韧带由一些扁宽的纤维束组成，分别连结内侧楔骨的外侧缘与第2跖骨底之间、中间楔骨与第2跖骨底之间、外侧楔骨与第2～4跖骨之间及骰骨与第4～5跖骨之间；跗跖足底韧带为一强韧纤维束，分别连结内侧楔骨与第2、3跖骨底之间；楔跖骨间韧带共有3条，分别连结内侧楔骨外侧面与第2跖骨底的内侧面之间；中间楔骨与第2跖骨底之间及外侧楔骨底与第3、4跖骨底之间。

跗跖关节除第1跗跖关节外，其余四个跗跖关节排列均为向外的斜面，与中轴倾斜约60°，足跖内翻时，体重正是通过跗跖关节而分布于跖骨头上。跗跖关节为正常足横弓的重要组成部分，在足旋转时跗跖关节为足部的最弱点，易引起骨折或脱位。跗跖关节一旦发生骨折、脱位便会引起足横弓塌陷，从而引起足的功能障碍。所以临床应充分重视足跗跖关节骨折、脱位的处理。

（三）跖骨间关节

跖骨间关节有3个，分别位于第2～5跖骨基底之间，无独立的关节囊和腔，常与跗跖关节相通、关节周围有底背韧带、底跖侧韧带和底骨间韧带存在。

（四）跖趾关节

跖趾关节由跖骨头的凸形关节面和近节趾骨底的凹形关节面构成。其关节囊松弛，中背面较薄，跖面较厚，附着于关节面的周缘。

关节周围有侧副韧带、跖骨深横韧带及足底韧带保护。跖趾关节的主要活动为跖屈及背伸，另外亦可作轻微的内收与外展运动。屈趾的运动范围较大，但受伸肌腱及背侧韧带的限制；伸趾的范围较小，主要受屈肌肌腱及侧副韧带的限制。跖趾关节活动的最大背伸范围发生在行走起动时，而在正常行走时几乎无跖屈活动。

在跖趾关节中以第1跖趾关节的活动度最大，结构也最复杂。其关节囊背侧为伸肌腱，两侧为侧副韧带，跖侧为连接跖骨头与第1节趾骨的韧带和跖深横韧带。拇长屈肌腱位于第1跖趾关节跖面的胫腓侧籽骨形成的沟内，并向远侧止于远节趾骨底。拇短屈肌分为两部分，分别止于远节趾骨底内、外跖侧面，与跖侧关节囊合为一起；拇短屈肌内侧腱与拇展肌相融合，而拇短屈肌外侧腱与拇收肌止点相融合。跖趾关节背侧结构类似于手掌指关节的背侧结构，损伤时可出现拇短屈肌内、外侧腱束的滑脱。正常人的第1跖趾关节活动范围为：跖屈35°，伸直时为中立位的0°，可有很少度数的背伸。拇趾的跖趾关节还有一定的外翻倾斜度，一般为14°～15°。另外尽管拇趾有外展和内收肌，但正常情况下其跖趾关节没有侧方的活动。在拇趾跖趾关节的内侧和小趾跖趾关节的外侧各有一个小的滑囊，穿鞋较紧或其他摩擦刺激时，可引起拇趾或小趾的滑囊炎。

供应跖趾关节的动脉主要来自跖背和跖底的动脉以及趾背、趾底动脉的分支。跖趾关节的下面有趾底固有神经分布；第1跖趾关节的上面有腓深神经及足背内侧皮神经；第2、3跖趾关节的上面有腓深神经的分支分布；第4、5跖趾关节的上面有足背外侧皮神经分布。

（五）趾间关节

趾间关节如同手的指间关节，共有 9 个，由近侧趾骨的滑车与远侧趾骨的底构成，关节囊附于两骨关节面的边缘。

趾间关节周围的韧带有侧副韧带、背侧韧带及足底韧带加强。侧副韧带位于关节的两侧，连结趾间关节近、中节跖骨滑车侧面与中、远节趾骨底侧面；背侧韧带为关节上面的膜状韧带，两侧与侧副韧带融合；足底韧带为关节面下面的纤维软骨板，两侧与侧副韧带融合，与骨面之间有短纤维相连。趾间关节亦属于屈戌关节，也能做屈、伸运动。由于受屈肌腱及足底韧带的限制，关节的屈曲运动范围较大，而背伸范围较小。拇趾的趾间关节活动度最大，可跖屈 60° 左右。

三、足部的运动

足可以做各种各样的运动，以适应人的不同需要。正常情况下，足的主要运动方式是背伸、跖屈，另外还可做内收、外展、内翻、外翻、旋前、旋后等的活动。

①内收　指足围绕小腿前轴、趾尖转向内、接近正中面的运动。

②外展　指足围绕小腿前轴、趾尖转向外、远离正中面的运动。足的内收和外展只有当膝关节屈曲时才能产生。

③内翻　指足内缘提高、外缘降低、足底朝内的运动。

④外翻　指足外缘提高、内缘降低、足底朝外的运动。

⑤旋前　指足围绕其本身长轴旋转，使足底朝向下外的运动。

⑥旋后　指足围绕其本身长轴旋转，使足底朝向下内的运动。

其中，足的内翻包括内收、旋后和踝关节的背伸运动，而外翻则包括足的外展、旋前、踝关节跖屈等活动。

上述运动具体到某一关节，尚有不同的运动：

①踝关节的运动　足真正的跖屈和背伸活动发生在踝关节。有关踝关节的运动已在上一节中叙述过，在此不再重复。

②距下关节的运动　距下关节是由距骨和跟骨形成的关节。足的内、外翻运动主要发生在距下关节，其活动轴是舟状骨内背侧到跟骨外跖侧的连线，该轴与足中线成 16°角，与水平面成 42°角。正常情况下，足在平地行走时内、外翻活动范围约为 6° 左右，平足者可达到 9°。其内翻的动力主要来自于胫前肌和胫后肌，外翻的动力主要来自于腓骨长肌和腓骨短肌。

行走时距下关节是和踝关节协同一起活动的，所以有人将踝关节和距下关节的活动称之为踝关节-距下关节复合体，如此则可共同进行各方向活动，而当其中一个关节活动受限时，另一关节活动则增加，如在踝外旋时，踝关节的活动减少，而距下关节的活动则增加。当踝关节内旋或处于中立位时，踝关节本身活动增加而距下关节活动则减少。正是由于这两个关节的相互代偿，协调一致才能使得足能在各种不同的地面上自如的行走和运动。

③跗横关节的运动　跗横关节是由距舟关节和跟骰关节组成的，其活动主要为内收和外展，并有轻微跖屈及背伸和旋前及旋后活动。跗横关节的活动主要受距下关节的控

制：当距下关节外翻时，距舟及跟骰关节是互相平行的，此时跗横关节可有某种程度的自由活动度，而当距下关节内翻时，此两关节活动轴不再平行，关节活动受到限制，但关节会变得稳定。

④距跗关节及跗骨间关节　跗跖关节为扁形的平面关节，只能作轻微地滑动及屈伸运动。内侧跗跖关节还可作内收外展运动。距跗关节及跗骨间关节是足部比较稳定的部位，并且骨间有强力的韧带加强，各个关节互相嵌合，所以关节间很少有明显的活动。跗跖关节运动的结果是跗跖关节跖屈时增大足前部横弓的弧度。相反当跗跖关节背屈时，足横弓变得扁平。

⑤跖趾关节的运动　主要活动为跖屈和背伸，跖趾关节活动的最大背伸范围发生在行走起动时，而在正常行走时几乎无跖屈活动。此外，跖趾关节还可进行侧方运动、但远不如手指灵活。

⑥趾间关节的运动　趾间关节属于屈成关节，仅能做屈、伸运动，行走或中立位时趾间关节处于伸直位，无主动背伸活动。拇指间关节屈曲范围为 $0°\sim90°$，由拇长屈肌完成，伸展即由拇长伸肌完成。第 $2\sim4$ 趾近侧趾间关节为滑车关节，可做屈伸运动，屈曲范围为 $0°\sim40°$，由趾短屈肌完成。伸展范围在 $40\sim0°$，由趾短伸肌、骨间肌和蚓状肌共同完成。远侧趾间关节为单纯滑车关节，屈伸范围较大，在 $0°\sim60°$ 之间，由趾长屈肌完成，伸展范围在 $60°\sim0°$，由趾长伸肌完成。

总之，足趾的屈曲运动靠拇长屈肌及趾长屈肌，而伸直运动靠拇长伸肌及趾长伸肌。拇长屈肌除屈拇趾外，在行走中还起重要作用。它可使拇趾强度屈曲，并固定于该位置，如果作用继续，则有一个强大的推动力量，从而使体重前移。

在行走时，起步侧足跟因小腿后侧肌肉收缩由地面抬起，体重落于拇趾及足趾上，此作用发生于矢状平面上，直到完全屈曲为止。此后由于胫骨后肌的内收作用，使足呈内旋，足纵弓及足横弓凸度均增大，这时借助于跟腱、腓骨长短肌，胫骨后肌、趾屈肌的共同作用，体重朝前推移，与此同时，背伸肌亦起作用，而使足离开地面，完成足的位移。

四、足弓、足底筋膜间隙

（一）足弓

1. 足弓的构成

在人类进化的过程中，为了负重、行走和吸收震荡，足骨的跗骨、跖骨及其连接的韧带，形成了突向上方的弓，此称为足弓。人的足弓是一个富有弹性的的结构，可随姿势的改变而有所不同。足弓可分为内侧纵弓、外侧纵弓和横弓。

（1）内侧纵弓（图1-43）　内侧纵弓较高，自前至后由第 1 跖骨、内侧楔骨、足舟骨、距骨、跟骨构成。距骨是足弓顶，于直立姿势时，足弓的两端与地面接触，前为1 跖骨头，后为跟骨结节下面。足舟骨是内侧纵弓顶端，距地面 $15\sim18mm$。体重负荷在内侧纵弓上造成的应力线汇合在距骨上，负重应力线在内侧纵弓诸骨上的配合与骨小梁的排列方向是一致的。体重的应力传递到距骨后，其应力线分为前后两组：前组由胫骨下端后部皮质发出，斜行走向前下方经足舟骨、楔骨在第 1 跖骨头处传达到地面；后组应力线起自胫骨下端前部皮质，斜行向后下，经跟骨体后端与地面接触。

内侧纵弓主要由胫骨后肌、拇长屈肌、趾长屈肌、足底的小肌、跖腱膜及跟舟跖侧韧带维持，此弓曲度大、弹性强，故有缓冲震荡的作用。

（2）外侧纵弓（图 1-43）　自前向后由第 4、5 跖骨、骰骨及跟骨构成。其中第 4、5 跖骨头为弓的前部着地点，跟骨结节后外侧为后部着力点。骰骨位于足弓的顶部，骰骨底一般距地面垂直距离为 3～5mm。外侧纵弓的应力也分为前后两组：前组应力线起自胫骨下端后部皮质，呈扇形经骰骨与第 5 跖骨，由第 5 跖骨头传达到地面；后组应力线起自胫骨下端前部皮质，经踝关节传到距骨后部，然后呈扇形分开，再呈弧形由跟骨传达到地面。

维持外侧纵弓的结构有腓骨长肌、腓骨短肌、趾长伸肌、趾短展肌、跖前韧带及跟骰足底韧带等。外侧纵弓曲度小、弹性弱，主要与维持身体的直立有关。但由于该弓与骨间韧带联合较强，故比较稳定。

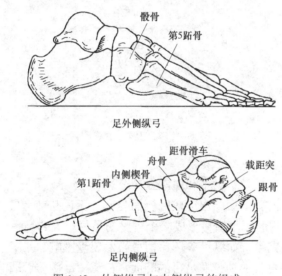

足外侧纵弓

足内侧纵弓

图 1-43　外侧纵弓与内侧纵弓的组成

由此可见，跟骨为内、外侧纵弓的后柱，跟骨结节与距骨头为负重点，两者比较，外侧纵弓低，各节运动范围甚小。外侧纵弓覆被以肌肉及其他软组织，站立时几乎全着地；内侧纵弓则较高。

（3）横弓　由 5 个跖骨基底及跗骨的前部构成（图 1-44）。足底自前向后共有 3 个横弓，依次是跖骨头平面横弓、楔骨平面横弓、足舟骨与骰骨平面横弓。全体作拱桥，其背侧面较跖侧面大，上宽下窄，在足的跖面形成一个很深的凹，整体成为横弓。横弓的前部由第 1～5 跖骨构成，相当于跖骨头平面横弓。非负重时第 1、5 跖骨与地面接触，而第 2、4 跖骨头离开地面，负重时此横弓扁平，所有跖骨都紧贴地面。维持此横弓的主要肌肉是拇收肌横头及跖骨横韧带。中部的横弓由第 1～3 楔骨及骰骨构成，横弓的外侧由骰骨接触地面，3 块楔骨均离地面组成穹窿状，其中以中间楔骨离地面最高，此处横弓较强劲有力，主要由腓骨长肌腱延续的腱纤维止于此弓诸骨上，维持弓的紧张度，在负重时不会完全变扁平而仍能维持弓状。足后部的横弓由足舟骨与骰骨构成，骰骨与地面接触，足舟骨离地。与前面两个横弓相比此弓弧度大，足舟骨离地最高。该弓主要由胫骨后肌维持。构成横弓的各骨关节面的方向并非一致，舟骨及第1楔骨的背侧面向上向内，第2、3楔骨的背侧面向上，骰骨的背侧面向上向外，骰骨的内侧面向上向内。整个足横弓主要由腓骨长肌、拇收肌的横头及跖筋膜等结构维持。

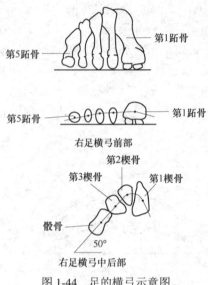

图1-44 足的横弓示意图

2. 维持足弓的结构

维持足弓的结构有足骨、韧带和肌肉三部分。

（1）足骨 足骨的背侧面凸出，较跖侧面为宽，无论从前后方向或从左右方向看，均向上弓起。两足并立时，足横弓形成一个完整的足弓。人的足弓以纵弓为重要，横弓的维持有赖于纵弓的完整，如纵弓破坏，横弓必然要受影响。

（2）韧带 维持足弓的韧带在足弓的凹面，有牵拉足弓前后端的作用。主要韧带有跟舟跖侧韧带、骨间韧带、三角韧带、跖长、短韧带、跖腱膜等。跟舟跖侧韧带及跖长、短韧带的解剖及功能特点前面已有介绍，不再赘述；骨间韧带分布于除第1跖骨外的跖骨底及各跗骨间，这些韧带按照功能有一定的排列次序。外侧纵弓的骨间韧带有抵抗肌肉向后牵引及因走路或跑跳时在第4~5趾引起的后冲力量的作用。内侧纵弓的骨间韧带有使因行走或跑跳加于第1跖骨的后冲力量分散至第2~3跖骨，然后间接经楔、舟、距骨传达至胫骨的作用；三角韧带的作用是在维持踝关节稳定的同时，有使跟骨外翻的作用；跖腱膜是维持足纵弓极为重要的结构。

（3）肌肉 足底的肌肉是维持足弓最重要的因素，能将足弓的两端牵拉、靠拢或直接向上牵起弓顶。内收与内翻足的肌肉能增加纵弓的宽度，外展与外翻足的肌肉则使纵弓变扁。维持足弓的肌肉主要有胫骨前肌、胫骨后肌、腓骨长肌、拇长屈肌、趾长屈肌、拇收肌横头等（图1-45）。

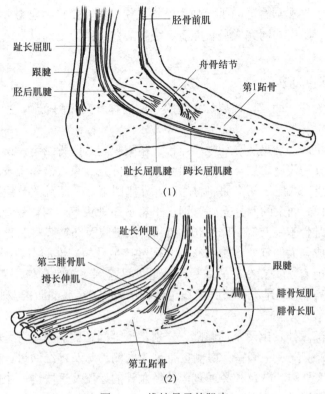

图 1-45 维持足弓的肌肉

虽然在足弓的维持上，肌肉的作用很重要，但在不同姿势下，它们的作用是有变化的。对足跖屈来说，胫骨后肌、拇长屈肌、趾长屈肌、连同腓骨长肌的作用并非很大。这些内、外翻肌肉的主要作用，是使距骨头所承担的力量维持在一定平衡。腓骨长肌可使外侧距骨头转移至第 1 距骨头的压力，比起胫骨后肌及趾长屈肌由第二距骨头转移至外侧距骨头的压力要大 4 倍。行走时，如前足重量落于趾端，胫骨前肌则完全处于松弛状态，对足弓维持不起作用。

当足平行着地时，胫骨后肌、腓骨长肌也处于松弛状态，只有当足跟离地，重量落于前足时，它们才开始收缩。所以维持足弓的因素是足骨、韧带和肌肉共同作用的结果，其中肌肉最重要，但这些因素是在动态下完成的，不能只片面地去强调某一方面。

足骨、韧带和肌肉的发育异常，或因足部受到外伤引起足弓塌陷，引起扁平足。平足人群中有疼痛症状者才称为平足症，有一部分人虽有平足表现但无任何症状，只是长时间行走后足部劳累加重，此时不能称之为平足症。因韧带或肌肉的异常引起的足弓塌陷有人称之为软性平足症，可通过行软组织手术矫正。而骨骼异常引起的足弓变化称之为硬性平足症，则需行截骨术才能矫正。平足症病人常有下肢力线的改变，如跟骨外翻等，治疗时也应充分考虑。

3. 足弓的功能

足弓是人类直立行走后的产物，也是进化的结果。由于人类要进行各种各样的活动，对于长期从事承担身体重量的足来说，难免会发生疲劳，甚至结构被破坏，这就要求足底有一定的弹性，对来自于全身的重量要有缓冲。人的内外侧纵弓和横弓在人体的足部形成了一个力学性能非常合理的拱形弹力结构系统，能够使足底应力分布均匀，足弓和维持足弓的韧带、肌肉共同完成吸收能量、缓解震荡，保护足部以上的关节，防止内脏损伤的作用。

（二）足底筋膜间隙

足底筋膜分为浅深两层，浅层称跖腱膜，深层称骨间跖侧筋膜。

1. 跖腱膜

跖腱膜位于足底，是足底深筋膜增厚部。跖腱膜起自跟骨结节，在足底前部大约相当于跖骨颈部，分为浅深二层，深层厚而强大，又分为5束，沿跖骨表面行走，在跖骨头处分为两支，浅深两层之间有屈肌腱通过，外侧四束止于跖趾关节囊下方增厚而形成的跖板的内外侧；内侧束的两分支则分别止于第1跖骨头下的两颗籽骨，后者又有强大的韧带连于近节趾骨基底及第一跖骨颈。相邻的跖腱膜及跖筋膜与跖骨头处的跖深横韧带相互交织，组成强大的筋膜韧带系统，共同维持足弓的三维形态。

跖腱膜的功能有：①支持足的纵弓，对足纵弓起到"绞盘样作用"，在足负重时能储存一定的弹性势能，是足纵弓坚强的稳定结构；②保护足底的肌肉及肌腱，便利活动；③保护足底的关节。

跖腱膜向足部深处发出两个筋膜隔，分别止于骨间跖侧筋膜。将足底分为3个筋膜室，即内侧室、外侧室及中间室。内侧室有足底内侧动脉及神经通过，在足底内侧沟前行；外侧室有足底外侧动脉及神经通过，神经血管的近段及远段进入中间室，中间室内有趾长屈肌、趾短屈肌、拇收肌、蚓状肌和跖方肌以及在各趾的屈肌腱之间通过的神经血管等。

2. 骨间跖侧筋膜

足底的骨间跖侧筋膜覆盖于骨间肌的跖侧面，与跖骨跖侧面骨膜愈合，与骨间背侧筋膜及相邻两侧的跖骨共同构成4个跖骨间隙，各间隙内均含有神经、血管。

总之，足底的跖腱膜、骨间跖侧筋膜之间共形成了3个肌间隙，各间隙的内外侧均有紧密的筋膜所限制，如足底某一间隙的感染可向深部或浅部蔓延，细菌或脓液可穿过跖腱膜至皮下或趾蹼中间室鞘内的疏松结缔组织与小腿后肌群的深筋膜，故中间室的感染可向小腿蔓延。另外，足底跟部存在弹性脂肪组织，形成弹性纤维组成的致密间隔，一旦细菌进入，极易繁殖，且抗生素难以到达这些小间隔内，感染不易控制。

第七节　踝足部肌肉

运动足的肌肉及其肌腱，大致可分为3组，包括起于小腿止于足与足趾的外在肌，或称小腿肌；和起于足止于足趾的足内在肌。足部肌肉的功能主要在于维持足弓和协调足外在肌的屈、伸肌之间的作用力，保持足在活动时的平衡和稳定。

1. 外在肌

足的外在肌由位于小腿前侧的胫骨前肌、趾长伸肌、拇长伸肌及第三腓骨肌所组成的小腿前群肌肉和小腿外侧的腓骨长、短肌 以及小腿后侧的腓肠肌、跖肌、比目鱼肌、拇长屈肌、趾长屈肌、胫骨后肌等肌肉组成（见图 1-46）。这些肌肉在运动中担负大部分体重，管理足的运动，能支持足弓，既可使足背伸和跖屈，又可使足内翻、外翻和内收、外展。

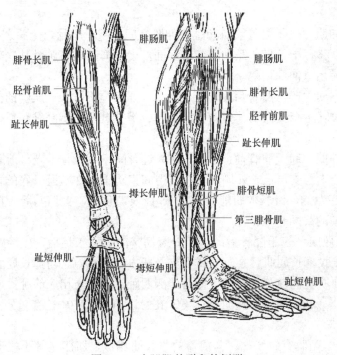

图 1-46　小腿肌前群和外侧群

（1）胫骨前肌　位于小腿前外侧面的皮下，紧贴于胫骨外侧面，其外侧的上方与趾长伸肌相邻，下方与拇长伸肌相邻。该肌起自胫骨外侧面的上 2/3 及其邻近的小腿骨间膜和小腿深筋膜深面。在小腿上半，该肌覆盖着胫前血管和腓深神经。肌束向下，约在小腿下 1/3 段前面移行于长腱，经小腿横韧带和十字韧带深面，止于第 1 楔骨内侧面和第 1 跖骨基底部。作用为背伸足，并使足内翻、内收。还帮助维持足的内侧纵弓。

（2）胫骨后肌　位于小腿三头肌的深面，趾长屈肌与拇长屈肌之间。该肌起自小腿骨间膜上 2/3 及临近的胫、腓骨骨面，肌束向下移行为长肌腱，经趾长屈肌的深面，进入内踝后的沟内。该肌腱分叉如指状，抵止于舟骨粗隆及 3 个楔骨的基底面。此肌在足部为最强大的内收肌。

（3）腓骨长、短肌肌腱　腓骨长肌起于腓骨头、腓骨外侧面上 2/3 和小腿深筋膜，腓骨短肌腱起于腓骨外侧面下 2/3 及前后肌间隔，在小腿中部腓骨长、短肌腱互相掩叠并移行为肌腱，短肌止于第 5 跖骨底，长肌下行由足的外侧缘进入足底，止于第 1 楔骨内侧及第 1 跖骨底跖侧面的外侧。

（4）腓肠肌　有内、外两头，内侧头起于股骨内侧髁上的三角形隆起，外侧头起于股骨外侧髁的压迹近侧端，在二头的深面各有一滑囊。两个头在腘窝下角会合，又互相分开，在小腿后部中点相连为一扁宽的腱膜，向下与比目鱼肌腱相融合为跟腱。

（5）比目鱼肌　比目鱼肌起于腘线水平，胫骨内侧缘中 1/3、腓骨头、及腓骨干上 1/3 的后面，向下到小腿中部以下，移行为扁腱，参与跟腱的构成。比目鱼肌的肌纤维排列呈双羽状，肌肉的起点为腱纤维所加强，构成比目鱼肌腱弓，横架于小腿的骨间隙上。该肌与腓肠肌、跖肌一起行走时抬起跟骨。

（6）第三腓骨肌　起于腓骨前面下 1/4，止于第 5 跖骨底的背侧面，能背伸及外翻足。

（7）拇长伸肌　位于胫骨前肌和趾长伸肌之间，起于腓骨内侧面之下 2/3 及其邻近的骨间膜，向下移行于长腱，经十字韧带深面，止于拇趾末节趾骨基底部的背面。作用为伸拇趾，并使足背伸和内翻。

（8）拇长屈肌　起于腓骨后面，至足底后，开始位于趾长屈肌腱的外侧，继斜向内行，与趾长屈肌腱相交叉而至其内侧。拇长屈肌腱穿过屈肌腱纤维鞘后，止于拇趾末节趾骨底。

（9）趾长伸肌　起于腓骨前面上 2/3 和邻近骨间膜、胫骨上端、前肌间隔及小腿深筋膜，在足部分为四支，止于外侧四趾，其中间束止于第 2 节趾骨底的背侧，两侧束止于第 3 节趾骨底背侧，趾长伸肌能伸第 2～5 趾及背伸足。此肌与胫骨前肌有起于胫腓骨上端及骨间膜的共同起点。

（10）趾长屈肌　起于胫骨后面，经分裂韧带的深面入足后，先经跟骨载距突的距而斜向前外，接收拇长屈肌腱之一支或数支及跖方肌的止端，与拇长屈肌腱相交叉而经其浅面。趾长屈肌腱向前分为四支，抵达外侧四趾，各腱与相应的趾短屈肌腱偕同进入屈肌腱纤维鞘，最初长肌腱在短肌腱之下，在第 1 节趾骨的中部穿过短肌腱达其浅面，止于末节趾骨。

（11）跖肌　跖肌有时缺如，与前臂的掌长肌相似，肌腹呈细小梭形，起于股骨外上髁的下部及膝关节囊，一半为腓肠肌的外侧头掩护，向下移行为跟腱或止于跟骨的内侧面。起协助腓肠肌和比目鱼肌提跟骨的作用。

此外需要说明的是，屈肌腱纤维鞘由趾部深筋膜增厚构成，在两侧附于第 1、2 节趾骨的侧缘与趾间关节的韧带，前端在趾长屈肌腱与拇长屈肌腱止端之前附着于末节趾骨底，后端与跖腱膜的趾歧相融合，因此屈肌腱纤维鞘成为一骨纤维性管，管内衬以滑膜鞘，共有两层，一层衬于管的内面，一层包裹肌腱，两层在鞘的两端相连续。鞘内光滑，内有滑液，肌腱在鞘内活动自如，并且当屈肌腱在其内通过时，保持各腱位于本位。滑膜鞘在腱与腱间及腱与骨间形成腱纽，血管由此进入肌腱。

2. 内在肌

足的内在肌主要分为足背肌和足底肌。足的内在肌主要作用是稳定和支持体重，大多纵行，可加强足的纵弓。

（1）足背肌　足背肌包括拇短伸肌和趾短伸肌，这两块肌肉在解剖学上有共同的起点，共同的血供来源和神经支配。

趾（拇）短伸肌　位于皮下，趾长伸肌的深面，为一小的扁肌，于跗骨窦的前方起自跟骨的下面、外侧面及伸肌下支持带，扁平的肌腹向前内侧方走行，至第 5 跖骨粗隆平面移行为 3 束细的肌腱，各肌腱分别在趾长伸肌腱的外侧向前内与其交叉并会合，止于拇趾第 1 节趾骨底的背面及第 2～4 趾的趾背腱膜。

拇、趾短伸肌的神经来自腓深神经。此二肌的功能是：伸拇趾的跖趾关节及第 2～4 趾的跖趾关节和趾间关节，协助拇长伸肌和趾长伸肌发挥伸趾作用。

（2）足底肌 足底肌分为3群，即内侧群、外侧群和中间群。

内侧群（图1-47） 包括拇展肌、拇短屈肌和拇收肌。

①拇展肌 拇展肌位于足底浅层的内侧缘，覆盖足底血管和神经的起始部，其外侧为拇短屈肌。拇展肌主要起于跟骨结节内侧突、舟骨粗隆，部分肌束起自足底肌腱和屈肌支持带，沿足内侧缘前行，移行为扁腱，与拇短屈肌内侧头合并后止于拇趾近节趾骨底的跖面和内侧面。

拇展肌由足底内侧神经支配，有外展趾趾及维持足弓作用。

②拇短屈肌 位于足内侧缘前端的皮下，拇展肌腱的外侧及深面，直接与第1跖骨相贴。起始于内侧楔骨的跖面、胫骨后肌腱和足底面的各个肌腱，肌束向前分为内、外两个肌腹，两肌腹之间的足底面沟内有拇长屈肌腱通过。内侧肌腹与拇展肌合为一腱，止于拇趾远节趾骨底跖面的内侧；外侧肌腹与拇收肌斜头合成一腱，止于拇趾近节趾骨底跖面的外侧。

拇短屈肌由足底内、外侧神经支配，其作用为屈拇趾近节趾骨，并参与维持足弓。

③拇收肌 位于足底中部，包括斜头和横头。斜头位于趾长屈肌腱、蚓状肌和跖方肌的深面，紧贴骨间肌，斜头呈纺锤状，起始于足底长韧带，腓骨长肌腱纤维鞘，外侧楔骨跖面和第2、3、4跖骨底跖面，肌纤维斜向前内方与拇短屈肌内侧腹合成一腱，止于拇趾近节趾骨基底部跖面的外侧。横头较小，位于趾长屈肌腱和蚓状肌的深面，横列于第2～5跖骨头的基底面，此部有时可以单独成为一个小肌，即足横肌。横头以单独肌束起自第3～5跖趾关节囊，肌纤维横行向内，至拇趾跖趾关节后面与斜头会合成总腱，而移行为斜头肌腱。与拇短屈肌外侧腹共同止于拇趾第1节趾骨底跖面的外侧。

拇收肌受足底外侧神经深支支配，有内收、屈拇趾的作用。

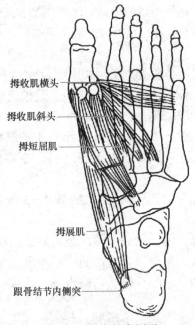

拇收肌横头 ——

拇收肌斜头 ——

拇短屈肌 ——

拇展肌 ——

跟骨结节内侧突 ——

图1-47 足底肌内侧群

外侧群　包括小趾展肌和小趾短肌。

①趾展肌　位于足的外侧缘，足底腱膜的深面，前端位于小趾短肌的外侧。起始于跟骨结节足底面，肌纤维向前移行为两条肌腱，外侧腱止于第 5 跖骨粗隆，内侧腱止于小趾近节趾骨基底跖面的外侧。小趾展肌受足底外侧神经或足底内侧神经支配，其作用是外展和屈小趾（图 1-48）。

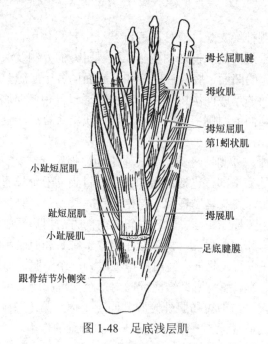

图 1-48　足底浅层肌

②小趾短屈肌　位于足底外侧缘的前端，深面与第 5 跖骨底面紧贴，外侧部分为小趾展肌遮盖。该肌起始于第 5 趾骨底跖面及足底长韧带，止于小趾近节趾骨底跖侧面的内侧。

小趾短屈肌受足底外侧神经浅支支配，其作用为屈小趾的跖趾关节。

中间群（图 1-49）　包括趾短屈肌、足底方肌、足蚓状肌和骨间肌。

①趾短屈肌　位于足底中部，足底腱膜的深面，呈梭形，与跖腱膜关系密切。起自跟结节内侧突和足底腱膜。肌束向前移行为 4 条肌腱，分别止于第 2～5 趾。各肌腱经趾长屈肌腱的浅层，并共同进入趾腱鞘，在鞘内分为两束，止于中节趾骨底。

趾短屈肌受足底内侧神经支配，其作用为屈第 2～5 趾跖趾关节及近侧趾间关节，并参与足纵弓的维持。

②跖方肌　即足底方肌，位于足底中部，趾短屈肌的深面，为斜方形的小扁肌。有内外两头，内侧头较宽大。起自跟骨下面的内侧及足底长韧带的内缘，外侧头起自跟骨下面的外侧及足底长韧带，肌纤维斜向前内方，两头会合后止于趾长屈肌腱的外侧缘。

该肌受足底外侧神经支配，其作用为增强至第 3、4 趾的趾长屈肌腱，协助后者屈曲足趾（图 1-49）。

③蚓状肌 有4条，位于足底腱膜的前部的深面，趾长屈肌腱之间，因形似蚯蚓而得名。第1蚓状肌起自第2趾趾长屈肌腱的内侧缘，其余3条起于第2～5趾趾长屈肌腱的相对缘。各蚓状肌经相应的趾长屈肌腱的内侧向前，跨过跖骨深横韧带的跖面移行为肌腱，向上绕过第2～5趾的近节趾骨底的内侧，止于各相应趾近节趾骨的趾背腱膜。各肌腱与跖趾关节囊之间有蚓状肌囊。

第1～2蚓状肌受足底内侧神经支配，第3～4蚓状肌受足底外侧神经支配。蚓状肌有屈第2～5趾的跖趾关节、伸趾间关节的作用，并可使第2～5趾内收（图1-49）。

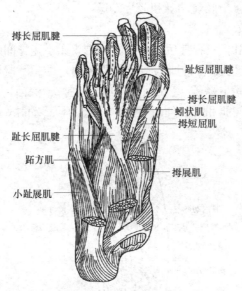

图1-49　足底深层肌

④骨间肌 包括4条骨间背侧肌和3条骨间足底肌。

骨间背侧肌有4条，位于4个跖骨间隙内。分别起于相邻两个跖骨的侧面，向前经跖骨深横韧带的足背侧止于第2～4趾近节趾骨基底部。第1骨间背侧肌的肌腱向前，绕过第2趾的近节趾骨底之内侧面，部分止于该节趾骨基底部的内侧，部分移行于趾背腱膜。其作用是屈跖趾关节、伸趾骨间关节，使第2趾内收。第2～4骨间背侧肌分别经第2～4趾骨的外侧，部分止于第2～4趾近节趾骨底的外侧面，部分止于趾背腱膜。其作用为屈第2～4趾的跖趾关节、伸趾间关节、使第2～4趾外展。

骨间足底肌有3条，位于第2～4跖骨间隙内，骨间背侧肌的外侧。分别起始于第3～5跖骨近侧端的内侧面，肌腱向前经跖骨深横韧带的足背侧，绕过第3～5趾的近节趾骨底的内侧面，止于第3～5趾近节趾骨底的内侧，其中部分纤维移行于趾背腱膜。其作用为屈跖趾关节、伸趾间关节、使第3～5趾内收（向着第2趾的中轴线运动）。

骨间足底肌和骨间背侧肌均受腓深神经和足底外侧神经支配。

第八节　踝足部的血供与神经分布

一、踝足部的血液供应

（一）踝部的动脉

踝部的血供主要来自于胫前动脉和胫后动脉。

1. 胫前动脉

胫前动脉发自腘动脉，在胫骨后肌起点的上端，穿小腿骨间膜近侧的裂孔进入小腿前区（图1-50）。上段行于胫骨前肌与拇长伸肌之间，中、下段沿胫骨外侧面下降。胫前动脉经小腿前肌群之间下降后，穿过小腿伸肌上支持带深面，在踝关节的前方，即在踝间线上方又转至拇长伸肌和趾长伸肌之间，移行为足背动脉。

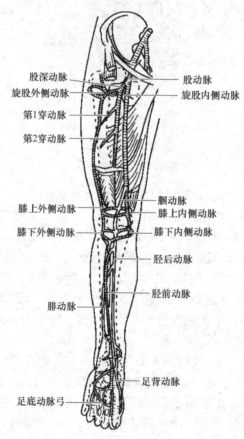

图1-50　小腿前区的动脉

胫前动脉在小腿沿骨间膜行走，沿途发出许多分支，供应胫前间隙内的肌肉。其主要分支如下：

（1）胫后返动脉　为胫前动脉在小腿后面穿骨间膜而发出的属支，至小腿前部时，行于趾长伸肌和拇长伸肌内侧，胫骨前肌外侧。该动脉亦可发自腘动脉，发出后向上外斜行，穿腘肌至膝关节后，与膝下内、外侧动脉吻合。该动脉外侧有腓深神经，并有两条静脉与之伴行。

（2）胫前返动脉　于腓骨头前下方由胫前动脉发出，向前外上行走，穿胫骨前肌，发支至肌肉及髌韧带，并与膝下内外侧动脉和膝降动脉吻合。

（3）外踝前动脉　为胫前动脉在踝关节平面以上发出的分支，发出后向外经趾长伸肌腱与骨面之间至外踝，与跗外侧动脉和腓动脉穿支吻合。该动脉也可发自足背动脉。

（4）内踝前动脉　为胫前动脉在踝关节附近发出的分支，发出后行向内下方，经胫骨前肌和拇长伸肌腱的深面至内踝，并与跗内侧动脉和足底动脉吻合。该动脉亦可发自足背动脉。

在小腿中 1/3，神经走在动脉之前；在小腿下 1/3，拇长伸肌越过胫前动脉。胫前动脉常在小腿中 1/3 段发出一个穿支，在小腿后面分为一个升支一个降支，分别与胫后动脉与腓动脉相吻合，供应小腿后面伸肌。

2. 足背动脉

足背动脉于两踝中间伸肌支持带下缘续于胫前动脉。足背动脉行程中有两条同名静脉伴行，其位置表浅，于拇长伸肌腱的外侧可触及搏动。血管浅面覆以皮肤、浅筋膜和伸肌支持带，接近终端处，还覆以拇短伸肌腱。该动脉内侧有拇长伸肌腱，外界有趾长伸肌至第 2 趾的腱和腓深神经内侧终支。从内外踝中点至第 1 跖骨间隙近端，可摸及动脉搏动。该动脉与腓深神经伴行，越过距骨、足舟骨及中间楔骨，至第 1 跖骨间隙近侧发出终支。在踝关节的前方、经拇长伸肌和趾长伸肌之间前行，与腓深神经伴行，至第 1 跖骨间隙分为第 1 跖背动脉和足底深支（图 1-51）。

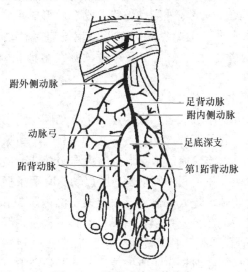

图 1-51　足背动脉及其分布

沿途分支有外踝前动脉、内踝前动脉、跗内、外侧动脉、跗骨窦动脉、弓形动脉、第 1 跖背动脉等。弓形动脉又可分出跖背动脉，分别走向第 2、3、4 趾间。

（1）外踝前动脉　为足背动脉的第一个分支，多为 1 支，2 支时则分别起自胫前动脉和足背动脉。此动脉经趾长伸肌和第三腓骨肌腱后方，分布于踝关节外侧，跗骨窦和趾短伸肌起始部，并与腓动脉穿支和跗外侧动脉升支吻合。

（2）内踝前动脉　约于踝关节下方起自足背动脉，亦有起自胫前动脉的。发出后经拇长伸肌腱和胫骨后方分布于踝关节内侧，并与胫后动脉和足底内侧动脉分支吻合。

（3）跗外侧动脉　为足背动脉中较大的分支。有 1～2 支，按动脉起点位置有高中低之分。中位者较多，平距骨头、颈结合处发出，经趾短屈肌深面至足外侧缘，继穿腓骨短肌腱和骰骨之间到足底。沿途发支滋养趾短屈肌、跗骨及跗骨间隙，并与弓状动脉、外踝前动脉、足底外侧动脉和腓动脉穿支吻合。高位者靠近踝关节平面发出。低位者平距舟关节发出，比近侧支细，末端一般不到达足外侧缘。

（4）跗内侧动脉　可有 2～3 支，自足背动脉发出后，经拇长伸肌腱深面走向足内侧缘，分别至胫骨前肌腱止点的前、后部。此动脉与内踝网相连，分支至附近足骨及拇指侧诸肌。

（5）弓状动脉　典型的弓状动脉平第 1 跗趾关节，起自足背动脉，然后行于趾长、短伸肌腱深面，最终于跗外侧动脉和足底外侧动脉分支吻合，形成动脉弓。自动脉弓向近侧发出小支，参与足背网；向远侧发出第 2～4 跖背动脉，沿第 2～4 跖骨间隙的骨间背侧肌表面前行，到跖趾关节附近，各分成两支趾背动脉。趾背动脉沿相邻二趾的毗邻缘前行，至趾端与对侧同名动脉吻合。第 4 趾背动脉另发出一支到小趾外侧。弓状动脉缺如时，跖背动脉则由跗外侧动脉或跖底动脉发出。跖背动脉在各跖骨间隙近侧部发出近侧穿支与足底弓相连；在跖骨间隙远侧部发出远侧穿支与跖足底动脉相连。因此，足背动脉与足底动脉有广泛的交通支。

（6）足底深支　为足背动脉的终支之一，于第 1 跖骨间隙近侧端发出后，穿第 1 骨间背侧肌两头之间至足底，与足底外侧动脉终支吻合，形成足底弓。

（7）第 1 跖背动脉　于第 1 跖骨间隙的近侧端发自足背动脉，沿第 1 骨间背侧肌表面前行，行至近节趾骨底处，分为 3 支趾背动脉，至拇指背内、外侧缘及第 2 趾内侧缘。

3. 胫后动脉

为腘动脉两大终末分支中较大者，直接延续于腘动脉，沿小腿后侧浅、深屈肌之间下降，经内踝后方转入足底（图 1-52），至小腿下 1/3 处，动脉行于趾长伸肌腱外缘与跟腱内缘之间，仅为小腿深筋膜掩盖。向下至内踝与跟骨结节内侧突之间，拇展肌起端的深面，分为足底内侧动脉和足底外侧动脉。胫后动脉有两条静脉与之伴行，其主要分支有腓动脉、足底内侧动脉、足底外侧动脉以及发出的内踝支和跟支。

（1）腓动脉　为胫后动脉分支中最大者，于腘肌下方发自胫后动脉，在胫骨后肌的浅面斜向下外，再沿腓骨的内侧下降，紧贴小腿后肌间隔，居腓骨长肌和比目鱼肌之间。其下段紧贴腓骨后侧下行，被拇长屈肌所掩盖，下行至外踝上方浅出，分布于外踝和跟骨的外侧面。腓动脉的远端终于跟支，沿途发出分支营养腓骨及其邻近的肌肉，另外也分支营养小腿的伸肌。

腓动脉与胫前动脉之间有许多吻合支，也可直接发自腘动脉，与胫前、胫后动脉共干。

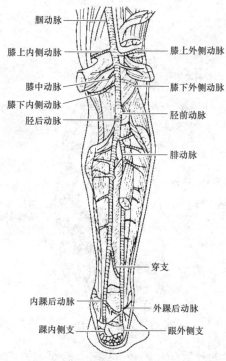

图 1-52　小腿后区的动脉

腘动脉沿途发出以下分支：

①腓骨滋养动脉　于腓动脉起始处下方发出，主要滋养腓骨上部。

②弓形动脉　有多支，呈节段性的从腓动脉发出，从后外向前环绕腓骨，滋养腓骨骨膜并穿骨膜滋养腓骨。近侧弓形动脉呈水平走向，远侧支呈螺旋向下走行。有的弓形动脉末梢成为肌支，有的穿小腿骨间膜成为皮支，除滋养腓骨外，还滋养腓骨肌、拇长屈肌以及小腿后外侧皮肤。

③穿支　于外踝上方 4～6cm 处由腓动脉发出，穿骨间膜远侧的裂孔至小腿的前面，与外踝前动脉吻合。此属支对小腿的侧支循环形成和血液供应有着重要的意义。

④肌支　腓动脉在小腿下 1/3 段或以上，发出 2～7 支肌支，穿过骨间膜供应小腿前群肌肉，并与胫前动脉分支在肌群内吻合。

⑤吻合支　为腓动脉自外踝上方约 6cm 处发出的分支，向内侧至屈肌深面与胫后动脉相交通。

（2）胫骨滋养动脉　起自胫后动脉起始部，发出后在腘线下方沿胫骨后面下降，发出 1～2 个肌支后，经胫骨滋养孔进入骨内。胫骨中下 1/3 骨折易伤及此血管，有时可引起迟延愈合或不愈合。

（3）足底内侧动脉　为胫后动脉较小分支，起始时行于拇展肌的深侧，继而经拇展肌和趾短屈肌之间伴足底内侧神经前行，最后沿拇长屈肌腱下缘至拇趾胫侧，至第 1 跖骨底迅速变细，于拇指内侧与第 1 跖背动脉分支吻合，分支至拇趾两侧及足底内侧皮肤。其深支在第 1、2、3 趾间隙与跖底动脉支吻合，有时与足底外侧动脉支吻合，形成足底浅动脉弓（图 1-53）。

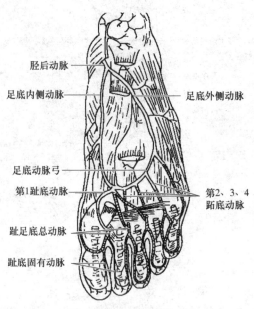

图 1-53　足底动脉及其分布

（4）足底外侧动脉　为胫后动脉的较大终支，较足底内侧动脉稍大，在足底内侧神经的外侧走向前外，沿趾短屈肌和足底方肌之间，至第 5 跖骨底附近弯向内侧，发出小趾固有趾底动脉后，转向内行，经拇收肌斜头与骨间肌之间，至第 1 跖骨间隙附近与足背动脉的足底深支吻合，形成足底弓。弓的凸面朝向前外，位于足底外侧深支后方。由足底弓向前发出 4 支趾足底总动脉行于跖骨间隙内，分布于足跖趾关节。每一趾足底总动脉分为 2 支趾足底固有动脉，滋养相邻趾的相对缘。足弓还发出 3 条穿支，经 2～4 跖骨间隙与跖背动脉吻合。

第 1 趾底总动脉从足底外侧动脉与足背动脉的足底深支结合处发出，它除了发出分支分布于第 1 趾毗邻侧外，还发出一条趾足底动脉到拇指内侧缘。分布至第 5 趾外侧缘的趾足底固有动脉是由足底外侧动脉靠近第 5 跖骨底发出的。

（5）内踝支　于内踝后方发出，绕内踝前行，与内踝前动脉共同构成内踝网。

（6）跟支　起自胫后动脉分出终末支处的上方，穿过屈肌支持带分支至跟骨内面，足跟部皮肤和足底内侧部肌肉，并与内踝前动脉和腓动脉跟支组成足跟弓。

（7）跟内侧动脉支　为营养跟部的皮动脉，起点为内踝与跟骨结节内侧突连线的中点，位于内踝尖之后。做跟部手术时要注意保护，否则有发生跟部皮肤坏死的可能。

此外，胫后动脉还发出和腓动脉相交通的交通支，其体表的行程位置相当于小腿后面的中线，上起胫骨粗隆平面，下达内踝与跟骨结节内侧突连线的中点。

（二）踝足部的静脉

踝足部的静脉有浅静脉和深静脉两组，均有较丰富的静脉瓣，浅深静脉间有许多交通支吻合。浅静脉位于皮下，深静脉则与同名动脉相伴行。

1. 浅静脉

在足背有趾背静脉和足背静脉弓，浅静脉几乎均起自足背静脉弓，足背静脉弓横行于跖骨远侧端，大隐静脉发自内侧，即为足背内侧缘汇合而成的一条较粗大的静脉，于内踝前约 1cm 处继续上行；小隐静脉发自外侧。足背浅静脉接受第 3～4 跖背静脉、拇趾内侧缘趾背静脉、小趾外侧缘趾背静脉及来自于足底的小静脉的血液。踝足部常见的浅静脉见图 1-54。

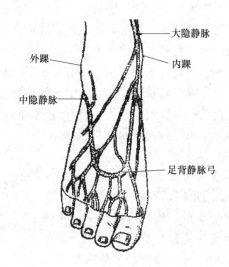

图 1-54 踝足部主要浅静脉

（1）大隐静脉 为全身最大最长的浅静脉，在足的内侧缘，起于足背静脉弓，并接受足底和足跟部的小静脉的血液，大隐静脉位置固定，位于内踝前缘与胫骨前肌腱的沟中，经内踝前面沿小腿内侧伴随隐神经行向后上。大隐静脉的内侧缘有 2～8 个属支注入，多数由来自足底皮下组织的静脉支汇合而成。在小腿和足部，大隐静脉与隐神经伴行，至小腿下 1/3 时，隐神经紧贴静脉，并分支由静脉前方越过。

（2）小隐静脉 在足的外侧缘起自足背静脉弓，自外踝后方沿小腿后面上行，先在跟腱外侧，继而沿小腿腹侧中线，经过腓肠肌两头之间至腘窝，注入腘静脉。

浅静脉与深静脉之间有交通支，常以直角方向回流。有瓣膜阻止血液向浅静脉倒流，当瓣膜失去作用，如浅静脉曲张时，深静脉血液会倒流回浅静脉，引起下肢肿胀、疼痛等。

2. 深静脉

足部的深静脉有 2 支，多与同名的动脉伴行，位于动脉的两侧，主要接受足部深部的静脉属支。静脉干与浅静脉间吻合较少，对足背皮肤及足趾的静脉血液引流作用不大。在足底，趾足底沿跖趾侧行走，每 2 条趾足底静脉汇合成跖足底静脉，该静脉接受小头间静脉的血液。在第 1 跖骨间隙基底部的穿支，是连接足背浅深静脉弓的主要途径。最后静脉汇入小腿的胫前、胫后及腓静脉。

二、踝足部的神经支配

（一）运动神经分部

足踝部的神经来自于小腿，均发自腰丛和骶丛，主要有胫神经、腓总神经、隐神经等。

1. 胫神经

为坐骨神经两大终支中较大的一支，居腘窝中间最浅层，腘动脉最深层，腘静脉位于胫神经与腘动脉之间，三者共同位于血管神经鞘内。胫神经经腘窝中间垂直下降，与腘动脉伴行，达腘肌下缘，经比目鱼肌深面与胫后动脉伴行下降，在小腿上 2/3 部，神经伴同外侧的胫后动静脉行于小腿三头肌深面与胫骨后肌的浅面。当小腿三头肌形成跟腱时，胫神经转到胫后血管外侧，贴胫骨后面，行于跟腱与内踝构成的踝管内，表面仅为皮肤和深筋膜覆盖。胫神经在踝管内呈圆形，直径 5～6mm。胫神经伴血管穿过踝管后，在分裂韧带深面分为足底内侧神经和足底外侧神经，进入足底（图 1-55）。

足底内侧神经于屈肌支持带深面分出后进入足底，经拇展肌与趾短屈肌之间，沿足底内侧动脉外侧前行，走在拇长屈肌浅面，先分出 1 支趾足底固有神经至拇指内侧缘。然后在跖底处又分出 3 支趾足底总神经，行于足底腱膜与趾短屈肌之间。每一趾底总神经又分为 2 支趾足底固有神经至第 1～3 趾蹼毗邻缘。分支支配拇指展肌、趾短屈肌、拇短屈肌、及最内侧蚓状肌，支配内侧三趾半的皮肤。

足底外侧神经经拇展肌深面斜向前外，行于趾短屈肌和跖方肌之间，沿趾短屈肌和小趾展肌的沟内前行，达第 5 跖骨底，分为浅支和深支。浅支分出 2 支足底总神经，其中，外侧支分布于小趾外侧缘，内侧支分布于第 4、5 趾相对缘，还分支绕至足趾中节及远节的背面。肌支至小趾短屈肌、第 3 骨间足底肌及第 4 骨间背侧肌。深支自第 5 趾骨底弓形向内，行于足底方肌、趾长屈肌腱、蚓状肌和拇收肌斜头深面，沿跖骨基底部，与足底外侧动脉的足底弓伴行，神经位于动脉弓近侧。深支支配第 2～4 蚓状肌、拇收肌、内侧 3 个骨间肌，并有分支支配外侧一趾半皮肤。足底外侧神经发出的第四趾底神经与足底内侧神经发出的第三趾底神经之间有吻合支。

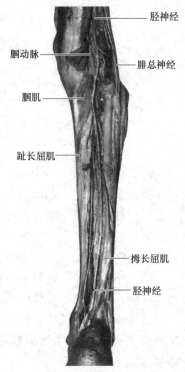

图 1-55　胫神经的分布

胫神经发出的肌支至小腿后肌群支配腓肠肌、比目鱼肌、腘肌、胫骨后肌、拇长屈肌及趾长屈肌。足底内外侧神经支配足底肌和管理足底皮肤。胫神经还发出皮支与腓总神经皮支吻合成腓肠神经，延续为足背外侧皮神经，分布于小腿后、足背及小趾外侧的皮肤。胫神经还有分支至膝关节。

此外，胫神经沿途还发出以下分支：腓肠肌外侧头、腓肠肌内侧头、比目鱼肌支、腘肌支、跖肌支、胫骨后肌支、拇长屈肌支、趾长屈肌支、踝关节支、跟内侧支等。在小腿的分支中，胫神经还有腓骨神经及骨间膜神经，前者几乎支配腓骨的全长，后者支配胫骨的上、下骨骺及腓骨骨干。胫神经与小腿部血管的关系为：中间为胫骨，最靠近胫骨者为胫动脉，向外依次为胫静脉，胫神经、腓动脉、腓静脉。

胫神经损伤后引起小腿后肌群瘫痪，运动障碍主要表现为足不能跖屈，内翻力弱，不能以足尖站立等。由于小腿前外侧肌群过度牵拉，致使足呈背屈及外翻位，可出现仰趾足畸形，同时伴有小腿后侧及足底皮肤感觉障碍。

2. 腓总神经

腓总神经（图 1-56）来源于大腿的坐骨神经，在腘窝上角处分出，沿着股二头肌的内侧缘下降，斜向外下，达股二头肌腱与腓肠肌外侧头之间，绕腓骨颈外侧向前，穿腓骨长肌达小腿前面，多在股骨内上髁水平以下 60～70mm 处分为腓浅神经和腓深神经两个终支，也有的在更靠下的位置才分出。亦有学者认为，在分腓浅、腓深神经之前就分出肌支，支配胫骨前肌、腓骨长肌、趾长伸肌及拇长伸肌等肌肉。

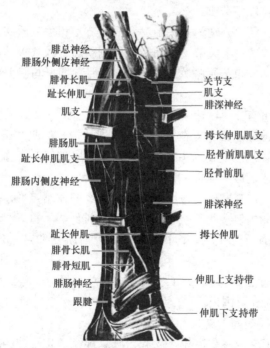

图 1-56　腓总神经及其主要分支走行

（1）腓深神经　腓深神经为腓总神经的前终支，从腓骨头后下方起始，穿腓骨长肌和趾长伸肌起始部与胫前动、静脉伴行，在骨间膜前方下降，先在胫骨前肌和趾长伸肌之间，后在胫前肌与拇长伸肌之间下行至足背。行程中腓深神经先位于动脉外侧，后至其前方，介于胫骨前肌与拇长伸肌之间。在小腿下部，腓深神经又居动脉外侧，而介于拇长伸肌与趾长伸肌之间。在踝关节前分为内、外侧支，内侧支向远侧行于足背，经趾短伸肌内侧腱深面和足背动脉外方，在第 1 跖骨间隙发出拇背外侧皮神经和第 2 趾背内侧皮神经，分别支配拇指和第 2 趾毗邻缘皮肤、第 1 骨间背侧肌、跗跖关节。外侧支行于趾短伸肌外侧腱深面，常分为2～4支到其余跖骨间隙，支配跗跖关节及跖趾关节第2骨间背侧肌和拇短伸肌。总之，腓深神经主要分布并支配小腿前肌群、足背肌及第一趾间隙背侧皮肤。

（2）腓浅神经　腓浅神经为腓总神经发出的分支之一，约当腓骨颈平面穿腓骨长肌起始部，于小腿的上1/3交界处，行于腓骨长肌与腓骨之间，离开肌腓骨管后，在腓骨长、短肌之间下行，继而在腓骨肌与趾长伸肌之间下行，在小腿中下1/3段交界处，穿固有筋膜至浅筋膜层内下降至足背，分为足背内侧皮神经和足背中间皮神经。足背内侧皮神经越伸肌支持带浅面，分为2支，内侧支分布于拇指内侧皮肤，外侧支分布于第2趾蹼毗邻处皮肤。足背中间皮神经经伸肌支持带浅面，至足背外侧分为2支，内侧支分布于第3趾蹼毗邻缘，外侧支分布于第4趾蹼毗邻缘。腓浅神经发出腓骨长、短肌支支配腓骨长、短肌。腓骨长肌支有数支，第1支可起自腓总神经、腓浅神经或腓深神经。腓骨短肌则多为1支。

在腘窝，腓总神经发出腓肠外侧皮神经，沿腓肠肌外侧头浅面的浅筋膜中下降，分布于小腿远部外侧面的皮肤。该神经也多为一支。

腓总神经沿途可有以下分支：

①膝关节支：有3条，分别为上关节支、下关节支和关节返支。其中上关节支伴随膝上外侧动脉进入膝关节；下关节支伴随膝下外侧动脉进入膝关节；关节返支自腓总神经分为两终支处发出，分布于胫腓关节，继而穿胫骨前肌，与胫前动脉伴行，从前面分布于膝关节。

②胫骨前肌支：可有2～4条，第1支起自腓总神经分叉处或腓深神经，第2支在第一支下方发自腓深神经，第3支在第2支下方偶与拇长伸肌共干发出。

③腓骨外侧皮神经：位于股二头肌深面，沿腓肠肌外侧头表面下降，至小腿中部传出深筋膜，分布于小腿远段外侧面的皮肤。

④腓肠神经交通支：其发出点较腓肠外侧皮神经的发出点低，斜过腓肠肌外侧头浅面，在小腿中部与腓肠内侧皮神经会合，形成腓肠神经。

⑤拇长伸肌支：有2～3支，第1支多在胫骨前肌支和趾长伸肌支下方发自腓深神经。

⑥趾长伸肌支：有2～4条，第1支多起自腓总神经分叉处或腓深神经；第2支多起自第1支下方2～4cm范围内。

⑦第三腓骨肌支：多为1支且行程较长。

⑧腓骨长肌支：1支或多支，第1支起自腓总神经、腓浅神经或腓深神经。

⑨腓骨短肌支：多为1支，起自腓浅神经。

（二）感觉神经分布

支配踝足部的感觉神经主要为踝足部的皮神经，主要有隐神经、腓浅神经分支、腓深神经皮支、腓肠内侧皮神经、腓肠外侧皮神经、腓肠神经及跟骨内、外侧皮神经等。

1. 隐神经

是股神经的终末支，伴股动脉进入内收肌管，在膝关节内侧穿出深筋膜，分出髌下支，伴大隐静脉沿小腿内侧缘下降至足内侧缘，有分支分布于小腿内侧面和足内侧缘的皮肤。

2. 腓浅神经皮支

在小腿中下 1/3 交界处穿出筋膜变为皮神经,在小腿前侧肌群及外侧肌群之间下行,最终在足背分叉变为皮支,分为足背内侧皮神经和足背中间皮神经,分布小腿外侧、足背及跖背的皮肤,支配该处的感觉。

3. 腓深神经皮支

由腓总神经下行分出,发出胫前肌肌支后,继续下行,于第一趾蹼间浅出,支配第 1、2 趾相对缘的皮肤感觉。

4. 腓肠内侧皮神经

该神经在腘窝下部起自胫神经,伴小隐静脉下行,在小腿深筋膜下降至腓肠肌两头之间,约在小腿中部穿出深筋膜,与发自腓总神经的腓肠外侧皮神经吻合成腓肠神经,经外踝后方弓形向前分布于足背,称足背外侧皮神经。支配相应区域的皮肤感觉。

5. 腓肠外侧皮神经

腓肠外侧皮神经在腘窝处发自腓总神经,多为 1 支。腓肠外侧皮神经自深筋膜穿出后,分布于小腿外侧皮肤,并与腓肠内侧皮神经吻合成腓肠神经。

腓肠外侧皮神经可有干线型和弥散型两种类型。前者沿途很少分支,后者则在沿途有较大分支。

6. 腓肠神经

腓肠神经多由腓肠外侧皮神经和腓肠内侧皮神经的吻合支连接构成,其吻合部位多位于小腿后面的中 1/3 或下 1/3,少数在上 1/3、腘窝、踝部等处,甚至还会重复吻合。腓肠神经行于浅筋膜深层,伴小隐静脉下行,沿跟腱内侧下降,经外踝后下方,转向足背外侧缘,改名为足背外侧皮神经,分布于足的外侧缘及小趾外侧缘皮肤。

7. 跟骨内、外侧皮神经

跟骨内侧皮神经发自胫神经,沿跟腱内侧至跟骨的内后方。神经走行于跟腱内侧缘,并进入胫距间隙,恰在内踝的后上方。跟骨内侧皮神经的分支分布并支配足底内侧、跖面皮肤和跟骨内骨膜等处的感觉。

跟骨外侧皮神经有 1~3 条分支,均起自腓肠神经,与小隐静脉的外踝属支伴行,分布于足跟外侧皮肤和跟骨外侧骨膜。支配足跟后缘、外侧缘及跟外侧骨膜的感觉。

关节的生物力学

本章主要介绍腕、手关节以及踝、足关节生物力学，肩关节及膝关节生物力学请分别参考本丛书《肩关节疾病针刀整体松解治疗与康复》以及《膝关节疾病针刀整体松解治疗与康复》。

第一节　腕关节的生物力学

腕关节是一个结构较为复杂的关节复合体，有 8 块腕骨和桡骨远端相接连，尺腕间隙的结构则是由掌骨及其间相互交接而成。腕骨分为近排（舟骨、月骨、三角骨、豌豆骨）及远排（小多角骨、大多角骨、头骨、钩骨）。腕骨的掌侧面呈凹状，组成腕管的底和侧壁，腕管内有正中神经和屈拇、屈指肌腱通过，腕管外侧有大多角骨的隆凸结节，内侧为钩骨。月骨近端的尺侧、桡骨远端和三角骨经韧带与软骨和尺骨远端连接成尺腕复合体。

腕韧带能传递精确的负荷以及诱导一定距离的骨变位。掌侧腕韧带比背侧的厚而且更为强大。尺腕复合体组成包括半月板同种体（桡三角韧带）、三角纤维软骨（关节盘）、尺月韧带、尺侧副韧带以及掌侧桡尺韧带。在半月板和三角纤维软骨之间另有一个三角韧带区茎突前隐窝，内有滑膜充填。掌侧的深浅层桡腕韧带背侧桡腕韧带及远侧腕掌韧带将腕骨牢固地连接。腕骨间还有许多韧带将其临近的腕骨束缚在一起（图 2-1）。

腕关节复合体共有 10 条肌腱环绕，包括屈侧的尺侧腕屈肌、桡侧腕屈肌及掌长肌，伸侧的桡侧腕长、短伸肌、尺侧腕伸肌、旋前方肌、旋后肌、旋转前臂的旋前圆肌以及肱桡肌。除尺侧腕屈肌连接于腕骨外，所有的腕肌腱都要横越腕骨，并止于掌骨。每根腕肌腱均有一定的活动度。手术后或者是创伤后粘连将影响腕的活动。

一、运动学

腕关节在额状面有尺偏和桡偏（即外展和内收），在矢状面有屈伸（即掌屈及背伸）。最大运动范围可由桡偏伸直至尺偏屈曲。尺桡关节还可以进行前臂旋前和旋后活动。腕屈曲的 40% 发生于桡腕关节，60% 发生于腕骨间关节；而 2/3 的腕伸直则发生于桡腕关节。

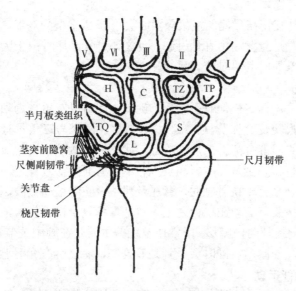

图 2-1　尺腕关节复合体

　　掌侧腕骨间韧带和桡月韧带，以及尺月韧带共同构成双"V"系统。它有助于稳定桡尺偏端对准头状骨。尺偏发生时，近侧"V"的内臂即尺月韧带成为横向，抑制了月骨向桡侧移位，而侧臂即桡月韧带成为直向，抑制了月骨的伸直，从而近侧的"V"形变成"L"形。远侧的"V"形也变成"L"形，但是方向是相反的。外侧的内在韧带纤维连接头骨及舟骨变成横向，阻止运动时头骨向中央尺侧移位。三角骨到头骨的内侧纤维移成纵向，控制了头骨的屈曲，在桡偏时形态则相反。

　　Navarro（1935）推出了三柱学说：中央屈伸柱由月骨、头骨及钩骨组成；内侧旋转柱由三角骨及豌豆骨组成；外侧能动柱由舟状骨、大、小多角骨组成。

1. 中央屈伸柱

　　桡、月、头环节，有两个滑车状双关节。远侧介于月骨与头骨、钩骨间，近侧滑车介于桡骨、三角纤维软骨与月骨间。这样一种环节机制使较平的关节面具有较大的运动性而同时又增加了其稳定性。在中央柱介于桡-月及头骨之间的两个 V 形韧带结构，沿着桡月头环节内，通过腕管从起点到第 2、3、4 掌骨附着点的肌肉产生运动。这些肌肉的运动是非对称性的，产生背屈时桡偏，产生掌屈时则会尺偏。在这个环节系统中，腕骨远排紧接头骨而被强壮的骨间韧带所相连，并与手一起活动。在这个中央屈伸柱中，月骨的位置为潜在而不稳定的中间插入节段，对于韧带的拉力，其他腕骨的接触压力以及月骨形态而反应不一。一个具有较大的掌侧顶点的楔形，会有利于背屈，此型环节中仅需一个方向的稳定性则是由能动柱舟骨提供。

2. 外侧能动柱

　　舟状骨介于近排与远排腕骨中间的插入棒，受压力负荷时如果缺少舟状骨，中央桡-月-头环节会极不稳定，有可能导致破碎。舟状骨的近侧顶点在矢状面为楔形，好像月骨有背屈的倾向。然而这种倾向会受制于舟状骨远侧顶点的小多角骨及大多角骨。当腕背屈时，舟骨掌屈以拮抗背屈的倾向。而当腕掌屈时，舟骨背屈，同时受大、小多角骨及韧带的约束。较复杂的腕骨间活动发生在桡偏及尺偏，桡偏时头骨背屈，月骨掌屈，尺偏时则相反。月骨旋转在尺偏及桡偏极限时会引起 Z 字型的对线，很像背侧及掌侧腕骨嵌插畸形。桡偏时月骨背屈由舟骨引起，反之，月骨掌屈时由于大、小多角骨的杠杆作用，从而使舟骨掌屈时其纵轴变得垂直于桡骨。

3. 内侧旋转柱

腕背屈尺偏时手旋前，桡偏时手旋后。旋前、旋后以三角骨为轴，其附着于三角骨的掌侧韧带束并向尺腕复合体及月、舟、头骨放射。两个与三角骨有关的韧带互相形成直角。这种放射状的韧带有利于三角骨的近、远及旋转运动。尺侧腕骨的尺偏及缩短同时伴有内侧柱的旋转。完全背屈时背屈及纵行的舟骨正常。

当舟骨为纵位并平行于桡骨轴时，背屈及尺偏、腕中运动受限，腕骨变为了一个单独的功能单位，桡腕关节活动在桡骨之上。当舟骨垂直于桡骨轴时，掌屈及桡偏，腕中关节互不交锁，远侧腕骨向桡侧移动。掌屈及桡偏主要是在腕中关节水平，月骨介于桡、头骨段之间，有背屈的倾向，同时会受到舟骨抑制，称之为三角骨强化。

4. 腕关节的功能运动

日常生活中，只需要 10° 屈曲和 25° 伸直的范围。有些活动，例如吃、喝、阅读等需要 5° 屈曲和 35° 伸直。从座椅上撑起来，最大的运动弧度接近于 65°。腕关节有较大的运动范围，将腕固定在 15° 伸直位，可保持 88%的正常操作功能。

5. 腕关节的稳定性

由于复杂的韧带制约以及多关节面的精确匹配可产生稳定性。由于腕骨无肌肉附着，不提供动态性稳定，当拇指和其他手指的肌肉活动时，腕关节复合体的动态性稳定则需要外在力与内在力的精确平衡。

6. 腕与手活动的相互关系

腕关节活动可加大手指内精细运动的控制能力。轻度伸腕时，屈肌可获得最大的功能长度，手指可以完全屈曲。轻度屈腕时，手指的伸肌腱有张力，可自动张开手。伸腕时，拇指指腹可与示指指腹接触；屈腕时，拇指尖可达示指远端。伸腕尺偏时捏握有力，腕最稳定，腕关节面之接触区最大；屈腕时则相反。

二、腕关节运动力学

腕的动力性功能是由负荷自手指传递到前臂和自前臂传递到手的。挤压负荷时，通过头-舟月交界处，然后再到远侧尺、桡骨三角形软骨面。Volz 提示近侧和远端腕骨排的任何对线变化，可能导致局限区域应力增加，会加速关节软骨的磨损。

三角纤维软骨和周围结构对挤压负荷的实验证实，82%的负荷是由远侧桡骨承担，18%是由远侧尺骨承担。当切除尺腕复合体后，尺、桡骨远端的负荷将各自减少 12%。

近排腕骨与远排腕骨形成一个双连接链和双肌肉链，使之在挤压时呈锯齿形塌陷。用来稳定关节面，精确对合内在韧带与外在韧带。

尺侧腕伸肌、拇短伸肌以及拇短、长展肌的作用使腕起到动态性尺桡侧的支持作用。尺侧腕屈肌是最强的腕运动单元，使腕关节置于屈曲、尺偏的倾向，当伸腕时，捏握最有力。

三、腕部韧带结构与运动生理学

从腕部韧带的总体上来看，腕总韧带对构成腕管和制约、保护腕部软组织具有重要的作用。腕外韧带主要是加强腕与前臂和掌骨的连结，而腕内在韧带的作用，可使腕骨紧密连结为一个运动单元，韧带在骨关节上具有一定的弹性，避免了腕骨无方向性迁移以及超越生理活动度。

在腕部侧副韧带中，尺侧副韧带附着于尺骨茎突和腕豆骨与三角骨，桡侧副韧带附着于桡骨茎突和腕舟骨。这些韧带的远侧附着部位正靠近腕之横轴。在腕的掌背侧韧带中，桡腕与尺腕韧带均排列成两个倒"V"字形，从头状骨与月骨向两侧展开，并止于桡骨与尺骨。当腕关节从中立位做最大桡偏时，则头、月以外的韧带，包括外侧副韧带和桡头韧带等均会出现松弛；相反内侧韧带，包括内侧副韧带和头三韧带等均会出现紧张。当腕关节从中立位向最大背伸位活动时，腕的掌侧韧带紧张，尤其是桡头韧带与桡三角韧带可以因为紧张而分开形成腕掌面-韧带间隙，其正位位于头月关节的掌面，此时腕的背侧韧带是松弛的。反之，当腕关节从中立位向最大掌屈活动时，腕的背侧韧带是紧张的。另外，在腕的内在韧带中具有重要意义的是三角韧带，其起于头状骨，分别止于舟状骨和三角骨。舟状骨依靠三角韧带的外侧纤维连接；而三角骨则是依靠三角韧带的内侧纤维相连接。舟状骨、大小多角骨关节的运动通过该韧带传递到三角骨；三角骨、钩骨间关节的力学运动，也是通过该韧带传递到舟骨，从而构成了腕关节的运动弧。

四、腕肌的生物力学特点

腕部肌肉总的来看可以分为伸与屈两大类。屈肌群有 7 个，其中专司屈腕的有桡侧腕屈肌、尺侧腕屈肌和掌长肌；司屈指兼屈腕的有指深、浅屈肌及拇长屈肌。伸肌群有 7 个，其中专司伸腕者有桡侧腕长伸肌、腕短伸肌和尺侧腕伸肌；司伸指兼伸腕者有指总伸肌、拇短伸肌和小指、食指固有伸肌。

由以上可以看出，能使腕关节产生内收与外展的肌群，除拇长展肌之外别无其他的专门肌肉。腕的内收与外展动作，产生的情况如下：

凡是位于腕关节矢状轴内侧的屈肌和伸肌，则共同完成内收动作。

凡是位于腕关节矢状轴外侧的屈肌和伸肌，则共同完成外展动作。

现根据腕的实效肌可分为 4 组或 4 个区。这些肌肉与腕关节的两轴（额状轴 AA'、矢状轴 BB'）有关联。

第 1 组（前内区）：尺侧腕屈肌；屈腕（位于轴 AA'之前方），因为腱性扩张，也屈第 5 腕掌关节；内收手（位于轴 BB'之内侧），但较尺侧腕伸肌内收手的力弱。

第 2 组（后内区）：尺侧腕伸肌；伸腕（位于轴 AA'之后方）；内收手（位于轴 BB'之内侧）。

第 3 组（前外区）：桡侧腕屈肌和掌长肌；屈腕（位于轴 AA'的前方）；外展手（位于轴 BB'之外侧）。

第 4 组（后外区）：桡侧腕长伸肌和桡侧腕短伸肌；伸腕（位于轴 AA'之后方）；外展手位（t 于轴 BB'之外侧）。

根据这些理论说明，腕部肌肉没有一块是只有单一功能的。因此，进行单一运动时必须有两组肌肉共同参与，从而抑制任何不必要的伴随运动；屈曲需要第 1 组（尺侧腕屈肌）和第 3 组（桡侧腕屈肌和掌长肌）共同进行；伸展需要第 2 组（尺侧腕伸肌）和第 4 组（桡侧腕长伸肌、桡侧腕短伸肌）共同进行；内收需要第 1、2 组共同进行；而外展需要第 3、4 组共同进行。

1867 年 Duchenne de Boulogne 用电刺激揭示了下述事实：

只有桡侧腕长伸肌具有伸展和外展的作用，桡侧腕短伸肌是排外的伸展肌。这也就决定了其生理学上的重要性。掌长肌是排外的屈肌，同样桡侧腕屈肌也是，后者当手在旋前时也会屈第 2 腕掌关节。只有当手指的屈曲在指屈肌腱完成全部收缩行程前停止下来，指屈肌才能够屈腕。同样，指伸肌在握拳时参与伸腕。除非尺侧腕伸肌不参与抗衡，拇长展肌和拇短伸肌才能外展腕；如果尺侧腕伸肌同时收缩，则只会有拇长展肌外展拇指。尺侧腕伸肌的协同作用，对外展拇指也是必要的，称之为腕的"稳定者"。同样，桡侧腕长伸肌对保持手在中立位是很有必要的。如果该肌发生了瘫痪，必然会导致永久性尺侧偏斜。

腕部前后侧的肌群，尺侧腕屈肌与尺侧腕伸肌分别止于第 5 掌骨底的掌、背侧。但由于尺侧腕屈肌在终止前，必须经过豌豆骨，在运动上就多了另一个支点；桡侧腕屈肌与桡侧腕长、短伸肌分别止于第 2、3 掌骨底的掌、背侧；桡侧腕屈肌在到达终点前，必须经过舟骨结节，也加大了力的作用部位。腕掌侧的另一肌肉掌长肌，在越过腕横韧带之前，止于桡腕关节横轴的远侧，也可以充分发挥作用。所以，桡腕关节前面的肌肉因着力点的关系，要比背侧肌肉力量大得多，其比例大致为 13:5。

五、腕肌的协同作用

1. 腕的伸肌与指屈肌的协同作用

如伸腕时指则自动屈曲；在此位置伸指时，必须有主动运动。当腕在伸展时，其屈肌腱较腕在中立位或屈曲时短；所以，只有当腕在伸展时，指屈肌才能起最有利的作用。

2. 腕的屈肌与指伸肌的协同作用

屈腕时，近指节随之自动伸直，如果要屈指则需要一主动运动，但这种屈曲的力量是很弱的。指节的屈肌产生的张力限制了腕的屈曲，但是，腕的屈曲范围在伸指时才增加 10°。

第二节　手部关节的生物力学

手是上肢的最后一个环节，由于肩、肘和腕在不同平面上活动，因此，手能在最广泛的空间进行动作，可以触及人体的任何部位，能够执行各种功能，可以捏握不同大小的物体等。手的 19 根骨以及相应的 19 个关节的特别排列与活动能力成为手的高超功能的结构基础。

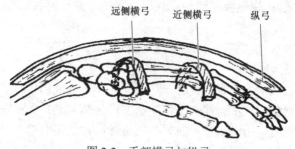

图 2-2　手部横弓与纵弓

　　拇指和手指是手的基本组成，每一个指单位延伸向手的中央，通常用指列来说明整个链，各手指含有一个掌骨及 3 个指骨，拇指除掌骨外，只有 2 个指骨。从桡侧至尺侧，每一指列在近侧与特殊的腕骨相连成为腕掌关节（CMC），而远侧则有掌指关节（MCP）、近侧指间关节（PII））、远侧指间关节（DIP），拇指则只有 1 个指间关节（IP）。手骨排列成 3 个弓，2 个横弓以及 1 个纵弓（图 2-2）。近侧的横弓以头状骨为柱石比较固定，远侧的横弓以第 3 掌骨头为中心，比较灵活。纵弓包括有 2～5 四个指列以及近侧腕骨，第 2、3 掌骨成为中央支柱。手的内在肌主要负责参与和保持 3 个弓的形态。

一、运动学

　　（1）所有手指活动均为伸、屈，它们有一个主要的共同点，即集中于屈曲功能。当手指自全伸位卷曲至全屈位会形成一个平整的曲线，呈等角螺旋活动，犹如海螺壳的形状。

　　（2）拇指及第 1 掌骨位于手的掌侧，除拇指具有屈伸活动外，还具有水平外展、内收、掌侧外展及内旋的对掌活动。

　　（3）当第 1 腕掌关节屈 15°、伸 15°、展 45°，第 2、3 腕掌关节保持固定不动时，第 4 腕掌关节屈 5°、伸 5°，第 5 腕掌关节屈 15°、伸 5°。其中第 1 腕掌关节活动量大，用力最多，就会容易出现骨关节炎。

　　（4）握拳时第 1、2、3 掌骨头形成一个等边三角形；第 2～5 手指尖均在同一平面。手指并拢伸指时，指尖不在同一平面，形成梅花瓣状。当单一手指屈指时，指尖均指向腕舟骨结节。

　　（5）当拇、示指对掌相捏时，桡侧观呈圆形；拇、小指尖对掌相捏时，两指甲相对并成一直线；而拇、小指指腹对掌相捏时，掌侧观则呈棱形。

　　（6）当休息位时，腕轻度背伸尺偏、拇指轻度内收并与示指中节远端桡侧相接触、食指呈功能位、中、环、小指掌指关节屈曲度依次递增。当功能位时，腕轻度背伸稍偏向桡侧、拇指在外展对掌位、各手指微屈曲，呈"举杯欲饮水"位。

　　（7）手指的主要伸屈肌为伸侧的指总伸肌以及屈侧的指浅屈肌和指深屈肌。骨间肌和蚓状肌都有屈掌指关节和伸指间关节的功能，骨间肌还有分指和并指的功能，这两组内在肌与外在肌相互协调配合，能完美地完成手指的活动。

　　（8）中、环、小指末节的屈曲是由于其指深屈肌来自于同一块肌肉，因此限制了其各指的单独活动，示指有较大的独立功能，因为它的指深屈肌来自比较独立的肌腹。伸肌腱复合体的"扇状"，则形成一个内侧带（中央束）和两个外侧带（侧腱束）。外侧带与中节指骨背侧联合，止于远侧指骨背侧结节上，内侧带在背侧止于中节指骨基底，这个终端肌腱有斜支持韧带连接近侧指骨，它恰恰位于关节伸直位活动中心的掌侧，因此，当手指关节屈曲时，只有中央束被拉紧，侧腱束仍然会保持松弛，允许远侧指骨被动或主动屈曲，但不能同时主动伸直。

　　（9）掌指关节屈曲到 80°，侧副韧带背侧延长 3～4mm，掌侧缩短 2～3mm；掌指关节过伸时，侧副韧带背侧缩短 2～3mm，掌侧轻度延长。因此，MCP 关节外固定时，应置于 50°～70° 屈曲位，防止过伸挛缩。

（10）近侧指间关节的韧带力是由两个强大的侧副韧带所承担，加上由掌板与中节指骨基底和尺侧副韧带相连形成的三面韧带支持系统。而掌板近侧还有 Checkrien 韧带与近节指骨相连，以增加其稳定性，能够对抗剪力及旋转力。

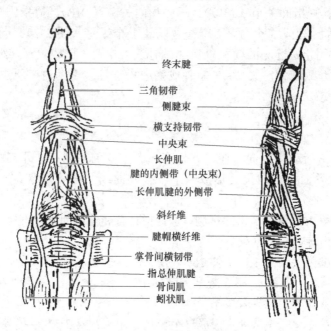

图 2-3　手伸直时的解剖

（11）手的多数肌腱均受腱鞘和支持韧带的制约，与骨面紧密相连，以维持其稳定的力矩臂。其中，手指屈肌腱鞘的滑车系统是发育最好的制约体。屈指肌腱先穿越腕管，指浅屈肌腱止于中节指骨，而指深屈肌腱则止于远侧指骨。在每一手指上，该肌腱由滑膜鞘包绕，并有纤维鞘保持其与指骨接触。在鞘的关键点上有 5 个致密环状滑车（A_1、A_2、A_3、A_4、A_5）和 3 个比较薄的十字滑车（C_1、C_2、C_3），这些滑车共同形成一个平滑的曲线，使肌腱在移动过程中，不会形成锐性或成角性的条带，从而减少肌腱与鞘间的局部高压点。

关节屈曲时肌腱作用于 A_3 滑车上的力如果不是将滑车拉离它在骨上的附着点，就是将骨拉出关节，这对正常的关节不成问题，而类风湿关节炎严重时会出现关节不稳定性，而发生半脱位的危险。在关节屈曲 60° 时，屈肌腱的两方共同形成一个 120° 夹角，制约滑车的张力表现为直角三角形，其 R 值用勾股定律计算，$R2=F2+112=100N+100N$，$R=14.1N$。说明滑车必须要比肌腱大 40% 的张力才能够保持系统的平衡性。

（12）A_2 和 A_4 滑车是正常屈肌腱活动所最需要的、最宽的环状带。如果切除了 A_2 远侧瓣、C_1、A_3、C_2 和 A_4 侧瓣后，指深屈肌力矩臂（MA）极度增大引起弓弦，为了达到手指充分屈曲，则需要更大的指深屈肌力（图 2-4）。在这其中，A_2 更重要，因为 A_2 的完整性对指尖能触及手掌距离 12～15mm 比 A_4 完整性（指尖触及手掌的距离 20～25mm）更为需要。

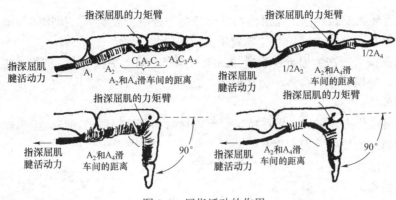

图 2-4　屈指活动的作用

（13）使用几何学方法，可以测定关节成角活动时的肌腱活动。当 MCP 关节屈于 60° 位时，肌腱活动（E）等于肌腱与关节运动中心之间的垂直距离，即为肌腱力矩臂（r）（图 2-5）。

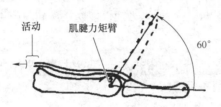

图 2-5　掌指关节屈曲时的运动作用

（14）腕在中立位，指深屈肌能使手指完全屈曲，然而在不充分屈腕时，屈指肌力不可能达到使手指完全屈曲的幅度，这就解释了术后的屈腕位外固定的重要性，可用以保护修复的肌腱。

二、手部关节的运动力学

手关节的运动力学是指当手抓握时，外负荷施加于指尖、手指的各关节及拇指关节的力。

1. 手的肌力

手外在肌的强度：按照拇长屈肌强度为 12NM，拇长伸肌为 1NM；拇长展肌作为腕展肌为 4NM，作为腕屈肌则为 1NM；拇短展肌 1NM，指浅屈肌 48NM，指深屈肌 45NM，指总伸肌 17NM，示指固有伸肌 5NM。总的说来，屈肌比伸肌约强一倍多。

2. 手抓握功能的形式

有效的抓握功能需要具备以下条件：①拇指的关节活动度是十分重要的；②关节的相对稳定性；③手外在肌与内在肌活动的协调；④手指和拇指纵弓的稳定；⑤手部适当的感觉，包括每一指列的长度、活动度及其位置的精确度。

（1）用力捏握

①用力握持　内收的拇指形成一个"钳"，加上部分屈曲的手指及手掌。当第 4、5 掌骨向掌侧沉落时，其关节高度屈曲，这样就能将物体紧握掌内，拇指施加压力于手掌平面，腕保持在轻度背伸、尺偏位，从而增大了屈肌的张力。沿斜形掌轴（拇掌斜纹）

抓握物体，有较大的接触面，比沿横形掌轴抓握的控制力要更大。拇指的长轴与前臂长轴一致，使前臂旋前旋后动作能传导到所握持的物体。

②用力抓握　把物体捏于各手指的屈侧与拇指之间即手指半屈、拇指外展对掌、腕中立背伸位。如抓握球状物体、旋开罐盖等。

（2）精确捏持

①"动态鼎"拇、示、中指在精确操纵物体时的紧密协同，而环、小指作为支持和静态的控制力。如使用剪刀和捏持笔。

②拇、示指捏夹按手指的部位操纵物体而定，如指尖捏夹：指腹捏夹；指腹侧方捏夹，像捏持钥匙、指甲刀等。

（3）捏夹和捏握时的手力　在等长手功能测定中，以示指为例，其平均的强度以 N 来计量。指腹侧方捏夹时为 37～106N，指腹-指腹捏夹时为 24～95N；指背-侧方垫夹时 30～83N；远侧指骨抓捏时 34～109N；近侧指骨抓握时 23～73N，中节指骨抓握时 7～38N。

（4）指的外力　关节的运动中心至指深屈肌腱的距离为力矩臂。当肌腱力矩臂自远侧中度增大至近侧时，外负荷的力矩臂会大大增加。当指尖掌侧的外力为 20N，在指间产生伸直力矩，从远到近增加幅度，这些伸直力矩仅能由指深屈肌产生的屈曲力矩来部分抗衡。

第三节　踝关节的生物力学

踝关节为屈戌关节，同下肢其他大关节一样，参与运动功能和负重，其运动主要体现在前后（矢状轴）方向上。踝关节因其解剖组合形态的关系，而具有良好的稳定性。但任何对其解剖组合的细小改变，都会影响这一稳定性。

一、静力学

（一）踝关节的静力学分析

当双足站立时，每侧踝关节将承担约占人体重一半的压力。若身体的平衡肌肉参与作用，则在踝关节上的反作用力将会增加，增加量与起平衡作用的肌力大小成正比。

单足站立时身体的平衡肌肉参与作用，可应用静力学中的研究方法加以计算作用在该自由体的力，可将其看成三个主要的共面力系，即重力、经跟腱的张力以及在距骨圆顶上的关节反作用力。重力 W 的大小、方向、作用力线的作用点均已知；跟腱力 A 保持足于距屈位，其方向、作用力线、作用点为已知，但未知其大小；关节反作用力 J 在距骨圆顶上的施力点为已知，但大小、方向、和作用力线均未知。由此，给出自由体力三角形图解，即可计算出跟腱力以及关节反作用力的大小。

有学者研究证明，从踝关节到膝关节的压力一部分是经腓骨传导的，大约有 1/6 负荷通过腓骨承担并经腓骨远端传导至距骨。

（二）踝关节上胫骨、腓骨和距骨的静力学强度

1. 胫骨、腓骨的抗压强度

人体在站立、行走和从事各种体力劳动时，下肢骨骼担负着支撑全身体重的重要功

能。通过对人体下肢骨骼抗压强度的研究，可以了解下肢骨骼对机械负荷的耐受性，从而对其损伤部位和程度做出评估。

通过特定的实验研究方法绘制出了载荷-变形曲线，计算出胫骨、腓骨的抗压强度，以 X 线摄片观察加压后骨结构的损伤情况。

胫骨、腓骨载荷-变形曲线上升段最高点相当于极限强度，超过极限强度，则骨结构开始骨折破坏。

2. 距骨的抗压强度

踝关节中的距骨比胫腓骨的承载能力要强，一般不容易发生损伤。

根据人体距骨静态力学的实验证实右侧距骨的静态力学强度要比左侧稍大，但两者的统计学意义不大。

通过实验还发现当距骨的相对变形达到 3%～8%时，不会出现距骨体的损伤，只有达到 20%～30%时，距骨体或距骨颈才会发生骨折。这一结果表明，距骨损伤的机会比胫骨、腓骨损伤的机会来得低得多。

二、运动学

（一）踝关节的运动轴线

踝关节的旋转轴基本与地面平行，并与小腿纵轴垂直相交。踝关节正是沿着此轴方可在矢状面做屈伸活动。由于胫骨有一定的扭转度，正常人的踝关节横轴外侧端朝下而偏后，因而在矢状面足的伸屈活动并非与人体的正中矢状面吻合。踝关节的旋转轴在小腿纵轴的额状面上自内而外向下倾斜。研究表明，在正常运动中，踝轴倾斜度平均为79°。即使倾斜度达到最大限度，小腿也仅会绕其垂直轴旋转。

临床上确定踝关节旋转轴的一个简便方法即是将两手指尖沿着垂直小腿纵轴的方向放在内外踝与踝的顶端，两手指连线即为踝关节的旋转轴。

从踝关节的运动轴可知，踝关节主要在矢状面作背屈和跖屈运动（背屈 25°，跖屈40°），这主要是由踝关节的解剖学基础所决定的。从其解剖形态来看，距骨体上面的关节面从前向后有一个凸度，而对应的胫骨下端的关节面则有一个相应的凹度，因此，踝关节的活动大部分被局限于屈伸范围之内。距骨体及其胫骨关节面前宽后窄，而且形成了一个外侧较内侧大的锥状体，当踝关节背屈时，两踝之间的距离轻度增加，距骨和腓骨亦同时轻度外旋，正是为了适应距骨体的这种形态和动作的需要。

此外，又由于踝关节的旋转轴并非完全在水平方向上，而是略微发生了倾斜，所以踝关节除了绕其旋转轴活动外，尚可有相对于小腿矢状面的内收及外展活动，亦即绕小腿纵轴的旋转运动。当足背屈时兼有外展运动，足跖屈时兼有内收运动。而内收、外展的角度取决于踝关节旋转轴的倾斜度以及足背屈和跖屈的范围与幅度。旋转轴倾斜度越大，足伸屈时内收范围也越大。

踝关节的背屈和跖屈活动，均是来自胫腓骨的远端头部与距骨关节表面相切迹并绕距骨头旋转所致，正常情况下，踝关节自完全背屈到完全跖屈时关节表面活动的瞬时旋转中心轨迹在距骨上会发生变化。

（二）踝关节的活动幅度

踝关节主要在矢状面做背屈和跖屈运动，其总的活动幅度约为45°。除此之外，还有一定的内收、外展、内旋、外旋运动。正常步行时，后跟着地后，踝关节处于轻度跖屈位，然后跖屈继续增加至足放平。在站立相中期身体越过负重足时迅速转为背屈；在站立相末期后跟离地时再次跖屈；摆动相初期足趾离地时踝跖屈；摆动中期时又变为背屈，而在后跟着地时再转为轻度跖屈。

当踝关节背屈时，腓骨上升并可发生外旋及向后移动，踝穴能增宽 1.5～2.0mm，距骨体前部进入踝穴。此时，下胫腓联合韧带紧张，距骨内外关节贴合，踝关节稳定。因此背伸位受伤时，多数会造成骨折。而踝关节跖屈时，距骨体从踝穴中滑出，腓骨内旋、下降并向前运动，踝穴变窄，距骨与两踝关节面接触，此时下胫腓联合韧带变得松弛，踝关节显得不稳定，易发生韧带损伤，以至引起踝关节轴线偏斜，可引起严重的关节病理改变。

踝关节的纵向旋转使脚底向内侧翻，范围约为 52°，转向下外侧时为 25°～30°左右。而沿小腿垂直轴的运动为内收、外展，活动范围为 35°～45°。踝关节的各种运动都是一个复合式运动，发生在任何一个平面内的运动都必然伴随着其他两个平面的运动。因此，内收时必然伴有轻微的跖屈，外展时伴随转向下外侧和背屈运动产生的外侧位。

三、动力学

（一）踝关节的动力学

正常人，步行时作用于踝关节的压力主要由腓肠肌和比目鱼肌收缩所产生，并经跟腱传递而来，由胫前肌群收缩所产生的力仅作用于站立阶段的早期，其大小较小，约低于体重的20%。在站立阶段后期，为使足跖屈而推离地面的跟腱力达到顶峰，并开始产生一个扭转力矩。在步行周期中踝关节承受的最大压力约为体重的 5 倍，出现在刚过站立阶段中期，足跟离地面而足趾尚未离开地面时，约在步态周期的40%处。在步行的站立阶段，踝关节承受的剪切力有一个最大值，约为体重的 0.8 倍，方向向人体后方，在步行周期中出现的位置与最大压力出现的位置相同。踝关节发生病变时，所受的压力减小，最大压力约为体重的 3 倍，它的出现也稍早于正常踝关节的情况。同时，有病变的踝关节所受的剪切力也减小。研究还证实，正常踝关节在两种行走速度的情况下，它所受的力存在差异，行走较快时，踝关节收到的压力出现两个峰值，分别为体重的 3 倍和 5 倍。较小的峰值出现在站立阶段的早期，较大的峰值出现的位置与行走速度较慢时踝关节所受压力只出现一个峰值位置相同，在站立阶段后期，两种情况下最大峰值的大小也相同。

（二）踝关节的稳定性及其损伤

踝关节的跖屈、背屈运动范围主要依赖于关节面轮廓的长度，胫骨表面的圆弧度为70°，而距骨圆弧形滑车面的弧角为 140°～150°。因此，从跖屈到背屈的全部范围为70°～80°，跖屈运动范围比背屈运动范围要更大一些。踝关节是参与人体运动功能和负重的重要组成部分，由胫距、距腓和远胫腓关节组成。它对解剖组合的细小改变即有不良反应。由于扭伤可以严重的影响踝关节的稳定性，并可导致踝关节面对合不良，后者又可造成进一步的病理改变。

1. 背屈运动受以下几种因素限制

（1）骨的影响因素　在背屈终极时，距骨颈的上表面与胫骨的前缘相接触，若继续背屈的话，距骨颈会被折断，关节囊被背屈肌拉起。

（2）关节囊和韧带的影响因素　关节囊的后部分被拉紧，同时，并行韧带的后纤维被拉紧，直接影响踝关节的屈伸。

（3）肌肉影响因素　由比目鱼肌和腓肠肌的强直收缩提供的阻力，常常是在其他两个因素起作用之前就开始限制背屈运动。

2. 跖屈运动受以下几种因素限制

（1）骨的影响因素　距骨的后结节，特别是后外结节压到胫骨表面的后缘。有时，后外结节过度跖屈时骨折，或结节与距骨分离。

（2）关节囊和韧带的影响因素　关节囊前部被拉紧，同时并行韧带的前纤维也被拉紧，对踝关节的跖屈产生影响。

（3）肌肉的影响因素　由于背屈肌的强直收缩而产生的阻力是第一个限制因素，背屈肌的过度活动将会导致踝骨的变形。

3. 踝关节的稳定性

踝关节的前后向稳定性及关节面之间的联合是由距骨的形态来维持的。由于踝关节是一个自由度特殊的结构，使得其不能绕其他两空间轴运动。它的横向稳定性依赖于关节面之间的紧密联系，被牢牢嵌入胫腓骨之间。当踝关节急剧外展时，距骨外表面撞击在外踝上，下胫腓韧带受到冲击动力的断裂而被破坏，导致胫腓骨的分离，形成"踝骨钳"。因此，距骨不再被保持原位上，而是来回晃动，并绕其长轴旋转，距骨发生倾斜。当内并行韧带被扭伤时，距骨也会绕其垂直轴旋转。从而使距骨滑车面的后部分将胫骨表面的后边缘折断。如果外展运动继续，会导致 Pott 骨折。有时，腓骨骨折发生在距骨颈的高位水平，成为 Maisonneve 骨折。

Pott 骨折的另一种表现为：胫腓下韧带，特别是前韧带抵住了撕裂，在内踝骨折的同时伴有外踝骨折。有时，内踝未发生骨折，而仅是内侧韧带撕裂。在此时骨折中，有骨片从后踝上撕脱。当足内收时，距骨围绕其垂直轴旋转，其内表面将内踝折断，同时距骨倾斜，导致外踝骨折，形成"双踝"骨折。

4. 胫距关节的接触面积与稳定性

有研究结果表明，将腓骨下端及踝关节周围软组织切除，对胫距关节施加周期载荷，用苏木染色法测定它的接触面积。结果显示，胫距关节的接触面积与半月板全切除后的膝关节接触面积完全相同。在平常轴向载荷作用下，胫距关节极为匹配和稳定。但是，当受到高压载荷作用下，接触压力超过 70kgf/cm^2 以上，胫距关节显得不稳定，往往导致胫距关节创伤，长期以往会形成踝关节炎。

5. 踝关节的损伤生物力学

根据踝关节损伤的程度，下胫腓骨会发生不同程度的移位。有学者通过对 18 具尸体进行生物力学实验研究，结果表明：当胫腓韧带损伤时，胫腓骨水平移位达到 0.79mm，跖屈位时达到 1.98mm，纵向移位达到 3.04mm 时，足的轴向刚度会下降 6%～7%，形成轻度不稳定状态；若合并骨间膜损伤时，胫腓骨水平移位增大到 4.12mm，纵向移动在 4.0mm 以上时，足的轴向刚度会下降达 30%以上，形成重度不稳定；当内踝三角韧带损伤时，则使胫腓骨移位更大，达到 4.30mm，足的轴向刚度下降达 35%，形成严重失稳状态，因此，踝关节韧带的不同程度损伤，都会使其处于不稳定状态。步行时踝关节力约为 5BW，剪切力为 0.8BW，踝关节的负重面积为 11～13cm^2，距骨外移会造成胫距接触应力的增加。即使距骨外移 1～2mm，接触应力也会急剧上升；研究表明，踝关节在遭受以 2.5m/s、距离在 32mm、冲击力为 40kg 的暴力冲击和碰撞下，其上的胫腓骨就会受到如下损伤：胫骨损伤时极限载荷为 20.3kN，产生动态变形为 5.4mm，如果考虑静态载荷为 13kN 后，那么此时动力损伤时的动荷系数为 1.56，形成踝关节极度不稳定；与此同时，腓骨也会受到损伤，其极限载荷为 3.9kN，产生的动态变形为 8mm，同样在静态时极限载荷为 1.7kN，那么此时腓骨损伤时的动荷系数为 2.29。

第四节　足部的生物力学

足具有独特的性能，在需要时能将 26 块骨块变成单个实体，即为刚体，在赤脚攀爬时，它也能变得十分灵活。行走时足的活动总是处于刚体和灵活易弯这两个极端状态之间。由于我们行走时的路面状况有很大的不同，从柔软、平坦和光滑到坚硬、不平整和黏滞等等，所以我们足的结构必须适应多种动作的需要。

本节将主要讨论足部关节中距下关节、跟骨以及跖趾关节的静力学、运动学和动力学及其相关生物力学问题。

一、足部静力学

静态时，体重的负荷由下肢经踝关节传达至足后部，着力部位在跟骨上，随后重力分别向后、前内和前外三个方向传递。向后传达至跟骨结节，向前内沿内侧纵弓达第 1 距骨头，向前外侧纵弓达第 1 距骨头，向前外侧纵弓到第 5 距骨头。本节主要讨论一下距下关节中距骨和跟骨的静力学分析。

（一）距下关节压力的分布

距下后关节面的接触面积明显大于前、中关节面的接触面积。从接触图形压敏片法试验结果分析，人体负荷主要通过距下后关节面的前外侧部分传递。根据有关试验结果证实距下关节面传递负荷占了总传递负荷的 69%。因此，距下关节后关节面在承重方面起着极为重要的作用。临床上也发现距下后关节更容易发生骨折和创伤性关节炎。

从跟骨压力线研究发现，跟骨的压力线分为前、中、后三组，其中以跟骨后压力线最为明显，它起自后关节面，继而向后、向下通过跟骨体止于跟骨结节。这也说明跟骨后关节面在承受压力上的重要性。实际上距下关节后关节面的外侧部分接近解剖位置上的跗骨窦部位，也就是 X 线片上的 Gissane 三角处。跟骨骨折线最初发生、发展源于此，并由此延伸到跟骨的距侧面。后足跟距舟关节在解剖学中呈拱形结构，小腿负荷可以向后通过距下关节传递至跟骨，也可向前通过距舟关节传递至距骨头。因此临床上发现关节退行性变与距下关节压力相关，若超过此限度可长期形成骨关节炎。

（二）跟骨的受力分析

跟骨是足部的最大的跗骨，为人体行止提供坚强有力的弹性支撑，同时为腓肠肌收缩提供强有力的杠杆。跟骨为不规则的长方体，有 6 个表面，4 个关节面。上表面有 3 个关节面，其中后关节面、中关节面、前关节面与骰骨相关节。距下关节中，跟骨与距骨接触特征占距下关节总面积的 12.7%，其中 76% 的接触面位于后关节面，它的传递力为小腿负载的 65%，当跟骨发生压缩性骨折和创伤性关节炎时，极易累及后关节面。

足弓与跟骨使足底面形成一个凸向上的穹窿状结构。足由内、外侧纵弓和前部横弓构成。它共有 3 个着力点，即跟骨的内、外侧突，第 1 跖骨头和第 5 跖骨头之间的部分。作用在距骨滑车上的重力沿足弓向上述 3 个着力点传递，最后作用于地面。

（三）跟骨的静力学强度

采用跟骨静力学试验测其强度，通过特殊方法处理，可由试验机的载荷-变形曲线计算出跟骨的抗压性能。当跟骨达到最大相对变形的 18%～25% 时，跟骨发生骨折、塌陷。有研究表明当跟骨承受的载荷达到 8500N 时，才发生骨折破坏，且跟骨骨折大多发生在跟骨三角区，由此证明了该区域是跟骨的高应力发生区。

二、足部运动学

（一）行走时的步态周期

人体在在平地行走时，一侧足跟着地至该足跟再次着地称为一个步态周期。对于某一指定的下肢来说，在一个步态周期中要经历踩地负重和离地摆动两个步相，即分别为足的站立相和摆动相。有研究显示，一个人在行走过程中，每个步态周期的站立相占整个步态周期的 63.6%，而摆动相占整个步态周期的 36.4%。当一侧下肢进入站立相后期时，另一侧下肢已着地，在前一肢体尚未离开地面以前，两侧下肢同时负重，此称为双肢负重相。每一步态周期出现两次双肢负重相，而两次双肢负重相共占全周期的 27%，此时两足分别处于站立相的不同阶段，步态增加时，双肢负重期时间减少，而摆动相时间增加。据此可以看出，双肢负重相的时间长短与行走速度密切相关，速度越快，此相越短，若在奔跑时，则不存在双肢负重相。

除此之外，还可根据 8 个转变点将步态周期分为 7 个期，以左下肢为例，各期分别是：从左侧足跟着地（第一转变点）至足放平（第二转变点）为足跟着地期，此时，该侧下肢所承受的重量开始不断增加；左足放平至足跟离地为站立中期，此期全足接触地面，身体在左侧下肢的支撑下不断向前移动；左侧足跟离地至该侧膝关节增加屈曲度为推离期，在此期间，右侧的足跟着地要略早于左侧的膝关节屈曲度的增加，并且开始了双肢负重相，体重由双下肢承载，并由左下肢逐渐向右下肢转移。从双下肢负重相持续到左下肢离地的这一阶段，因为行进速度最快而被称为加速期；左足跟于步态周期的 63.6% 离地，由此开始了左下肢的摆动相，当达到整个周期的 76.9% 时，膝关节达最大屈曲时，称为摆动前期或足上提期，此时髋关节以及膝关节的屈曲度进一步增加，使足呈弧形上提。之后，膝、踝关节的屈曲度不断减少，而髋关节则继续屈曲，使左下肢足底和地面尽可能平行的情况下前摆，称为摆动中期或足平摆期，此期约占周期的92%，髋关节的屈曲度达到了最大。此时，左下肢因重力和肌肉的作用使摆动渐趋停止，进入摆动后期，最终以左足跟的着地结束整个步态周期。

正常行走时，在整个摆动相和站立相的最初15%，整个下肢（包括骨盆，股骨和胫骨）倾向于外旋；在站立相的中期和推离期，整个下肢包括距骨转向内旋；而在站立相的末期、足趾离地时，整个下肢（包括足）达到最大的外旋。由于这一外旋，沿着髋、膝、踝和足的内侧方就增加了稳定性。因为此时肌肉也正在收缩，肌肉和韧带一起稳定足部，直到足趾离地。

从整个步态周期来看，足跟着地期为周期中出现的第1次跖屈高峰，平均值为11.23°±4.71°。随即跖屈减少，于周期的16%处转为背伸，这相当于站立中期。当足处于周期的46.2%时达到最大背伸，平均为10.94°±3.75°。在站立相的推离期，跟部离地时，再次出现跖屈，在摆动前期，跖屈继续增加，在周期的69%处达第2次跖屈高峰这也是全周期的最高值，平均为15.67°±6.51°。以后，踝跖屈减小而接近中立位，足底与地面大致平行，称为平摆。在周期即将结束的摆动后期，跖屈又见增加而准备足跟着地。

（二）距下关节的纵向旋转运动及范围

足除了屈收与伸展运动以外，还可以围绕Y轴和Z轴运动，使足能够做内收、外展和旋转运动。围绕垂直轴Y发生外展与内收运动，内收时，脚趾面向内侧，外展相反，指向外侧，这种运动范围在30°～45°之间。围绕纵轴Z，足可以旋转使脚底面向内侧（仰转），范围约52°，转向下外侧，范围为25°～30°。

这些运动实际上在足关节运动中是不可能单独存在的，必然伴随着两个平面运动，即称为"耦合运动"。内收必然伴有仰转和轻微的跖屈，产生"内翻"位。外展必须伴随转向下外侧和背屈运动，产生"外翻"位。平均距下关节可内翻20°，外翻大约5°。

在结构上，距下关节可以完美地辅助踝关节的活动，确保小腿和足有充分的内收程度。距下关节连接者距骨和跟骨，就像一个铰链似的把小腿与足部衔接起来，它可以直接影响足中远部的活动，并在一定的范围内改变骨骼与软组织的负重情况。

（三）跗横关节的运动

跗横关节是位于距骨和跟骨前方的踝部关节，其与距下关节联系密切。该关节代表了距骨和舟骨、跟骨和骰骨之间的活动。跗骨间关节主要包括跟骰、距舟等关节，虽然他们的运动方式各不相同，但在协调运动上是一致的。一般认为足趾部内翻或外翻时，跗骨间关节都有轻度的转动，足跖屈或背屈时也有轻度的伸屈活动。跗骨间关节的主要功能在于：人体行走时，在步态周期的站立相中，它可以负荷部分体重，尤其当足跟离地抬高承受体重数最大时，它可以起到固定距骨部的作用，便于足跟与足跖部之间产生伸屈、内收、外展与旋转活动。如果距骨部被固定或出现异常僵硬情况，则跗骨间关节的活动减少，处于稳定的"交锁"状态。应该看到跗骨间关节较足部其他关节稳定，且活动量小。由于该部位肌腱众多、密集，因此跗骨间关节的活动不能受到它们的限制。

跗骨关节和距跗关节的活动，受到骨的形状、韧带、肌肉的制约，活动幅度均比较小，且为平移运动。步行时在楔骨和骰骨之间以及在距趾关节内产生滑动，或一关节在另一关节面上平行活动。足中部的总活动幅度仅从背屈几度到大约跖屈15°，这一活动是由所有跗骨一起完成的。

中间楔骨关节允许有少量的垂直运动，从而改变横向足弓的曲率，外侧楔骨依靠骰骨的内侧三分之一支撑楔状骨相对于舟状骨轻微的位移在脚之长轴上进行，并影响内侧弓曲率的变化，总而言之，足弓的形状受到所有跗骨关节活动的影响。

三、足部动力学

跟骨的下表面和跟骨的上表面以关节接合，形成了距下关节，当受到冲击载荷时，距骨和跟骨均会受到损伤，这种损伤属于动力学损伤，且极易发生粉碎性骨折。

（一）距骨的动力学损伤

距骨的动力学强度比静力学强度高得多，充分反映了骨骼的冲击动力学特性。有研究表明，距骨的承载力学强度非常高，平均最高极限载荷达 14kN，极限强度可以达到 250MPa。因此它在足后关节中承载能力最强的骨头，不容易引起骨折，而且它的轴向刚度非常高。

（二）跟骨的动力学损伤

跟骨的主动应变与所受到的冲击强度相对应，载荷越大，跟骨产生的主动应变越大，跟骨的主动应变在跟骨上的传递呈非线性变化，应变波在跟骨上传递时，与冲击脉冲持续时间相对应衰减，一旦产生共振，则可导致跟骨骨折。跟骨载距突的内侧面应力比外侧面为大，距跟关节面上由于距骨传递到跟骨的压力，应变较均匀。在冲击载荷作用下由于巨大暴力导致跟骨中部产生很大弯矩，往往在跟骨三角区形成高应变而骨折。

四、跖趾关节和足弓生物力学

（一）跖趾关节的运动及范围

跖趾关节主要可以做沿矢状面的屈曲和伸展运动，然其屈曲运动的范围要比伸展范围更大，以便足能执行各式各样的活动。例如，人体在爬坡登高时用脚趾单独负重，为了支撑身体拇趾及其余四趾屈曲而起钩住地面的作用，且足趾部的所有肌肉必须收缩。而在下蹲的过程中，就必须使第 1 跖趾关节背伸，行走时中足趾离地时背伸将近 90°。

跖趾关节主动伸展运动范围为 50°～60°，而屈收为 30°～40°，被动伸展运动取决于步幅的大小，范围可达到或超过 90°，而被动屈收只有 40°～50°。其中拇指的跖趾关节，背屈为 60°，有较大的活动范围，而跖屈较小，约为 35°，其他足趾大体与之相似。

足趾关节发生主动背伸时，主要由三块肌肉控制，分别是伸拇长肌、伸趾长肌、伸趾短肌。伸趾长肌作用时，带动了包在近节趾骨近端上的悬带，使跖趾关节背伸。伸趾总肌较为有力，为伸展活动的主要动力。较弱的蚓状肌和骨间肌使脚趾在跖趾关节产生屈曲活动，屈趾短肌与屈趾长肌分别止于中节和远节趾骨，具有较强的屈曲力。

（二）外侧四趾的力学

外侧四趾各有三节趾骨，第 2 趾长度可能短于、等于或大于拇趾，跖趾关节的活动，背伸约为 90°，屈伸为 50°，或稍大于拇趾。外侧四趾的活动机制与手相类似。控制跖趾和趾间关节的肌肉起于足内（内在肌）和小腿（外在肌）。在站立相后期直到脚趾离地，肌肉停止起作用以便让脚趾在推离期有较大的背伸，这一背伸通过足底组织结构，使跗骨和跖骨被动地增加了刚度。

较弱的蚓状肌和骨间肌使脚趾在跖趾关节产生屈伸活动。趾短屈肌与趾长肌分别止于中节和远节趾骨，具有较强的屈曲力。趾长伸肌作用时带动了包在近节趾骨近端上的悬带，使跖趾关节背伸。而中节和近节趾骨的伸展是由伸肌腱帽引起的，与手上情况十分相似。

（三）足的负重特征与稳定性

足在负重位时，距骨头的可移动性使受载时距骨头立即移动而与地面接触。在正常站立时，足与地面相接触的那部分，由足跟所承担的载荷大约占总载荷的 50%，也就是说这 50% 是经距骨头传递的。第一跖骨头的载荷是其余四个跖骨头每个载荷的 2 倍，这样第一跖骨头平均分担前足剩余载荷。足结构的轻微变化就能改变载荷分布，也可以站立时左、右或前后轻微摆动，从而能改变载荷分布。

在站立相后期，足部所增加的载荷倾向于通过第 2 跖骨头来传递。原因有两方面：①第 2 跖骨比其他跖骨长，当足跟抬起载荷前移时，身体重力就集中在位于最远侧的第 2 跖骨头。②第 2 跖跗关节比其他足中部的关节稳固得多，这样在受载时不易背屈。

跖腱膜对于足关节的稳定性有着重要的作用，它起于跟骨，向前跨过所有跗骨跖趾关节，附着在近节趾骨的跖面，构成了一种类似弓弦样的结构，主要由两大部分组成，即分别为跗骨和足的韧带，而跖腱膜就充当了弓的弦。当它在载荷增加时会被拉长，以吸收和减少足的震荡。正是由于它跨越在足跟和足趾之间，起着缆索作用，从而能够保证足的稳定性。当足在运动时，跖腱膜又能发挥它的强劲机制，以加固足底所有跗骨关节。因而在站立、行走、跑跳等各项活动中，跖腱膜的被动作用，补充了肌肉的主动作用，使足在各种运动中十分稳固。

（四）足弓的负重生物力学

足弓是人体适应长时间的双足直立行走所形成的特殊构造。分为内侧纵弓、外侧纵弓和横弓，内侧纵弓较高，外侧纵弓较低，站立相时足的横弓消失。在站立相的不同时期足部着地部位不同，使足弓受力作用发生的动力学变化也不相同。当足跟着地时，重力作用于踝关节并通过跟骨结节传递到地面，此时足弓负重只有一个支点，踝关节背屈，由足后部与地面相接触。而在整个足底与地面接触时，足弓受力点有 3 个，即前方 2 个后方 1 个。此时重力作用在前后支点之间，这样足弓弧度相应减小，其高度亦随之下降，并在支点之间形成张力。在站立相第 3 期，足跟抬起，足前部着地，即此时足弓受力的支点在前部，而抬起足跟的力与重力在力矩上是平衡的。这时足弓的弧度因足弓的升高而增加，足弓前后之间的张力则减小。在站立相末期，足跟完全抬起，仅足尖部着地，重力完全作用在趾骨上，不但足部负重的支撑面骤然缩减，而且重力支点离开足弓。此时足弓负荷明显减小，足弓在内在肌与韧带的作用下收缩，足弓弧度减少并抬高。由于直接施加于足弓上的重力作用大大下降，足弓的前后紧张力也骤减甚至消失，代之以趾屈肌的收缩力。它作用于拇指及其他 4 趾并使之屈曲，从而对抗重力造成牵拉足趾过伸的伸张力。而足跟着地时重力作用于踝关节并通过跟骨结节传到地面，此时足弓负重仅此一个支点，踝关节背屈，足的后部与地面相接触。

内纵弓为坚强的足底长短韧带和足底筋膜所支撑，富有弹性。弓的上方受压时，产生较强的张力，弓弧高，张力低。外纵弓为一骨性排列的弓，强固而缺少弹性，利于保持稳定。横弓的骨性构造和韧带的支点极为坚固，立位时横弓消失。当足弓承受正常体重时，内弓的变形最大为 4mm，外弓为 3.5mm，足趾在负重下前移仅 6mm 的弹性变形。即使人足内外翻，足弓的变形仅为 2～4mm。但足弓的变形，即便是极其微小的变形都会引起足部载荷分布上的改变，肌肉收缩的变化也能引起载荷分布的改变。因此，一个人较长时间的站立中能通过载荷分布的改变，来对抗立势引起的疲劳。

根据对维持足弓肌肉的肌电图检查，可了解起立时胫后肌、屈拇长肌的活动电位的程度。经过小腿压迫足弓，起初未见肌电活动，而压迫强度增加时，则可见肌电活动。而在足背部则直接压迫足弓，其肌电活动明显，此时，足底筋膜和韧带也足以维持足弓的张力。对足弓张力影响的因素主要有以下几种：①维持足弓的因素如足底韧带，足底筋膜等。②足弓上抬的因素如胫后肌，腓骨长肌，拇长屈肌，趾长屈肌和足底固有肌。③足弓受压下降的因素如体重、小腿三头肌、腓骨短肌。此外，小腿在内旋时足弓低下，外旋时足弓则上抬。足弓的稳定由以上足底筋膜所加强，足底筋膜的动力为足底固有肌，可主动抬高足弓，如跖趾关节背屈时，足底筋膜紧张而使足弓抬高。由于足底固有肌，腓骨长肌腱，胫后肌等坚固的筋膜分布，通过很多韧带又加强和支持足弓的构造。

在站立位时，通过小腿传递到足的负荷，大致平均地分散到足的前后部，而在前足部拇趾所承受的负荷，约为其他各趾承受负荷的 2 倍。站立位足跟下垫物以抬高后足部，抬高的程度和前足部所增加的负荷是一致的。

正是由于以上足弓的结构，使得足弓的抗压、抗弯能力特别强，正由于它的结构合理性和稳定性使足弓的应力分布趋于合理。

第三章

骨与软组织的力学系统——
人体弓弦力学系统

第一节 人体与力的关系

1. 人类的基本属性与力的关系

（1）人类有两大属性。第一是人的自然属性，第二是人的社会属性。人的自然属性告诉我们，人为了生存，必须进行物质索取（比如衣食住行），人类为了延续必须自我再生产（性欲）；人的社会属性告诉我们，人的一切行为不可避免地要与周围所有的人发生各种各样的关系，比如生产关系、亲属关系、同事关系等等。现实社会中的人，必然是一个生活在一定社会关系中的人。这种复杂的社会关系就决定了人的本质，形成了人的社会属性。人类的这两大基本属性中离不开一个共同点，就是人的运动性。运动是物质的固有性质和存在方式，是物质的根本属性，世界上没有不运动的物质，也没有离开物质的运动。同时运动具有守恒性，即运动既不能被创造又不能被消灭，人类的一切行为都离不开运动。

（2）力是运动中不可缺少的最重要的元素。力是一个物体对另一个物体的作用，物体间力的作用是相互的，力可以改变物体的运动状态，也可以改变物体的物理状态。人生活在地球上，首先会受到地心引力的影响。要维持人体的正常姿势，包括卧姿、坐姿、站姿，就必须形成与重力相适应的解剖结构，其次，人体为了生存要劳动、运动，会受到各种力的影响。

（3）人体内部的解剖结构分为两大类即固体物质和流体物质。固体物质包括各种软组织（如肌肉、韧带、血管、淋巴管、神经、腱鞘、滑囊、关节囊、筋膜、大脑、脊髓和各种内脏器官）和骨骼；流体物质包括血液和各种组织液。因此，人体内的力学系统就包括固体力学系统和流体力学系统。这两大系统所表现的力学形式是多种多样的，但是概括起来说，只有3种基本的力学形式，即拉力、压力、张力。

2. 人体内的三种基本力学形式

力的反作用力，又称为应力。各种力作用于人体时，都有一个反作用力，所以在研究力对人体影响时，都采用应力这个概念，这样人体内的3种基本的力学形式称之为拉应力、压应力、张应力。

（1）拉应力 拉应力是方向沿一条线向两端方向相反的离心作用力（图3-1）。

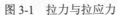

图 3-1 拉力与拉应力

（2）压应力 压应力是方向沿一条线方向相对的向心作用力（图3-2）。

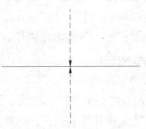

图 3-2 压力与压应力

（3）张应力 张应力是方向从一个圆的中心或一个球的中心向周围扩散的作用力（图3-3）。

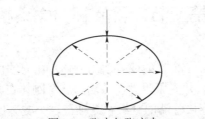

图 3-3 张力与张应力

组成人体的各种物质从外部物理性质来分类，可分为刚体、柔体和流体。骨组织属于刚体，各种软组织，包括大脑、脊髓、各内脏器官、肌肉、韧带、筋膜、腱鞘、神经、滑囊、关节囊等都属于柔体，各种体液（包括血液）都属于流体。压应力主要作用于刚体，它是沿一条线方向的相对向心作用力，不管是刚体、柔体，还是流体都可能受到压力的影响，但主要是刚体；拉应力主要作用于柔体，它是沿一条线方向相反的离心作用力；张应力主要作用于流体，它是当流体在流动时，管腔容量小而流体的流量大而产生的张力或流体被堵塞、滞留而产生的作用力。人体的所有关节都是由骨性组织（刚体）构成它的主要部分，故关节大多受到压应力的影响；大脑、脊髓和内脏器官（柔体）在人体内都呈现悬挂式，因受到地球引力的作用，它自身的重量就形成了对抗性的拉力，所以都受到拉应力的影响，其他的软组织（柔体）的两端或周边都附着在其他的组织结构上，因此也都受到拉应力的影响；而体液（包括血液）容易产生张力，在组织器官内都易受到张应力的影响。

3. 人体对异常应力的三种自我调节方式

（1）当异常力学状态影响和破坏组织结构和生理功能时，人体通过自我调节进行纠正，恢复正常，这是最佳的结果。

（2）当异常力学状态影响和破坏骨关节时，人体通过对抗性的调节进行自我修复，即通过软组织的增生、硬化、钙化、骨化来对抗这种异常力学状态，阻止力的继续影响和破坏作用，但这种调节造成新的病理因素，形成新的疾病。如肌肉增生和各种软组织硬化、钙化、骨化最终形成骨质增生，引发临床表现。

（3）当异常的力学状态对人体的组织结构和生理功能产生较大强度的破坏时，以上两种调节方法已经无效，人体则被迫采取第3种调节方法，即适应性调节方法。这种调节只能保持一部分组织结构和生理功能不被破坏，而另一部分被破坏。比如，小儿髋关节半脱位长期得不到正确治疗和纠正，直至长大成人，人体就通过适应性的调节功能使髋臼变形，股骨头变形，股骨头外侧肌肉硬化和钙化，来保持髋关节的部分伸屈功能。

4. 人体是一个复杂的力学结构生命体

根据人类的自然属性、社会属性及运动属性得知，人体是一个复杂的力学结构生命体，比如，人体为了生存和自我保护，人体的形体结构形成了类似于圆形的外形，这种近似圆形的形体结构最大限度地保护了人体免受外界的损伤。同时，人体将重要的结构均置于身体的内部或者内侧，比如，人体将神经系统置于颅腔和椎管内，将心血管系统置于胸腔内，将四肢的重要神经血管置于肢体的内侧深层，以保证人体重要器官组织不受外界干扰和损伤。

第二节　骨杠杆力学系统

从物理学的知识得知，一个直的或者曲的刚体，在力的作用下，能围绕一固定点或者固定轴（支点）作转动，并克服阻力而做功。这个刚体在力学上称为杠杆。

人体的骨骼是支架，连接骨骼的软组织是维持这个支架保持正常位置和完成运动功能的纽带。骨骼本身不能产生运动功能，只有在软组织的牵拉作用下，才会完成运动功能。为了完成运动功能，人体根据其自身的特点形成了骨杠杆力学系统。所谓骨杠杆力学系统，是指骨相当于一硬棒（刚体），它在肌肉拉力（动力）作用下，围绕关节轴（支点）作用，并克服阻力而做功。为了完成不同的生理功能，人体形成了不同类型的关节连结，如单轴关节、双轴关节和多轴关节（图3-4），以保证关节能够沿冠状轴面进行屈伸运动，沿矢状轴面进行内收外展运动、沿垂直轴面进行内旋外旋以及环转运动。

综上所述，运动是人体的根本属性之一，力是人体运动的基本元素。所以，人体的力学结构就成为我们研究人体的生理病理时一个重要部分。那么，人体运动系统的力学结构是什么？这些力学结构的组成成分有哪些？它们之间的关系如何？力学结构如何影响疾病的发生、发展和转归？针刀治疗的原理是什么？不搞清楚这些问题，就不可能从学术的高度来认识针刀神奇的疗效，不可能解释针刀治疗众多临床疑难杂症的机理，不可能将针刀医学作为一门新兴的医学学科进行推广应用。经过上万例的针刀临床实践，作者发现了人类运动的力学解剖结构是人体弓弦力学系统，并根据弓弦力学系统提出了慢性软组织损伤的病理构架理论——网眼理论，现分述如下。

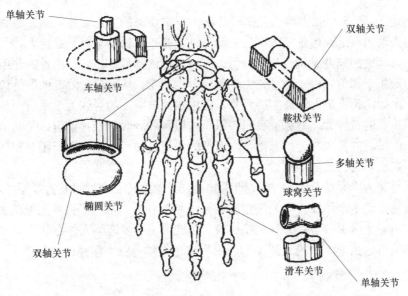

图 3-4　骨杠杆系统示意图

第三节　人体弓弦力学系统

一副完整的弓箭由弓、弦和箭三部分组成，弓与弦的连结处称之为弓弦结合部，一副完整弓弦的力学构架是在弦的牵拉条件下，使弓按照弦的拉力形成一个闭合的静态力学系统。弦相当于物理学的柔体物质，主要承受拉力的影响；弓相当于物理学的刚体物质，主要承受压力的影响。射箭时的力学构架是在弦的拉力作用下，使弓随弦的拉力方向产生形变，最后将箭射出（图 3-5）。

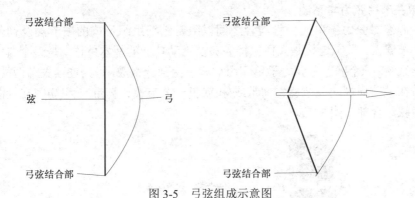

图 3-5　弓弦组成示意图

人类在逐渐进化过程中，各骨骼与软组织的连结方式类似弓箭形状的力学系统，作者将其命名为人体弓弦力学系统。通过这个系统，人体能够保持正常的姿势，完成各种运动生理功能。人体弓弦力学系统是以骨为弓，关节囊、韧带、肌肉、筋膜为弦，完成人体特定运动功能的力学系统。它由动态弓弦力学单元和静态弓弦力学单元和辅助装置

3个部分组成。静态弓弦力学单元是维持人体正常姿势的固定装置；动态弓弦力学单元是以肌肉为动力，是人体骨关节产生主动运动的基础；辅助装置是维持人体弓弦力学系统发挥正常功能的辅助结构，包括籽骨、副骨、滑液囊等，籽骨、副骨的作用是在人体运动应力最集中部位，将一个弓弦力学单元分为两个，从而最大限度地保持该部位的运动功能。比如，髌骨是人体最大的籽骨，它将膝关节前面的弓弦力学系统一分为二，减少了股四头肌的拉应力，避免了股四头肌腱与股骨和胫骨的直接磨擦，尤其是膝关节屈曲超过90°以后的肌肉与骨的磨擦。滑液囊的作用是在弓弦结合部周围分泌润滑液，减少软组织起止点与骨骼的磨擦。

　　人体弓弦力学系统分为3类，即四肢弓弦力学系统、脊柱弓弦力学系统和脊-肢弓弦力学系统。这3个弓弦力学系统相互联系，相互补充，形成了人体完整的力学构架。每个系统由多个单关节弓弦力学系统组成。由此可见，要理解人体弓弦力学系统，首先要掌握单关节弓弦力学系统（图3-6），因为它是人体弓弦力学系统的基础。

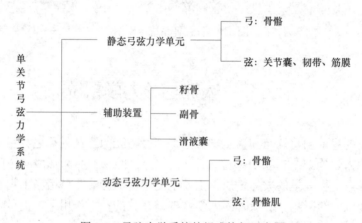

图3-6　弓弦力学系统的组成构架示意图

1. 单关节弓弦力学系统

　　（1）静态弓弦力学单元　骨与骨之间以致密结缔组织形成的关节囊及韧带连接方式称为关节连接。关节连接是人体保持姿势及运动功能的基本单位，是一个典型的静态弓弦力学系统。一个静态弓弦力学单元由弓和弦两部分组成，弓为连续关节两端的骨骼；弦为附着在关节周围的关节囊、韧带或/和筋膜，关节囊、韧带或/和筋膜在骨骼的附着处称为弓弦结合部（图3-7）。

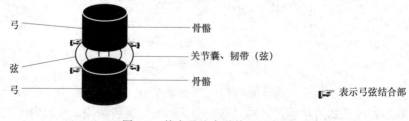

图3-7　静态弓弦力学单元示意图

　　由于关节囊、韧带及筋膜本身没有主动收缩功能，它们的作用是保持关节正常的对合面，同时又维持关节稳定性，所以，静态弓弦力学单元的作用是维持人体正常姿势的固定装置。

（2）动态弓弦力学单元　人体进化为直立行走，其关节连接的形状和关节受力方式也发生了变化。骨骼本身不能产生运动，关节是将骨骼连接起来的一种高度进化模式，只有骨骼肌收缩，才能带动关节的运动，从而完成关节运动，也就是说，正常的关节是运动的基础，肌肉收缩是运动的动力。我们的骨骼肌都是跨关节附着，即肌肉的两个附着点之间至少有一个以上的关节，肌肉收缩会使这些关节产生位移，完成特定的运动功能。一个动态弓弦力学单元包括一个以上的关节（静态弓弦力学系统）和跨关节附着的骨骼肌，骨骼肌在骨面的附着处称为弓弦结合部（图3-8）。

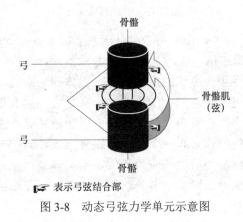

☞ 表示弓弦结合部

图3-8　动态弓弦力学单元示意图

由于动态弓弦力学单元以肌肉为动力，以骨骼为杠杆，是骨杠杆系统的力学解剖结构。骨骼肌有主动收缩功能，所以，动态弓弦力学单元是骨关节产生主动运动的力学解剖学基础。

2. 四肢弓弦力学系统

人体的四肢以单关节弓弦力学系统为基础，构成了众多的形状不同、功能不同的弓弦力学系统。这些弓弦力学系统的作用是维持四肢关节的正常位置，完成四肢的运动功能。

（1）四肢静态弓弦力学单元　四肢静态弓弦力学单元以四肢关节连结的骨为弓，以关节囊、韧带、筋膜为弦，维持四肢关节的正常位置及静态力学平衡。上肢的关节如肩关节、肘关节、腕关节、掌指关节、指间关节，下肢的关节如髋关节、膝关节、踝关节、跗骨间关节、跖趾关节、趾间关节等关节连结以及由韧带或者筋膜连结起来的多关节解剖结构都属于单关节静态弓弦力学单元。

图3-9显示一个滑膜关节的静态弓弦力学单元，它们是以骨骼为弓，以关节囊为弦，关节囊在骨骼的附着处称为弓弦结合部。各种原因引起关节囊受力异常，人体会通过粘连、瘢痕、挛缩来代偿这些过大的应力，导致关节囊增厚。如果这种异常应力不解除，人体就会在关节囊的附着处即弓弦结合部进行对抗性的调节，即在此处形成硬化、钙化、骨化，最终形成骨质增生。

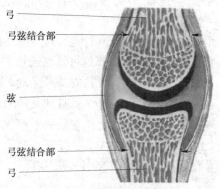

图 3-9 滑膜关节的静态弓弦力学单元

图 3-10 显示以跟距关节、距舟关节、舟楔关节、楔骰关节直到趾间关节的骨骼为弓，以足底腱膜为弦所形成的足纵弓静态弓弦力学单元。足底腱膜本身没有主动收缩功能，但它是维持足纵弓正式形状的重要结构。人体在行走过程中，通过足底腱膜的形变改变足弓的形状来适应行走的力学变化。如果足底腱膜长期受到超过人体调节范围的应力，在足底腱膜的起止点即弓弦结合部就会通过粘连、瘢痕、挛缩来代偿这些过大的应力，又由于足底腱膜只有一个起点即跟骨结节，向前分裂成五束分别止于 5个足趾骨，所以在跟骨结节处所受的应力最大，当人体通过粘连、瘢痕、挛缩都不能代偿这些过大的应力，就会在跟骨结节处对抗性的调节，即形成硬化、钙化、骨化，最终形成跟骨骨刺。

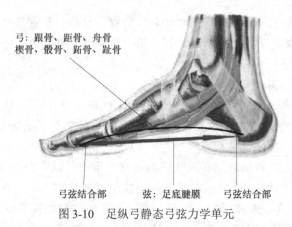

图 3-10 足纵弓静态弓弦力学单元

（2）四肢动态弓弦力学单元 四肢动态弓弦力学单元以四肢关节连结的骨为弓，以骨骼肌为弦，完成四肢关节的运动功能及动态力学平衡。上肢的关节如肩关节、肘关节、尺桡上关节、尺桡下关节、腕关节、掌指关节、指间关节，下肢的关节如髋关节、膝关节、踝关节、跗骨间关节、跖趾关节、趾间关节等关节的运动都属于单关节动态弓弦力学单元。

图 3-11 显示旋前方肌所形成的单关节动态弓弦力学单元。旋前方肌起于尺骨远端前面，止于桡骨远端前面。它所形成的动态弓弦力学单元是以尺桡下段前面为弓，以旋前方肌为弦，完成前臂主动旋前功能。

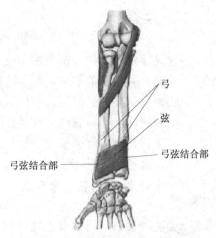

图 3-11　单关节动态弓弦力学单元

3. 脊柱弓弦力学系统

脊柱是人体的中轴线，人体为了生存的需要，在脊柱的矢状面上逐渐形成了一个曲线形状，这就是脊柱弓弦力学系统，也就是我们常说的脊柱的生理曲度。脊柱弓弦力学系统由多个单关节弓弦力学系统组成，由颈段、胸段、腰段、骶尾段的弓弦力学系统组成（图 3-12）。

（1）颈段弓弦力学系统　以枕骨、颈椎为弓，连结颈椎的软组织如椎间关节的关节突关节韧带、颈椎间盘、项韧带、黄韧带、椎枕肌、前斜角肌、中斜角肌、后斜角肌、竖脊肌颈段等软组织为弦所形成的一个弓弦力学系统，颈段弓弦力学系统的功能是维持颈椎的生理曲度，完成颈部的部分运动功能，另一部分颈部的运动功能由脊肢弓弦力学系统完成。

（2）胸段弓弦力学系统　以胸椎及肋骨、胸骨为弓，连结这些骨骼的软组织如椎间关节的关节突关节韧带、肋横突韧带、黄韧带、前纵韧带、后纵韧带、胸段、胸椎间盘等软组织为弦所形成的一个弓弦力学系统，胸段弓弦力学系统的功能主要是维持胸椎的生理曲度，并参与胸椎在矢状面的运动功能。

（3）腰段弓弦力学系统　以腰椎为弓，连结腰椎的软组织如椎间关节的关节突关节韧带、腰椎间盘、前纵韧带、后纵韧带、黄韧带、髂腰韧带、骶棘肌腰段等软组织为弦所形成的一个弓弦力学系统，腰段弓弦力学系统的功能是维持腰椎的生理曲度，完成腰部的部分运动功能，另一部分腰部的运动功能由脊肢弓弦力学系统完成。

（4）骶尾段弓弦力学系统　以骶尾椎为弓，连结骶尾椎的软组织如骶棘韧带、骶结节韧带、竖脊肌腰段等软组织为弦所形成的一个弓弦力学系统，骶尾段弓弦力学系统的功能是维持骨盆平衡。

颈段、胸段、腰段、骶尾段的弓弦力学系统共同组成脊柱矢状面的整体弓弦力学系统，竖脊肌、项韧带、斜方肌等软组织在枕骨的附着处及第 7 颈椎的附着处为颈段的弓弦结合部，前纵韧带在第 1 胸椎、第 12 胸椎前面的附着处为胸段的弓弦结合部，竖脊肌、棘上韧带、背阔肌等软组织在第 1 腰椎、第 5 胸椎后面的附着处为腰段的弓弦结合部，骶棘韧带、骶结节韧带等软组织在骶椎侧面、坐骨结节、坐骨棘的附着处为骶尾段

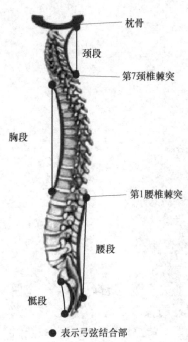

图 3-12 脊柱弓弦力学系统

标注:枕骨、颈段、第7颈椎棘突、胸段、第1腰椎棘突、腰段、骶段、● 表示弓弦结合部

的弓弦结合部。

根据数学曲线变化规律,当一段曲线弧长一定时,这段曲线其中的一部分曲率变小,剩下的那一部分曲线的曲率会相应的增大。由于这些弓弦结合部都是脊柱矢状轴发生转曲的部位,所以,此部位的软组织尤其容易受到损伤。当弓弦结合部的软组织发生粘连、瘢痕、挛缩等损伤时,就会引起脊柱生理曲度的变化,引发颈椎病、腰椎病、颈-腰综合征等众多临床疑难病症。

4. 脊-肢弓弦力学系统

躯干是人体的主干,人体要完成复杂的运动功能,如肢带关节(肩关节、髋关节)的运动,上、下肢同时运动,就需要围绕脊柱的多个关节的联合协调运动。从而形成了脊-肢弓弦力学系统。后者由多个单关节弓弦力学系统组成,分为胸廓与肢体弓弦力学系统及脊柱与肢体弓弦力学系统。脊-肢弓弦力学系统以脊柱为中心,相互协调,相互补充,保证了脊动肢动、肢动脊动的统一。这个弓弦力学系统从形状上看,类似斜拉桥的结构,斜拉桥的桥塔相当于脊柱,斜拉桥的桥面相当于肢带骨,连续斜拉桥的拉索相当于连结脊柱和肢带骨的软组织。桥塔和桥面相当于弓,拉索相当于弦(图 3-13)。

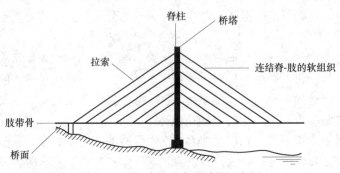

图 3-13 脊-肢弓弦力学系统示意图

根据斜拉桥的原理,我们得知,斜拉桥由桥塔、拉索和桥面组成。我们以一个索塔来分析。桥塔两侧是对称的斜拉索,通过斜拉索将桥塔和桥面连接在一起。假设索塔两侧只有两根斜拉索,左右对称各一条,这两根斜拉索受到主梁的重力作用,对桥塔产生两个对称的沿着斜拉索方向的拉力,根据受力分析,左边的力可以分解为水平向左的一个力和竖直向下的一个力;同样的右边的力可以分解为水平向右的一个力和竖直向下的一个力;由于这两个力是对称的,所以水平向左和水平向右的两个力互相抵消了, 最终主梁的重力成为对桥塔的竖直向下的两个力,这样,力又传给索塔下面的桥墩了。斜拉索数量越多,分散主梁给斜拉索的力就越多。

脊柱与肢带骨的连结类似于斜拉桥的力学原理,脊柱两侧肌肉、韧带、筋膜等软组织的正常应力是维持脊柱和肢带骨的正常力学传导的必要元素。如果这些软组织受到异常的拉应力，就会造成脊柱的移位。换言之，脊柱的错位不是脊柱本身引起的，而是由于脊柱两侧软组织的应力异常导致的。当脊柱一侧的软组织的拉应力异常，脊柱就会向拉力侧倾斜，在影像学上就会发现脊柱在矢状面、冠状面、垂直面出现单一的或者多方向的移位表现。而且一侧的软组织的拉应力异常引起了脊柱的移位，必然引起对侧的软组织的拉应力异常。

与颈椎病有关的脊柱与肢体的弓弦力学系统：一是以颈椎、肩胛骨为弓，肩胛提肌为弦的动态弓弦力学单元，二是以脊柱、肱骨、肩胛骨为弓，斜方肌、背阔肌为弦的动态弓弦力学单元，三是以颈椎横突、肋骨为弓，前斜角肌、中斜角肌、后斜角肌为弦的动态弓弦力学系统。以斜方肌、背阔肌的动态弓弦力学单元为例，当斜方肌、背阔肌慢性劳损，人体在修复过程中在肌肉的起止点形成粘连、瘢痕，造成局部的应力异常，根据斜拉桥的力学原理，必然引起颈椎在冠状面的受力异常，最终引起颈椎侧弯，引起颈椎病的临床表现；同时，由于斜方肌与背阔肌有部分相同的起点，斜方肌的损伤后期会引起背阔肌慢性劳损，背阔肌又是腰部的脊肢弓弦力学系统，当背阔肌损伤以后应力异常，必然引起腰椎弓弦力学系统的代偿，严重者引起腰椎错位，引发腰神经根的卡压，引起下肢神经压迫的临床表现。这就是颈-腰综合征的病理机制。

综上所述，我们可以得出以下结论：

（1）人体的弓弦力学系统是物理学的力学成分在人体骨关节与软组织之间的具体表现形式，是人体运动系统的力学解剖结构，它的基本单位是关节，一个关节的弓弦力学系统包括静态弓弦力学单元和动态弓弦力学单元及其辅助结构。

（2）由于人体骨关节周围软组织起止点的不同，在同一部位的骨骼上可以有一个或者多个肌肉、韧带的起止点。起于同一部位的肌肉、韧带可止于不同的骨骼，起于不同骨骼的多条肌肉、韧带等软组织也可止于同一骨骼。各部分的弓弦力学单元相互交叉，形成人体整体弓弦力学系统。

（3）脊柱弓弦力学系统对维持脊柱的生理曲度具有重要意义，脊柱前、后面软组织损伤是引起脊柱生理曲度变化的始发原因。

（4）脊-肢弓弦力学系统找到了脊柱与四肢的力学传导的路径，从力学层面实现了脊柱与四肢的统一。动、静态弓弦力学单元的关系可归纳为四句话，即动中有静，静中有动，动静结合，平衡功能。

（5）弓弦力学系统组成部分的慢性损伤，必然引起弓弦组成部的受力异常。在弓弦力学系统中，应力集中的部位首先是弓弦结合部即软组织的起止点，其次是弦即软组织的行经路线，最后是弓即骨关节。这就是为什么骨关节周围的软组织损伤在临床上最为多见，其次才是软组织行经路线的损伤，最后是骨关节本身的损伤如骨质增生、创伤性关节炎、骨性关节炎等。

（6）弓弦力学系统的创立，阐明了慢性软组织损伤及骨质增生等临床疑难杂症的病理机制和疾病的病理构架，完善和补充了针刀医学基础理论，将针刀治疗从"以痛为输"的病变点治疗提升到对疾病的病理构架治疗的高度上来。解决了针刀治疗有效率高、治愈率低的现状，为针刀治愈困扰全人类健康的慢性软组织损伤性疾病，骨质增生症提供了解剖力学基础。

第四章

慢性软组织损伤与骨质增生的病因病理学理论

第一节 慢性软组织损伤与骨质增生的病因

一、慢性软组织损伤和骨质增生的病因病理学理论的产生

慢性软组织损伤疾病是临床常见病，多发病，是影响人类健康，降低人类生活质量的主要疾病，中西医学界对此疾病的发病原因、病理变化作了大量的研究，但进展不大。现代骨伤科教科书《中医骨伤科学》指出："软组织损伤常就诊于骨伤科，但对其发病机制和病理形态的改变知道很少，应列入骨伤科病理学的研究范围。"黄家驷外科学有类似的说明。

朱汉章教授通过对慢性软组织损伤类疾病及骨质增生疾病的病因病理学研究得出了动态平衡失调是引起慢性软组织损伤的根本病因，力平衡失调是引起骨质增生的根本病因，针刀通过切开瘢痕、分离粘连与挛缩、疏通堵塞，从而恢复动态平衡，恢复力平衡，使疾病得以治愈。也就是说慢性软组织损伤和骨质增生的病因病理是人体软组织和骨关节的运动功能受到限制。但针刀治疗与功能平衡的关系是什么？针刀手术如何调节平衡？病变的粘连、瘢痕在什么部位？疼痛点或者压痛点就是粘连、瘢痕和挛缩的主要部位吗？针刀是通过什么方式去促进局部微循环的？针刀治疗脊柱相关疾病的机理是什么？一种疾病的针刀治疗点如何把握？多少个治疗点是正确的？一种疾病针刀治疗的疗程如何确定？在同一部位反复多次做针刀有没有限度？究其原因，其根本问题在于平衡只是一个功能概念，针刀治疗与功能平衡之间缺乏一个物质基础，没有这个基础，针刀疗法就变成了一种无序化过程，一种无法规范的盲目操作，一种经验医学。

综上所述，过去针刀医学关于慢性软组织损伤以及骨质增生的病因病理有缺陷和不足，即动态平衡失调和力平衡失调只是功能状态，而针刀治疗的是人体的解剖结构，换言之，针刀治疗缺乏解剖结构与疾病病因病理的内在联系，从而使学术界和针刀医生都无法理解针刀治疗部位与疾病的内在联系，直接影响了针刀医学的纵、深发展，限制了针刀医学与中医、西医界的学术交流，严重阻碍了针刀医学产业化进程。

要解决这个根本问题就必须知晓针刀诊疗与人体功能平衡之间的物质基础。作者经

过大量的针刀临床实践，总结中西医关于慢性软组织损伤的病因病理，提出了骨与软组织之间存在一个完整的力学系统——人体弓弦力学系统。根据弓弦力学系统，认识骨和软组织之间的力学变化关系，神经血管在骨关节周围及软组织中的行经路线，重新认识慢性软组织损伤、骨质增生的原因以及脊柱相关疾病所引起的多系统、多器官病变的原因以及病理变化，真正实现针刀治疗的科学性、实践性和可重复性。为此，笔者根据人体弓弦力学系统，提出了慢性软组织损伤和骨质增生的新的病因学理论和病理机制。

二、慢性软组织损伤与骨质增生的根本病因——弓弦力学系统力平衡失调

任何疾病的发生发展必然有其解剖形态学基础，各种原因引起人体相关弓弦力学系统解剖结构的形态变化，引起了弓弦力学系统力平衡失调，才导致慢性软组织损伤性疾病。我们把这种关系归纳为"不正不平，不平则病"。

1. 不正的定义

各种致病因素如暴力损伤，积累性损伤，隐蔽性损伤，情绪性损伤等引起相关的弓弦力学系统受力异常，最终导致弓弦力学系统的组成部分即骨与软组织的形态结构改变，失去正常位置，作者将其称为不正。人体弓弦力学系统由三部分组成，即单关节弓弦力学系统、脊柱弓弦力学系统和脊—肢弓弦力学系统，它们不正的表现形式也有所不同。

（1）软组织的形态结构改变：在弓弦结合部（软组织在骨面的附着处）及弦的行经路线（关节囊、韧带、筋膜、肌肉等软组织的走行路线）的粘连、瘢痕、挛缩、硬节、条索、硬化、钙化等。

（2）单关节弓弦力学系统主要负责四肢的骨关节力学传导，故它受损后的形态学改变为四肢关节微小错位、骨质增生，严重的患者表现为关节畸形。

（3）脊柱弓弦力学系统主要负责脊柱力学传导，故它受损后的形态学改变为脊柱生理曲度的变化，脊柱各关节在矢状面、冠状面、水平面出现单一或者多向性的错位、骨质增生、椎间盘移位等。

（4）脊–肢弓弦力学系统主要负责脊柱与四肢的力学传导，故它受损后的形态学改变表现一是脊柱弓弦力学系统受损后的形态学改变，二是四肢弓弦力学系统受损后的形态学改变，如强直性脊柱炎、类风湿关节炎、扭转痉挛等疾病的骨关节畸形。

以上解剖结构的形态学改变可以通过临床物理检查，影像学及显微镜下获得。

2. 不平的定义

弓弦力学系统的形态结构异常（不正）是慢性软组织损伤的根本原因，但由于人体具有巨大的自我修复和自我调节潜能，所以，在不正的情况下，受损的软组织和骨关节的功能在一定限度内可以由邻近其他软组织或者骨关节代偿，故此时临床症状和体征轻微甚至没有临床表现。换言之，虽然弓弦力学系统的形态结构已经异常，如软组织的粘连、瘢痕、挛缩、硬节、条索、硬化、钙化和骨关节的错位等，但如果这种形态结构异常在人体的代偿范围以内，就没有临床表现或者只有轻微的症状；当弓弦力学系统的形态结构异常（不正）超过了人体自我修复和自我调节潜能的极限，破坏了人体的力平衡，就会导致受损软组织和骨关节的功能异常，或/和卡压行经于软组织之间的神经、血管，引起各种复杂的症状和体征。作者将这种由于弓弦力学系统的形态结构异常（不正）导

致其受损弓弦力学系统的功能障碍，引起人体力平衡失调称为不平。

根据人体弓弦力学系统的组成不同，其力平衡失调的临床表现方式也不同。

（1）软组织损伤后功能异常的临床表现为局部疼痛、肿胀、压痛、硬节、条索、硬化、功能障碍等。比如，肱二头肌动态弓弦力学单元受损后，在弓弦结合部（肱二头肌长、短头起点）的肌腱粘连、条索、硬化、钙化，引起肱二头肌长头腱鞘炎及肱二头肌短头腱鞘炎的临床表现。

（2）单关节弓弦力学系统受损后功能异常表现为关节肿胀疼痛，活动受限，严重的患者表现为关节畸形，关节功能丧失。比如，膝关节骨性关节炎是由于膝关节的弓弦力学系统受损后，改变了膝关节以及周围软组织的正常结构和毗邻关系，引起膝关节肿痛，行走困难，关节积液，最终导致膝关节畸形。

（3）脊柱弓弦力学系统受损后的功能异常表现为脊柱周围软组织损伤后的临床表现，如果卡压了行经于这些部位软组织中的神经、血管，就会引发诸多复杂的临床表现。比如，颈椎病是由于颈段的弓弦力学系统受损后，改变了颈段的骨关节以及软组织的正常结构和毗邻关系，首先引起颈部的酸痛，颈部活动受限，当卡压了颈段的神经、血管，就会引起神经根型颈椎病、椎动脉型颈椎病、交感神经型颈椎病、脊髓型颈椎病的临床表现。再如，慢性支气管炎由于在脊柱弓弦力学系统中，颈胸结合部既是颈段脊柱弓弦力学系统的弓弦结合部，又是胸段脊柱弓弦力学系统的弓弦结合部，所以，此处有众多的软组织附着，容易受损，引起颈、胸段脊柱的形态学改变，一方面影响行经颈、胸椎前侧方支配肺部的植物神经，另一方面使胸廓容积改变，最终引起支气管、肺脏的功能异常，临床表现出慢性咳嗽、咯痰、气喘，呼吸困难及肺功能异常。

（4）脊-肢弓弦力学系统受损后的功能异常表现一是脊柱弓弦力学系统受损后的功能异常的症状体征，二是四肢弓弦力学系统受损后的功能异常的症状体征。比如，强直性脊柱炎早期有腰骶部晨僵感、酸胀、腰痛，后期出现脊柱强直、髋关节强直、肩肘关节强直、膝关节强直等脊柱弓弦力学系统受损和四肢弓弦力学系统受损的临床表现。

综上所述，可以得出以下结论：

（1）弓弦力学系统的形态结构改变即不正是引发慢性软组织损伤、骨质增生以及各内脏器官慢性损伤的物质基础，当这种形态改变超过了人体的自身代偿能力和自我修复能力，卡压行经于弦（软组织）之间的神经、血管，人体的力平衡被破坏（即不平），从而引起各种复杂的症状和体征。由于人类个体对环境、气候、情绪、损伤等引起慢性软组织损伤的自我修复能力和自我调节各不相同，所以，各弓弦力学系统的形态学改变和功能学改变也不一样，这就是慢性软组织损伤的临床表现和影像学表现纷乱复杂的根本原因所在。

（2）骨质增生不是由于骨骼本身退变或者缺钙的结果，而是慢性软组织损伤在骨关节的特殊表现方式。详见第二节慢性软组织损伤及骨质增生的病理构架理论—网眼理论。

（3）不正与不平的关系：不正是原因，不平是不正的一个结果。不正不必然引起不平，如果弓弦力学系统受损轻微，而人体的自我代偿能力和自我修复能力强，就不会引起临床表现；反之，如果弓弦力学系统受损重，而人体的自我代偿能力和自我修复能力弱，则会引起各种临床表现，即在不正不平的情况下，才需要外力如针刀加以调节。

（4）弓弦力学系统的形态学改变不是骨质本身（弓）所致，而是骨关节周围的软组织（弦）的力平衡失调所致，慢性软组织损伤后的临床表现是人体对弓弦力学系统受损失代偿的结果。针对不正不平、不平则病，针刀的治疗目的就是扶正调平，纠正弓弦力学系统的异常形态，解除神经、血管的卡压，恢复人体的自我修复能力和自我调节能力。

第二节　慢性软组织损伤与骨质增生的
病理构架理论——网眼理论

　　过去，由于针刀医学关于慢性软组织损伤病因学理论的模糊，在针刀医学原理及针刀教材等著作中将针刀术视为盲视闭合性手术。对照新华字典上对盲的解释：盲就是瞎，看不见东西，对事物不能辨认，如果将针刀闭合性手术定性为盲视手术，就会给人一种针刀是在人体内瞎扎乱捣的感觉，那么谁还敢接受针刀治疗呢？搞清楚人体弓弦力学系统受损是引起慢性软组织损伤的根本原因以后，针刀治疗就从盲视手术变为非直视手术了，针刀的治疗就能作到有的放矢，刀到病除，从源头上解决了针刀安全性的问题，对针刀医学的发展具有重要的现实意义和深远的历史意义。

　　慢性软组织损伤与骨质增生的病理构架理论——网眼理论就是分析慢性软组织损伤后的弓弦力学系统产生的病理机理，从而为针刀治疗提供形态病理学论据。理解和掌握慢性软组织损伤与骨质增生的病理构架理论——网眼理论，首先要弄清创伤的修复愈合方式，粘连、瘢痕、挛缩、以及骨质增生的本质，然后再理解弓弦力学系统受损后所形成的病理构架。

一、现代创伤愈合的概念

（一）炎症反应期

　　软组织损伤后，局部迅速发生炎症反应，可持续3～5日。此过程中最主要的病理反应是凝血和免疫反应。凝血过程中，引发血小板被激活、聚集，并释出多种生物因子，如促进细胞增殖的血小板源性生长因子、转化生长因子，这些因子和血小板释放的花生四烯酸、血小板激活的补体 C5 片段等共同具有诱导吞噬细胞的趋化作用，血小板源性内皮细胞生长因子在炎症反应期后参与肉芽毛细血管的形成，增加血管通透性，使中性粒细胞、单核细胞游离出血管，并在趋化物的作用下到达损伤部位。免疫反应首先是中性粒细胞、单核/巨噬细胞的作用，中性粒细胞首先进入损伤组织，并分泌血小板活化因子和一些趋化物质，在各种生长因子和趋化物的联合作用下，随之单核细胞到达损伤部位，并转化为巨噬细胞。上述中性粒细胞和单核/巨噬细胞均具有很强的清除坏死组织、病原体的功能。单核巨噬细胞是炎症阶段的主要分泌细胞，它可以分泌许多生长因子和刺激因子。这些因子为炎症后期的细胞增殖分化期打好了坚实的基础。同时，巨噬细胞还可影响生长因子和细胞间的相互作用，没有巨噬细胞，它们将不易发挥作用。淋巴细胞和肥大细胞也参与炎症反应期，它们对血管反应、组织再生修复能力等均有影响。

（二）细胞增殖分化期

此期的特征性表现是通过修复细胞的增殖分化活动来修复组织缺损。对表浅损伤的修复主要是通过上皮细胞的增殖、迁移并覆盖创面完成；对于深部其他软组织损伤则需要通过肉芽组织形成的方式来进行修复。肉芽组织的主要成分是成纤维细胞、巨噬细胞、丰富的毛细血管和丰富的细胞间基质。在普通软组织中，成纤维细胞是主要的修复细胞。肉芽组织内的血供来源于内皮细胞的增殖分化和毛细血管的形成，先是内皮细胞在多肽生长因子的趋化下迁移至伤处，迁移至伤处的内皮细胞在一些生物因子的刺激下开始细胞增殖，当内皮细胞增殖到一定数目时，在血管生成素等血管活性物质的作用下，分化成血管内皮细胞，并彼此相连形成贯通的血管。

（三）组织的修复重建期

肉芽组织形成后，伤口将收缩。而后，体表损伤由再生上皮覆盖或瘢痕形成；深部损伤则形成肉芽组织达到损伤的暂时愈合。在普通的软组织损伤中，再经过组织重建，即肉芽组织转变为正常的结缔组织，成纤维细胞转变为纤维细胞，从而实现损伤组织的最终愈合。

二、慢性软组织损伤的本质

慢性软组织损伤后，人体通过自我修复、自我调节过程对受损软组织进行修复和重建。其修复重建方式有 3 种：一是损伤组织完全修复，即组织的形态、功能完全恢复正常，与原来组织无任何区别；二是损伤组织大部分修复，维持其基本形态，但有粘连或瘢痕或者挛缩形成，其功能可能正常或有所减弱；三是损伤组织自身无修复能力，必须通过纤维组织的粘连、瘢痕和挛缩进行修复，其形态和功能都与原组织不同或完全不同，成为一种无功能或有碍正常功能的组织。了解创伤愈合和过程，正确认识粘连、瘢痕和挛缩及堵塞的本质，对针刀治疗此类疾病具有重要临床指导作用。

（一）粘连的本质

粘连是部分软组织损伤或手术后组织愈合时必然经过的修复过程，它是人体自我修复的一种生理功能。但是，任何事物都有两面性，当急、慢性损伤后，组织的修复不能达到完全再生、复原，而在受伤害的组织中形成粘连、瘢痕或（和）挛缩，且这种粘连和瘢痕影响了组织、器官的功能，压迫神经、血管等，就会产生相关组织、器官的功能障碍，而引发一系列临床症状。此时，粘连就超过了人体本身修复的生理功能，从而成为慢性软组织损伤中的病理因素。粘连的表现形式有以下几种：

（1）肌束膜间的粘连　正常状态下，每块肌肉收缩时并非所有的肌纤维全部同时参与活动，而是部分舒张，部分收缩，这样交替运动才能保持肌张力。如果肌内部损伤，肌束间发生粘连，肌束间便会产生感觉或运动障碍，在肌内可产生条索或结节之类的病变，这种情况多发生在单一的肌肉组织肌腹部损伤。

（2）肌外膜之间的粘连　即相邻的肌肉外膜之间的粘连。如果是两块肌肉的肌纤维方向相同，而且是协同肌之间的粘连，可能不致产生明显的运动障碍，也就不会引起较重症状；如果两块肌肉的肌纤维走行方向不同，当一块肌肉收缩时，这种粘连影响到收缩肌肉本身及相邻肌肉的运动，妨碍其正常功能，临床上可检查到压痛、条索、结节等改变，如肱二头肌短头与喙肱肌之间的粘连。

（3）肌腱之间的粘连 如桡骨茎突部肌腱炎引起拇长展肌与拇短伸肌之间的粘连。

（4）腱周结构之间的粘连 腱周结构包括腱周围疏松结缔组织、滑液囊、脂肪垫或软骨垫等组织，它是保护腱末端的组织结构，当肌腱末端受到损伤时，因出血、渗出、水肿等无菌性炎症而产生腱末端与腱周结构的紧密粘连，这种粘连可发生在腱与自身的腱周结构之间，也可发生于两个相邻的腱周围结构之间。

（5）韧带与关节囊的粘连 关节囊周围有许多韧带相连，有的与关节囊呈愈着状态，密不可分，成为一体，而另一部分则多是相对独立、层次分明的。它们各自有独立的运动轨迹，当它们损伤之后，关节囊与韧带之间、韧带与韧带之间，会产生粘连。如踝关节创伤性关节炎，就是由于外伤引起踝关节囊与三角韧带及腓跟韧带的粘连等。

（6）肌腱、韧带与附着骨之间的粘连 肌腱和韧带均附着于骨面上，有的肌腱行于骨纤维管道中，在肌腱、韧带的游离部损伤时，肌腱和韧带的起止点及骨纤维管会产生粘连，影响关节运动，造成关节运动障碍，产生一系列症状。如肩周炎，就是肩关节周围的肱二头肌短头起点、肱二头肌长头通过结节间沟部，以及肩袖周围起止点之间的粘连，引起肩关节功能障碍。

（7）骨间的粘连 即骨与骨之间连接的筋膜、韧带和纤维组织之间的粘连，如胫腓骨间膜的粘连、尺桡骨间膜的粘连、腕关节内部韧带连接处的粘连等。

（8）神经与周围软组织的粘连 神经与周围软组织发生粘连或神经行径线路周围的软组织因为粘连对神经产生卡压，如神经卡压综合征、颈椎病、腰椎间盘突出症、腰椎管狭窄症、梨状肌综合征等疾病的症状、体征就是由此而引起的。

（二）瘢痕的本质

通过西医病理学的知识，知道损伤后组织的自我修复要经过炎症反应期、细胞增殖分化期和组织修复重建期才能完成。在急性炎症反应期和细胞增殖分化期后，损伤处会产生肉芽组织，其成分为大量的纤维母细胞，这些细胞分泌原胶原蛋白，在局部形成胶原纤维，最终，纤维母细胞转变为纤维细胞。随着胶原纤维大量增加，毛细血管和纤维细胞则减少，随之，肉芽组织变为致密的瘢痕组织。3周后胶原纤维分解作用逐渐增强，3个月后则分解、吸收作用明显增生，可使瘢痕在一定程度上缩小变软。在软组织（肌肉、肌腱、韧带、关节囊、腱周结构、神经、血管等）损伤的自我修复过程中，肌肉、肌腱纤维及关节囊等组织往往再生不全，代之以结缔组织修复占主导的地位。于是，出现的瘢痕也不能完全吸收。从病理学的角度看，瘢痕大都是结缔组织玻璃样变性。病变处呈半透明、灰白色、质坚韧，纤维细胞明显减少，胶原纤维组织增粗，甚至形成均匀一致的玻璃样物。当这种瘢痕没有影响到损伤组织本身或者损伤周围的组织、器官的功能时，它是人体的一种自我修复的过程。然而，如果瘢痕过大、过多，造成了组织器官的功能障碍时，使相关弓弦力学系统不正不平，从而成为一种病理因素，这时，就需要针刀治疗了。

（三）挛缩的本质

挛缩是软组织损伤后的另一种自我修复形式，软组织损伤以后，引起粘连和瘢痕，以代偿组织、器官的部分功能，如果损伤较重，粘连和瘢痕不足以代偿受损组织的功能时，特别是骨关节周围的慢性软组织损伤，由于关节周围应力集中，受损组织就会变厚、变硬、变短，以弥补骨关节的运动功能需要，这就是挛缩。瘢痕是挛缩的基础，挛缩是粘连、瘢痕的结果。他们都因为使相关弓弦力学系统不正不平，从而成为一种病理因素。

（四）堵塞的本质

针刀医学对堵塞的解释是软组织损伤后，正常组织代谢紊乱，微循环障碍，局部缺血缺氧，在损伤的修复过程中所形成的粘连、瘢痕、挛缩，使血管数量进一步减少，血流量锐减，导致局部血供明显减少，代谢产物堆积，影响组织器官的修复，使相关弓弦力学系统不平，从而成为一种病理因素。

三、骨质增生的本质

骨质增生本质是人体对骨关节异常力平衡的对抗性调节的结果，它的病理基础是软组织的动态平衡失调，它的病理发展过程是硬化→钙化→骨化。也就是说，骨质增生是慢性软组织损伤的特殊表现形式。

当骨关节周围的软组织，如肌肉、韧带、筋膜的起止点损伤后，人体通过粘连、瘢痕、挛缩和堵塞对受损组织进行自我修复，这种调节结果必然对软组织附着部的骨组织产生牵拉，导致局部骨组织的应力集中，沃尔夫定律——"骨的形态和功能上的每一个变化，或者仅仅是它们功能上的每一个变化，必然接着引起骨的外部形态上确定的次级变化，这些变化是按数学定律进行的"和压电效应学说——"骨组织在应力刺激下，其成骨量增加"，证实了骨质增生与力学有着密切关系。换言之，骨组织可通过大小、形状和结构的再塑造来适应承载的需要，在一定范围内，增加载荷即需要增加承载时可有骨形成；降低生理载荷即不需要或减少时，可将骨吸收；如果载荷过大，如对骨折过度加压，骨将由于压力性坏死而吸收。也就是说，骨在需要的地方生长，在不需要的地方吸收。由此可见，骨质增生（骨赘）是为适应应力改变而发生的，它既是生理的，又可转为病理的；它既可以使增生部位增加稳定性，但也可能成为对周围神经、血管等重要器官产生刺激和压迫的因素。而当消除这种异常高应力时，骨质增生则可缩小，甚至吸收。

通过对软组织损伤及骨质增生的病因病理的分析，可以得出这样的结论：

（1）慢性软组织损伤所引起的临床表现是人体对损伤的自我修复和自我调节超过了人体所能修复和调节的极限的结果，为了保持人体的动态平衡，人体对损伤的修复和代偿是一个整体的全方位的系统工程，即广泛的粘连、瘢痕、挛缩和堵塞修复过程。这种修复既要修复损伤组织本身，还要保证它的功能以及相邻组织器官的功能正常。换言之，慢性软组织损伤性疾病的本质是人体自身的代偿性疾病，是内因，其他因素如暴力性损伤、积累性损伤、情绪性损伤、隐蔽性损伤、疲劳性损伤、侵害性损伤、人体自重力性损伤、手术性损伤、病损性损伤、环境性损伤等都是外因，外因必须通过内因才能起作用，内因是决定性的因素，外因只是引起内因发生变化的条件。所以，其他侵害的治疗，如药物、理疗、开放性手术等都是针对外因的治疗，而针刀治疗是针对内因的治疗。

（2）当超过人体自身修复和代偿的极限就会引起疾病的发生，它的病理机制不是一个点或者几个点的孤立的、单独的病变，而是以点连线，以线成面的广泛的粘连、瘢痕、挛缩和堵塞，形成了完整的病理构架。

（3）骨质增生是慢性软组织损伤的特殊表现形式。骨质增生是在骨关节周围的慢性软组织起止点的粘连、瘢痕、挛缩和堵塞造成骨关节的应力集中的基础上，骨关节所进行的自我代偿的结果。

四、网眼理论

慢性软组织损伤是人体对软组织损伤的自我修复和自我代偿的结果。当人体某一软组织受到异常应力的作用造成局部的出血、渗出，人体会启动自身的应急系统，利用粘连、瘢痕对损伤部位进行修复，如果这种修复是完全的、彻底的，人体就恢复正常的动态平衡状态，如果人体不能通过粘连、瘢痕对抗异常应力，就会引起软组织挛缩，如果局部的粘连、瘢痕过多过剩，就会引起周围软组织的粘连和瘢痕，导致软组织的受力异常。随着病情的发展，这些软组织根据各自的走行方向将异常的应力传达到软组织的附着点，最终引起该部位周围的软组织的广泛粘连和瘢痕。

慢性软组织损伤不是一个点的病变，而是以点成线、以线成面的立体网络状的一个病理构架，这个病理构架的解剖学基础就是人体弓弦力学系统。可以将它形象地比喻为一张鱼网，鱼网的各个结点就是弓弦结合部，是软组织在骨骼的附着点，是粘连、瘢痕最集中、病变最重的部位，换言之，它是慢性软组织损伤病变的关键部位；连结各个结点网线就是弦的行径路线。

综上所述，通过对慢性软组织损伤的病理构架分析，我们可以得出以下结论：

（1）慢性软组织损伤是一种人体自我代偿性疾病，是人体在修复损伤软组织过程中所形成的病理变化，骨质增生是慢性软组织损伤在骨关节周围的特殊表现形式。人体的自我修复、自我代偿是内因，损伤是外因，外因必须通过内因才能起作用，针刀的作用只是帮助人体进行自我修复、自我代偿，针刀治疗是一种扶正的治疗。

（2）慢性软组织损伤的病理过程是以点—线—面的形式所形成的立体网络状病理构架。它的病理构架形成的形态学基础是人体弓弦力学系统。慢性软组织损伤后，该软组织起止点即弓弦结合部的粘连、瘢痕、挛缩和堵塞，就会影响在此处附着的其他软组织，通过这些组织的行经路线即弦的走行路线向周围发展辐射，最终在损伤组织内部、损伤组织周围、损伤部位与相邻组织之间形成立体网状的粘连、瘢痕，导致弓弦力学系统形态结构异常，影响了相关弓弦力学系统的功能，即由不平引起不正。

（3）根据慢性软组织损伤的网眼理论，针刀整体治疗也应通过点、线、面进行整体治疗，破坏疾病的整体病理构架，针刀治疗是以恢复生理功能为最终目的的平衡治疗，而不是仅以止痛作为治疗的目标。

（4）网眼理论将中医宏观整体的理念与西医微观局部的理念结合起来，既从总体上去理解疾病的发生发展，又从具体的病变点对疾病进行量化分析，对于制定针刀治疗慢性软组织损伤性疾病和骨质增生症的整体思路、确定针刀治疗的部位、针刀疗程以及针刀术后手法操作都具有积极的临床指导意义。

（5）笔者根据慢性软组织损伤的病理构架所提出的网眼理论将针刀治疗从"以痛为输"的病变点治疗提高到对疾病的病理构架治疗的高度上来，将治疗目的明确为扶正调平，对于制定针刀治疗的整体思路、确定针刀治疗的部位、针刀术后手法操作都具有积极的临床指导意义。

第三节 类风湿关节炎的病因病理

类风湿关节炎是一种自身免疫性疾病，病因至今不明。遗传因素造成了类风湿关节炎的易感性，感染可触发此病的发生，多种复杂的因素参与了类风湿关节炎关节和全身免疫反应的紊乱过程。

根据分子模拟学说，外来抗原分子的结构和抗原性与机体某些抗原相似，造成与自身抗原的交叉反应，人体自身抗原可能有软骨的 II、IV、VI 型胶原及其他的软骨细胞抗原（但真正导致类风湿关节炎的抗原还不清楚）。这种自身抗原经过携带 HLA-DR 分子的抗原呈递细胞的吞噬、加工，激活了 T 细胞，释放多种细胞因子，促进发生更强的免疫反应。B 细胞和浆细胞过度激活产生大量免疫球蛋白和类风湿因子，形成免疫复合物并沉积在滑膜组织上。局部由单核、巨噬细胞产生的白细胞介素-1（IL-1）、肿瘤坏死因子 α（TNF-α）和白三烯 B_4（LTB_4）能刺激多形核细胞进入滑膜。局部产生前列腺素 E_2（PGE_2），PGE_2 的扩血管作用也能促进炎症细胞进入炎症部位，吞噬免疫复合物及释放溶酶体酶，如中性蛋白酶和胶原酶，破坏胶原组织，使滑膜表面及关节软骨受损。类风湿因子还可见于浸润滑膜的浆细胞、增生的淋巴滤泡及滑膜细胞内，同时也能见到 IgG-RF 复合物。故即使感染因素不存在，仍能不断产生类风湿因子，使病变反应发展成为慢性炎症，包括滑膜炎、滑膜增生、软骨和骨的损害，及类风湿关节炎的全身表现。这是类风湿关节炎的起始。

一、关节病理表现

关节滑膜炎是类风湿关节炎的基本病理表现，滑膜微血管增生、水肿、血管损伤和血栓形成是滑膜炎的早期表现。滑膜衬里细胞由 1～2 层增生至 8～10 层，滑膜间质有大量 T 淋巴细胞、浆细胞、巨噬细胞、中性粒细胞等炎性细胞的浸润。常有浅表滑膜细胞坏死并覆有纤维素样沉积物，其中含有少量 γ 球蛋白的补体复合物，关节腔内有含中性粒细胞的渗出液。炎症细胞和血管侵入软骨或骨组织，形成侵蚀性血管翳，软骨破坏明显，软骨细胞减少。修复期可形成纤维细胞增生和纤维性血管翳。血管翳可以自关节软骨边缘处的滑膜逐渐向软骨面延伸，覆盖于关节软骨面上，阻断软骨和滑液的接触，影响其营养。也可由血管翳中释放一些水解酶对关节软骨、软骨下骨、韧带和肌腱中的胶原成分造成侵蚀性损坏，使关节腔遭到破坏，上下关节面融合，关节发生纤维化强直、错位，甚至骨化，关节功能完全丧失（图 4-1）。

二、血管病理表现

基本病理表现为血管炎。主要表现为小动脉的坏死性全层动脉炎，有单核细胞浸润，内膜增生及血栓形成，还可有小静脉炎及白细胞破碎性血管炎。血管炎为关节外表现的主要病理基础，可造成皮肤、神经和多种内脏的损伤。

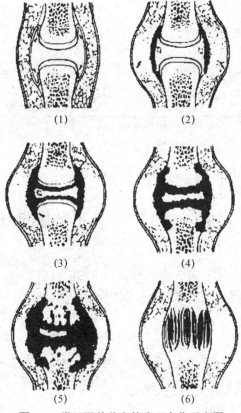

图 4-1　类风湿关节炎的病理变化示意图

（1）正常的关节可见关节软骨和滑膜；（2）关节早期病变包括滑膜增生、软组织水肿及骨质疏松；（3）中期发炎的滑膜组织或血管翳从软骨表面延展，导致软骨的侵蚀，还可见关节囊肿胀、软组织水肿及骨质疏松，关节边缘可出现小的骨侵蚀；（4）、（5）后期可见边缘或中央形成巨大的侵蚀及囊肿；（6）发展到晚期，关节的纤维性强直是其典型的特征。

三、类风湿结节的病理表现

类风湿结节的中心是在血管炎基础上形成的纤维素样坏死区，中间呈多层放射状或栅栏状排列的组织细胞及携带 HLA-DR 抗原的巨噬细胞，最外层为肉芽组织及淋巴细胞、浆细胞等慢性炎性细胞，多在摩擦部位的皮下或骨膜上出现。

针刀医学认为，类风湿关节炎发病的真正原因是由于人体有关部位电生理线路的功能紊乱，造成关节耐受潮湿、寒冷的能力下降。而在发病过程中由于关节软骨周围软组织的慢性损伤，引起关节内炎性反应，产生大量的渗出液，关节囊及周围软组织由此遭到破坏，造成严重的微循环障碍。又由于渗出液不断增加而不能及时排出关节，使关节内承受巨大的张力。根据针刀医学骨质增生的理论可知，任何软组织长期受到过度的力的刺激，必然产生变性（变硬→硬化→钙化→骨化），最终导致关节功能完全丧失。

第一节　类风湿关节炎的临床表现

初发时病情发展缓慢，患者先有几周到几个月的疲倦乏力、体重减轻、胃纳不佳、低热、手足麻木与刺痛等前驱症状。随后发生某一关节疼痛、僵硬，以后关节肿大日渐显著，周围皮肤温热、潮红，自动或被动运动都引起疼痛。开始时可能 1 个或少数几个关节受累，且往往是游走性，以后可发展为对称性多关节炎。

关节的受累常从四肢远端的小关节开始，以后再累及其他关节。主要累及有滑膜的关节、可活动的周围小关节和大关节（图 5-1）。近侧的指间关节的发病几率最高，呈棱状肿大，其次为掌指、趾、腕、膝、肘、踝、肩和髋关节等。95%的患者晨间可有关节僵硬、肌肉酸痛，表现为病变关节在静止不动后出现较长时间的僵硬，维持半小时至数小时，适度活动后僵硬现象可减轻。晨僵时间与关节炎严重性呈正比，可作为疾病活动指标之一。

关节疼痛与压痛往往是最早的症状。手和腕关节、足和踝、膝、肩、肘、髋、颈椎、寰枢、寰枕关节均可受累。骶髂关节、耻骨联合可有侵蚀，但常无症状。胸椎、腰椎、骶椎常不受累。疼痛多呈对称性、持续性，且疼痛的严重程度不稳定。

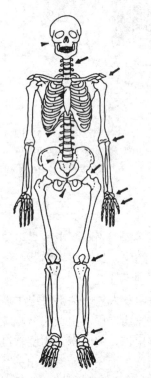

图 5-1　类风湿关节炎最易累及的关节示意图
箭头所指为膝关节、肘关节、腕关节、髋关节、
肩关节及踝关节等周围关节及中轴关节

多发生关节肿胀，原因是关节积液和周围软组织炎，滑膜肥厚。常见部位是腕、近指、掌指、膝关节等，多呈对称性分布。

由于关节肿痛和运动的限制，关节附近肌肉的僵硬和萎缩也日益显著。以后即使急性炎症消失，由于关节内已有纤维组织增生，关节周围组织也变得僵硬。病变关节最后变得僵硬而畸形，膝、肘、手指、腕部都固定在屈位。手指常在掌指关节处向外侧成半脱位，形成特征性的尺侧偏向畸形。近侧指间关节呈梭状肿大，小指指间关节屈曲畸形。约 10%～30%患者在关节的隆突部位出现皮下类风湿结节。

晚期患者多见关节畸形，这是由滑膜炎的绒毛破坏了软骨和软骨下的骨质，形成关节纤维化或骨性强直。肌腱、韧带受损，肌肉萎缩使关节不能保持在正常位置，造成关节脱位，这样关节功能可完全丧失。

关节病变只能致残，罕有致死，但关节外表现则有致死的可能。关节外病变的病理基础是血管炎。

1. 类风湿血管炎

此症状常在恶性类风湿关节炎（约占类风湿关节炎的 1%）中表现，病情严重，病程长。病理表现为坏死性血管炎，主要累及动脉并伴血栓形成，可出现严重的内脏损伤。血清中常有高滴度的类风湿因子，冷球蛋白阳性，补体水平降低，免疫复合物水平增高。临床上可出现心包炎、心内膜炎、心肌炎、冠状动脉炎或急性主动脉瓣关闭不全。侵犯肝脾可出现 Felty 综合征，侵犯胃肠道出现肠系膜动脉栓塞，侵犯神经系统表现为多发性神经炎，侵犯眼部可出现巩膜炎和角膜炎。可引起坏死性肾小球肾炎、急性肾功能衰竭，还可出现指尖或甲周出血点、严重的雷诺现象、指端坏死、血栓等。恶性类风湿关节炎病情严重，可威胁患者生命，一旦出现上述症状，应在抗生素控制感染的基础上，选择中药及其他药物治疗。

2. 类风湿结节

为含有免疫复合物的类风湿因子聚积所致。在类风湿关节炎起病时少见，多见于晚期和有严重全身症状者，类风湿因子常显阳性。类风湿结节的存在提示病情处于活动期。临床上将其分为深部结节和浅表结节两种。

浅表结节好发部位在关节隆突部及经常受压处，如前臂伸侧、肘部、腕部、关节鹰嘴突、骶部、踝部、跟腱等处，偶见于脊柱、头皮、足跟等部位。1 至数个，直径数毫米至数厘米，质硬、无疼痛，对称性分布，初黏附于骨膜上，增大后稍活动。可长期存在，少数软化后消失。深部结节发生于内脏，好发于胸膜和心包膜的表面及肺和心脏的实质组织。除非影响脏器功能，否则不引起症状。

几乎所有的类风湿关节炎病人都累及手和腕关节（图 5-2），也有手及腕关节单独或最先发病。典型的早期特征是近端指间关节因肿胀产生的梭形外观，常伴有掌指关节对称性肿胀，远端指间关节很少受累。软组织松弛无力可产生手指的尺侧偏斜，常伴有近端指骨掌侧半脱位；掌指关节的尺侧偏斜常合并桡掌关节的桡侧偏斜，导致手呈"之"字变形。晚期患者，可出现"鹅颈"畸形及"钮花"畸形。这些改变将导致手部力量丧失。腕部受累在中国人类风湿关节炎中尤其常见，无痛性的尺骨茎突区肿胀是其早期征象之一。掌侧的滑膜增厚和腱鞘炎可压迫腕横韧带下的正中神经，引起"腕管综合征"，出现拇指、食指、中指掌侧面，无名指桡侧皮肤感觉异常与迟钝，也可伴有大鱼际肌的萎缩。在晚期，由于纤维性强直或骨性强直，腕部变得不能活动，桡尺远端关节受累常使旋前和旋后运动严重障碍。尺骨头综合征（包括疼痛、运动受限、尺骨末端背侧突出等症状）在类风湿关节炎可见到。手和腕关节的病变可出现以下畸形：琴键征（下桡尺关节向背侧脱位，突出的尺骨茎突受压后可回缩，放松后可向上回复，伴剧痛，如同弹钢琴键）、尺侧偏移、鹅颈畸形、钮花畸形、望远镜手、槌状指等。

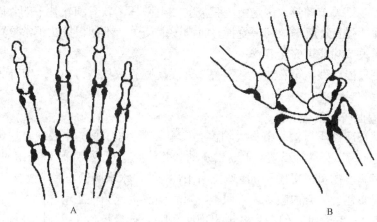

图 5-2　类风湿关节炎手（A）腕部（B）常受累部位示意图

膝关节是最常受累和致残最多的关节之一。滑膜的肥厚及积液常见，临床症状包括关节僵硬、疼痛，行走及坐椅、起立困难。髌骨下压痛及肿胀提示滑膜炎的存在。在膝关节病变数周后，股四头肌可发生萎缩而迅速影响伸膝功能，后期并发症有屈曲挛缩、外翻、畸形和程度不等的韧带不稳定。膝关节腔内积液，可使屈膝时腔内压力增高，此时积液被挤入关节后侧的腓肠肌-半膜肌滑液囊，致使此滑液囊向腘窝腔扩大而形成腘窝囊肿，又称 Baker 囊肿。此处可触及有弹性的软组织肿块，患者主诉有膝后疼痛和发胀，偶尔囊肿生长迅速或分隔破裂，可引起假性血栓静脉炎。关节腔内小量积液时可有"膨出征"（右手掌沿膝内侧向上压迫时，积液流向外侧，内滑膜囊出现凹陷。以左手掌沿膝外侧向下按压时，内侧凹陷消失并又露出膨胀），但积液多时此征消失。正常膝体温较大腿小腿为低，即"凉髌征"。体检时以手触髌骨、大腿及腓肠肌，如温度相等即凉髌征消失，提示炎症存在。膝关节炎时患者为求舒适易于取膝屈曲位，时间久后加以四头肌萎缩，形成挛缩畸形。

前足部的病变特别常见，有 80%～90% 的患者累及，在 10%～20% 的患者发病的最初阶段即有此表现。足侧部跖趾关节最常累及，间歇或持续的疼痛、压痛和软组织肿胀，即使在发病的早期也能常见。后足附骨及舟状骨常受累，但多不易被察觉。患者诉疼痛发僵，继发性足肌痉挛时间较久后，常导致外翻畸形和强直性扁平足。足跟痛在强直性脊柱炎是重要症状，提示附着点炎，在类风湿关节炎亦可存在，主要由于腓肠肌下滑囊炎或足跟外滑囊炎，常与腓肠肌结节并发。前足跖骨头常受侵蚀引起疼痛。足畸形多发生于跖趾关节炎及其内缩肌腱鞘炎后。由于足掌痛患者常以足跟行走，足呈上屈，导致足趾呈爪样，最后跖趾关节脱位。跖骨头侵蚀，足变宽出现外翻畸形。

第二节　类风湿关节炎的诊断要点

一、诊断要点

1987 年美国风湿病学会提出类风湿关节炎的分类标准。有下述 7 项中的 4 项者，可诊断为类风湿关节炎。

（1）晨僵持续至少 1 小时。

（2）有 3 个或 3 个以上的关节同时肿胀或有积液。这些关节包括双侧近端指间关节、掌指关节、腕关节、肘关节、膝关节、踝关节和跖趾关节。

（3）掌指关节、近端指间关节或腕关节中至少有 1 个关节肿胀或有积液。

（4）在第 2 项所列举的关节中，同时出现关节对称性肿胀或积液（双侧近端指间关节和掌指关节受损而远端指间关节常不受累，是类风湿关节炎的特征之一。约 80%的类风湿关节炎患者有腕部多间隙受累、尺骨茎突处肿胀并有触痛、背侧伸肌腱鞘有腱鞘炎，这些都是类风湿关节炎的早期征象。类风湿关节炎患者的足部关节也常受累。跖趾关节常发生炎症，而远端趾间关节很少受累。跖骨头向足底半脱位时可形成足趾翘起来的畸形）。

（5）皮下类风湿结节。

（6）类风湿因子阳性（滴度＞1:32，所用检测方法在正常人群中的阳性率不超过 5%，而 90%的类风湿关节炎患者的类风湿因子滴度为 1:256，高滴度类风湿因子对类风湿关节炎来说比较特异）。

（7）手和腕的后前位 X 线照片显示有骨侵蚀、关节间隙狭窄或有明确的骨质疏松。

第 2～5 项必需由医师观察认可。第 1～4 项必需持续存在 6 周以上。此标准的敏感性为 91%～94%，特异性为 88%～89%。

二、鉴别诊断

（1）强直性脊柱炎　特点是：①多为男性患者；②发病年龄多在 15～30 岁；③与遗传基因有关，同一家族有多人发病，90%～95%患者 HLA-B$_{27}$ 阳性；④血清类风湿因子多为阴性，类风湿结节少见；⑤主要侵犯骶髂关节及脊柱，易导致关节骨性强直，椎间韧带钙化，脊柱 X 线照片呈现竹节状改变，手和足关节极少受累；⑥如果四肢关节受累，半数以上的患者为非对称性，而且多为下肢关节；⑦属良性自限性疾病，发展为严重全身性强直者占极少数。

（2）系统性红斑狼疮　早期出现手部关节炎时，难与类风湿关节炎相鉴别，其特点是：①X 线检查无关节侵蚀性改变与骨质改变；②软组织和肌肉炎症可导致肌腱移位而产生尺侧偏移；③患者多为女性，有面部红斑及内脏损害；④多数有肾损害，出现蛋白尿；⑤雷诺现象常见，而皮下结节罕见；⑥血清抗 DNA 抗体显著增高。

（3）骨性关节炎　①骨性关节炎可起病于 20～30 岁的患者，患病率随年龄增长而增加，65 岁以上几乎普遍存在；②受累关节疼痛，无发热、无压痛，疼痛在劳累后加重，可侵犯四肢关节及脊柱；③血沉正常，类风湿因子阴性；④关节 X 线表现可见到关节间隙狭窄，软骨下骨硬化，呈象牙质变性、边缘性骨赘及囊性变，无侵蚀性病变。

（4）风湿性关节炎　多见于青少年。有四肢大关节游走性疼痛，很少关节畸形。有发热、咽痛、心肌炎、皮下结节、环形红斑等，血清抗"O"滴度增高，类风湿因子阴性。

第三节　类风湿关节炎的体格检查

类风湿关节炎的体格检查主要包括两部分：全身体格检查和局部关节检查。

一、全身体格检查

1. 皮肤与黏膜
主要表现为类风湿皮下结节。另贫血征也见于重症类风湿关节炎。

2. 眼征
可见表面巩膜炎及干燥性角结膜炎。

3. 肝病
转氨酶升高、肝结节性增生等。

4. 网状内皮系统
浅表淋巴结肿大、肝脾大。

5. 血液系统
贫血、血小板减少症、血清球蛋白升高以及轻度白细胞升高。

6. 神经系统
类风湿关节炎还可伴发神经系统异常如腕管综合征等。

7. 部分类风湿关节炎患者在病程中还可见心包积液和（或）胸腔积液，心脏二尖瓣和（或）主动脉瓣区的心脏杂音及传导障碍。

二、局部关节检查

1. 四肢
主要包括：
（1）步态与姿势　坐、立、走、蹲、卧、进食等动作时关节处于何种位置以及姿态。
（2）皮肤　关节上皮肤的颜色、温度、湿度、厚度、硬度以及弹性，有无水肿、溃疡、皮疹等异常情况。
（3）肿胀　包括肿胀位置，肿胀程度，软组织肿胀或是骨性肿胀，有无渗出和积液等。
（4）压痛　包括压痛的具体关节、部位、程度。
（5）关节囊、肌肉与肌腱有无异常变化，如关节囊压痛、肌肉萎缩、肌腱囊肿等。
（6）关节的活动范围、活动度，关节活动受限的程度等。
（7）指（趾）端有无增粗肥大，出现典型的"类风湿手""类风湿足"。

（8）肌力、握力、手指关节活动度的测量，臀部抬高征象、髋关节撞击试验、单髋独立实验、浮髌实验等。

2. 常用的关节体征试验及检查方法

（1）头部叩击试验 又称"铁砧"试验。患者坐位，医生以左手按住患者头顶，右手握拳叩击左手背。若患者感到颈部不适或上肢疼痛、酸麻，则该试验为阳性（图5-3）。

（2）椎间孔挤压试验 患者取坐位，头部微向一侧偏斜；检查者位于患者背后，将手按于其头顶部向下施压，若该侧上肢发生放射性疼痛，则为本试验阳性（图5-4）。

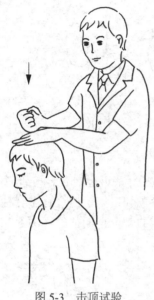 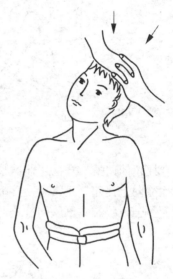

图 5-3 击顶试验　　　　　　　　　图 5-4 椎间孔挤压试验

（3）脊椎叩击痛试验 叩击痛可采用两种方法检查 ①直接叩诊法，是以叩诊锤或手指直接叩击各个脊椎棘突。若出现深部疼痛，则表明该部椎体发生病变（图5-5）。②间接叩击法，嘱患者取端坐位，医生用左手掌面放在患者的头顶，右手半握拳以小鱼际肌部叩击左手，观察病人有无疼痛，正常人脊椎无叩击痛。如脊椎有病变，在受损部位可产生叩击痛。其操作类似于图5-3击顶试验。

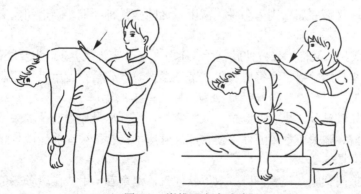

图 5-5 脊椎叩击痛试验

（4）拾物试验　将一物品放在地上，令患者拾起。脊椎正常者可两膝伸直，腰部自然弯曲，俯身将物品拾起；如患者先以一手扶膝、蹲下、腰部挺直地用手接近物品，屈膝屈髋而不弯腰的将物拾起，此即为拾物试验阳性，提示有脊椎病变（图5-6）。

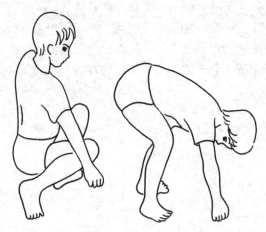

图 5-6　拾物试验

（5）脊柱超伸试验　脊柱超伸试验又称孩童试验，患儿俯卧位，检查者两手握住其双侧小腿徐徐向上提起。正常者无疼痛且脊柱后弯顺利自如。检查有无脊柱发生疼痛，不能后弯而呈强直状态本试验阳性是儿童脊柱结核的一个早期征象（图5-7）。

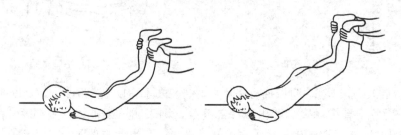

图 5-7　脊柱超伸试验

（6）鞠躬试验　鞠躬试验又称奈里（Neri）试验，是让患者站立做鞠躬动作，若患肢立刻有放射性疼痛并屈曲则为阳性，常用于诊断坐骨神经痛、腰椎间盘突出症、腰椎滑脱等。

（7）弓弦试验　又称为坐位伸膝试验，让患者坐于床缘或凳上，头及腰部保持平直，两小腿自然下垂，然后嘱患者将患肢膝关节逐渐伸直，或检查者用手按压患肢腘窝，再将膝关节逐渐伸直。如有坐骨神经痛则为阳性（图5-8）。

（8）屈膝屈髋试验　患者仰卧位，双腿靠拢，嘱其尽量屈曲髋、膝关节，检查者也可两手推膝使髋、膝关节尽量屈曲，使臀部离开床面，腰部被动前屈，若腰骶部发生疼痛，即为阳性（图5-9）。

（9）直腿抬高试验　患者仰卧，双下肢伸直，检查者一手扶住患者膝部使其膝关节伸直，另一手握住踝部并徐徐将之抬高，直至患者产生下肢放射痛为止，记录下此时下肢与床面的角度，即为直腿抬高角度。正常人一般可达80°左右，且无放射痛。若抬

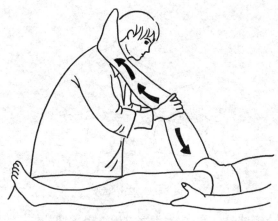

图 5-8　弓弦试验

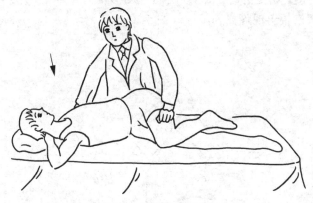

图 5-9　屈膝屈髋试验

高不足 70° 且伴有下肢后侧的放射痛，即为阳性。在此基础上可以进行直腿抬高加强试验，即检查者将患者下肢抬高到最大限度后，放下约 10° 左右，在患者不注意时，突然将足背屈，若能引起下肢放射痛即为阳性（图 5-10）。

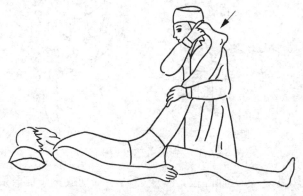

图 5-10　直腿抬高试验

（10）床边试验　又称 Gaenslen 征，患者仰卧位，一条腿下垂至床边，另一腿屈曲并尽量贴近腹壁，若下垂腿的一侧出现疼痛为阳性（图 5-11）。

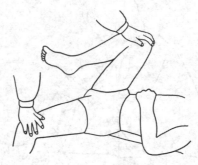

图 5-11　床边试验

（11）骶髂关节分离试验　又称"4"字试验，患者仰卧位，一侧下肢伸直，对侧髋和膝关节屈曲并外旋，将足外踝部放置在伸直位的大腿上。检查者向下压屈曲的膝关节及对侧的髂骨前部，若出现疼痛为阳性（图 5-12）。

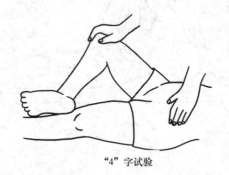

"4"字试验

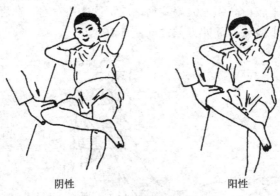

阴性　　　　　　　　　　　　　阳性

图 5-12　骶髂关节分离试验

（12）骨盆挤压试验　患者仰卧位，检查者两手分别放置于髂骨翼两侧，双手同时向中线挤压，若发生疼痛为阳性（图 5-13）。

（13）骨盆分离试验　患者仰卧位，检查者双手分别置于两侧髂前上棘部，双手同时向外推按髂骨翼，使之向两侧分开，若局部发生疼痛即为阳性（图 5-13）。

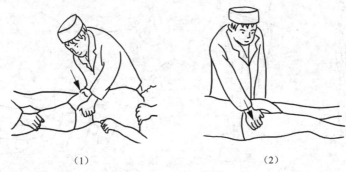

（1）　　　　　　　　　　　　　　　　（2）

图 5-13　骨盆挤压及分离试验

（14）髋关节屈曲挛缩试验　又称托马斯（Thomas）征，患者平卧位，将一侧髋及膝关节尽力屈曲，使大腿贴近腹壁，腰部贴于床面，此时让患者伸直另一侧下肢，若另一侧下肢不能伸直平放于床面，即为阳性（图 5-14）。

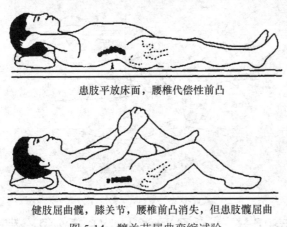

患肢平放床面，腰椎代偿性前凸

健肢屈曲髋，膝关节，腰椎前凸消失，但患肢髋屈曲

图 5-14　髋关节屈曲挛缩试验

（15）单腿独立试验　嘱患者先用健侧下肢单腿独立，患侧下肢抬起，患侧骨盆向上提起，该侧臀皱上升为阴性。再使患侧下肢独立，健侧下肢抬起，则健侧骨盆及臀皱下降为阳性。此试验检查关节负重，检查关节不稳或臀中、小肌无力，任何臀中肌无力的疾病这一体征均可出现阳性（图 5-15）。

（16）握拳试验　又称为芬克斯坦（Finkeisten）征，患者拇指屈曲握拳，将拇指握于掌心内，然后使腕关节被动尺偏，引起桡骨茎突处明显疼痛为阳性（图 5-16）。

（17）握力检查　粗略的握力检查是让患者紧握检查者的 2 个或者 3 个手指，然后检查者用力抽出，观察抽出的难易程度。较准确的方法是先把血压计的气囊袖带对折两次，然后用其余部分绕成一卷，检查者将袖带充气至 20mmHg，让患者用无支撑的手用力握压袖带，观察水银柱上升的最大高度，为该手的握力。

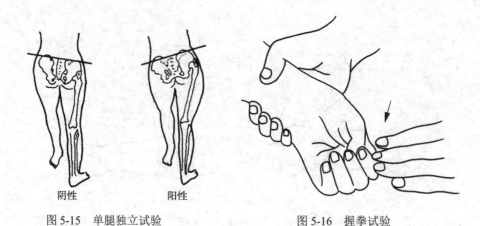

图 5-15　单腿独立试验　　　　　　　　图 5-16　握拳试验

（18）浮髌试验　患腿膝关节伸直，检查者一手挤压髌上囊，使关节液挤入关节腔内，用另一手反复按压髌骨，若髌骨有浮沉感即为阳性（图 5-17）。

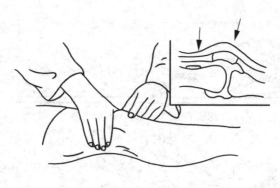

图 5-17　浮髌试验

第四节　类风湿关节炎的影像诊断

本节主要讲述腕手部及踝足部影像检查，肩、膝部请分别参考本丛书中《肩关节疾病针刀整体松解治疗与康复》以及《膝关节疾病针刀整体松解治疗与康复》。

一、优选原则

（一）X 线检查的优选原则

X 线检查方法包括普通检查、特殊检查和造影检查，一个合格的临床医生应了解各种检查方法的适应证、禁忌证和优缺点，根据临床初步诊断，选择恰当的检查方案。一般应按"因时因地制宜，先简单后复杂，求准确不滥用"的原则，因此，如果普通检查能达到诊断目的，应首选普通检查，若普通检查发现病变但不能明确诊断时再考虑后续补充检查，如特殊检查和造影检查。有时还需结合其他影像学检查方法，相互验证补充。对于可能产生严重副反应和有一定危险的检查方法，选择时更应严格掌握适应证，不可视作常规检查加以滥用，以免给患者带来痛苦和损失。

（二）CT 检查的优选原则

CT 图像是真正意义的数字断层图像，不同灰度反映了组织对 X 线的衰减或称吸收程度，X 线的衰减与人体组织密度相关，因此 CT 图像显示的是人体某个断层的组织密度分布图，其图像清晰，密度分辨力明显高于普通 X 线照片，能分辨出普通 X 线无法分辨的密度差异较小的组织，而且无周围解剖结构重叠的干扰，从而可发现较小的病灶，提高了病变的检出率和诊断的准确率，同时也扩大了 X 线的诊断范围；三维 CT 后处理技术还能多方位显示骨关节结构的空间关系，方便临床医生制定治疗方案。

（三）MRI 检查的优选原则

MRI 图像的构成和对比的基础是组织内部的 T_1、T_2 弛豫时间和质子密度的不同，并以不同灰阶的形式显示为黑白图像。目前常规是采用加权的方法来分别显示这几种因素，即对同时出现的两个或两个以上的因素通过技术处理加强其中某一因素的表达而同时削弱另一因素的表达。在 MRI 中，最常采用的是 T_1 加权和 T_2 加权两种方法。另外，介入两者之间的是质子密度加权，质子密度 WI 上表示的是质子密度因素。水分子的弥散也是一个图像对比构成的因素，在特殊的弥散加权成像序列中，水分子的弥散可形成特殊的弥散 WI（Diffusion-WeightedImaging 简称 DWI）。各种不同加权因素的图像对比构成，是临床诊断中判断正常或异常的基础。T_1 加权像反映的是组织间 T_1 弛豫的差异，有利于观察解剖结构。T_2 加权像主要反映组织间 T_2 弛豫的差别，对显示病变组织较好。如何获取各种加权因素的 MRI 图像是由 MRI 成像序列决定的，如在 SE 序列中，通过调整重复时间（repetitiontime，TR）和回波时间（echotime，TE），可获得不同加权的图像。短 TR、短 TE 可获得 T_1 加权像，长 TR、长 TE 可获得 T_2 加权像，长 TR、短 TE 可获得质子加权像。

二、X 线检查

（一）腕手部

1. 腕手部正常 X 线解剖

（1）软组织　正常的软组织密度低于骨组织，呈均匀中等密度的增高阴影，皮下脂肪和组织间脂肪呈密度减低的区域。炎症和创伤均可能引起软组织的阴影肿大，密度的增加以及脂肪阴影的模糊。当有骨化性肌炎时，软组织内可以出现钙化影。

（2）骨骼外形及大小　骨骼的外形应该是与解剖相符。先天性畸形和某些代谢性疾患常引起骨形态及大小的改变。

（3）骨膜　正常的骨膜不在照片上显影。炎症、创伤及肿瘤则可使其显影。

（4）骨皮质　正常的骨皮质密度较高，外缘清晰锐利，其内缘与海绵骨相连接，界限显示不清楚。

（5）骨松质　在干骺端显示清楚，呈网状排列。骨折后其连续性中断，局部密度增加或减少。有时骨折发生时，骨皮质无明确骨折线，但松质骨有明显的变化，据此可做出骨折诊断。

（6）关节　正常的关节面应该是光滑锐利，间隙均匀对称，一般在 1.5～2cm 之间。创伤、类风湿性关节炎均可以使其关节面粗糙。关节间隙变窄或增宽均为异常表现。

（7）腕骨相互关系　骨折、脱位及韧带的损伤常可引起腕骨相互关系的紊乱，可以引起两骨长轴角度的变化，或是关节间隙加大，或是腕关节的高度比变化。临床上一些腕痛的疾病其中一部分为腕骨关系的紊乱，要注意检查，以防漏诊。

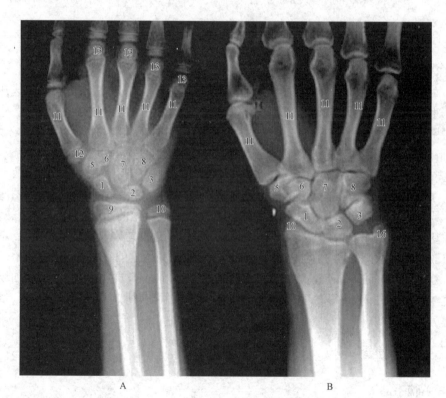

图 5-18　正常小儿及成人掌骨及腕关节 X 线平片（图 A：儿童；图 B：成人）

1. 舟骨；2. 月骨；3. 三角骨；4. 豆骨；5. 大多角骨；6. 小多角骨；7. 头状骨；8. 钩骨；

9. 桡骨远端骨骺；10. 尺骨远端骨骺；11. 第 1～5 掌骨；12. 第 1 掌骨骨骺；

13. 第 2～5 掌骨骨骺；14. 籽骨；15. 桡骨茎突；16. 尺骨茎突

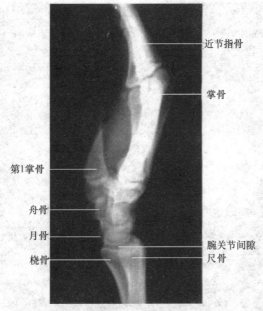

图 5-19　正常腕关节 X 线侧位

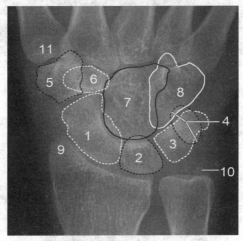

图 5-20　成人掌骨及腕关节 X 线平片

1. 舟骨；2. 月骨；3. 三角骨；4. 豆状骨；5. 大多角骨；6. 小多角骨；7. 头状骨；8. 钩骨；9. 桡骨茎突；
10. 尺骨茎突；11. 第一掌骨基部；12. 舟骨结节

2. 类风湿关节炎 X 线表现

　　早期关节周围软组织肿胀，手足小关节可呈多发对称性梭形肿胀；进而关节面骨质出现侵蚀，多见于关节边缘，是滑膜血管翳侵犯的结果。骨性关节面模糊、中断，软骨下骨质吸收囊变呈半透明影，是血管翳侵入骨内所致；关节间隙早期可因关节积液而增宽，关节软骨破坏后间隙变窄；关节邻近的骨骼发生骨质疏松，病变进展则延及全身骨骼。晚期可见四肢肌肉萎缩，关节半脱位或脱位，指间、掌指关节半脱位明显，且常造成手指向尺侧偏斜畸形，具有一定特点；骨端破坏后形成纤维性强直或骨性强直（图 5-21）。本病还可引起胸腔积液和弥漫性肺炎。

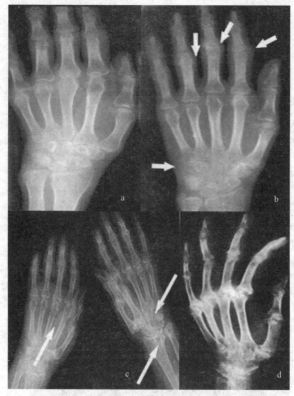

图 5-21 腕手部 X 线（类风湿关节炎）

a. 类风湿关节炎（Ⅰ期） 多个指间关节梭形肿胀，附近骨质疏松。b. 类风湿关节炎（Ⅱ期） 多个指间关节梭形肿胀，腕骨较广泛骨质疏松。c. 类风湿关节炎平片（Ⅲ期） 双手掌指骨及腕骨较广泛骨质疏松，腕骨较广泛骨质破坏（箭头），部分指间关节畸形。d. 类风湿关节炎平片（Ⅳ期） 指间关节畸形，掌腕关节部分骨性融合

（1）腕关节类风湿关节炎 X 线表现（图 5-22～图 5-24）

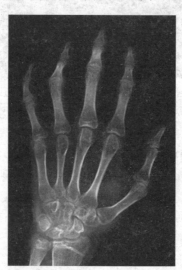

图 5-22 腕关节类风湿关节炎早期

（腕关节、掌指关节、近节指间关节明显骨质疏松，关节间接变窄，近节指间关节关节面模糊，以无名指为显，半关节屈曲畸形强直）

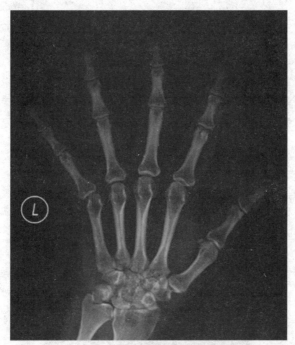

图 5-23　腕关节类风湿关节炎中期

（腕关节骨质疏松，关节间隙变窄，腕骨关节面模糊，关节面下见不规则骨质破坏和囊变）

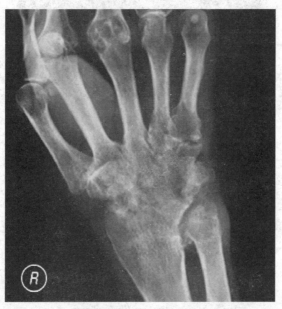

图 5-24　腕关节类风湿关节炎晚期（关节骨性融合，强直）

（腕关节骨质疏松，间隙消失，桡腕关节及腕骨间关节、部分腕掌关节骨质融合，

远端尺桡关节骨质破坏，关节间隙增宽，邻近软组织肿胀）

（2）手部类风湿关节炎 X 线表现（图 5-25～图 5-27）

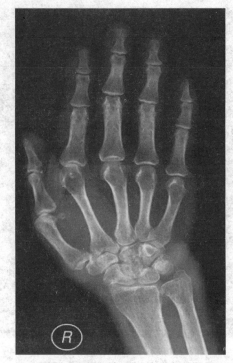

图 5-25　手部类风湿关节炎早期

（掌指关节及近节指间关节骨质疏松，近节指骨掌侧缘骨皮质变薄，呈双层改变，关节周围软组织梭形肿胀）

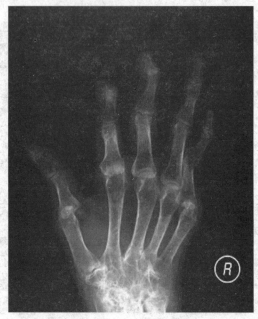

图 5-26　手部类风湿关节炎中期

（右手明显骨质疏松，关节间隙变窄，关节面模糊，食指、中指末节指骨屈曲畸形，

第 1、第 5 掌骨头，小指近节指骨远端虫噬样骨质破坏，小指近节指间关节半脱位）

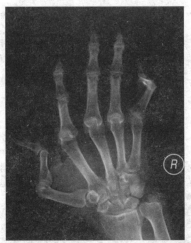

图 5-27　手部类风湿关节炎晚期（关节畸形伴脱位）

（右手掌指关节、指间关节骨质疏松，关节间隙变窄，掌指关节半脱位，小指近节指间关节屈曲畸形，拇指及小指远节指间关节半脱位）

（二）踝足部

1. 踝足部正常 X 线表现

（1）踝关节前后位 X 线片　即踝关节的正位。在正位上踝关节的影像呈倒 U 型，胫骨和距骨之间的间隙很清楚，宽约 3～5mm，正常时两侧相等，胫骨远端的轻度隆起，关节面与距骨滑车上面凹槽吻合。腓骨的一部分重叠在胫骨上，腓骨和距骨之间的间隙不很清楚，但在腿部向内侧轻度旋转的 X 线片上可以显示。每块骨的关节皮质形成一条连续的白线，而规则的骨小梁一直伸至皮质白线下，关节皮质在形成内踝后与骨干皮质相延续（图 5-28）。

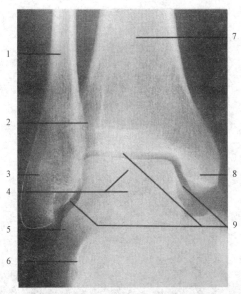

图 5-28　踝关节前后位 X 线片

1. 腓骨；2. 胫腓连结；3. 外踝；4. 距骨滑车；5. 距骨外侧突；6. 跟骨；7. 胫骨；8. 内踝；9. 距小腿关节

（2）踝关节侧位 X 线片　侧位上可见踝关节间隙呈光滑的穹窿样，胫骨关节面为凹面，其前唇短，稍前突，后端则向后突出。胫骨后踝外形圆钝，比内踝浅很多。腓骨部分重叠在胫骨和距骨上，内踝稍偏前也重叠在距骨上，外踝位置偏后，比内踝低约 1cm。跟骨的重力线小梁显示特征性形态，有一条 3～5mm 宽的致密骨带形成跟骨的后部，其后缘稍不规则。跟腱下部向上伸展，其前面为三角形的透亮区，该阴影的下面以跟骨上缘为界，前面以胫腓骨为界。距跟关节的后 1/3 界限分明，而前 1/3 只有当足轻度内翻时才清楚（图 5-29）。

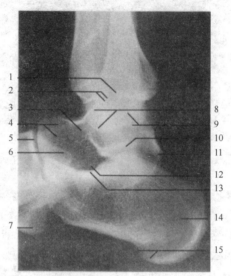

图 5-29　踝关节侧位 X 线片

1. 胫骨下关节面；2. 距骨滑车；3. 距骨颈；4. 距骨头；5. 距舟关节；6. 足舟骨粗隆；7. 骰骨粗隆；
8. 内踝；9. 外踝；10. 距下关节；11. 距骨后突；12. 中距跟关节；13. 载距突；14. 跟骨结节；15. 跟骨粗隆

（3）跟骨轴位 X 线片　常规 X 线片上若不能观察踝足部的全貌，即可加摄该部位的轴位片（图 5-30）。

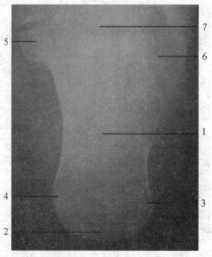

图 5-30　跟骨轴位 X 线片

1. 跟骨体；2. 跟骨结节；3. 跟骨内侧突；4. 跟骨外侧突；5. 载距突；6. 滑车突；7. 跟骨前突

（4）足的正位 X 线片　在足的正位片上可以清楚地显示除了跟骨与距骨后部以外的各跗骨的轮廓，但第 3 楔骨可因第 2 楔骨和骰骨的重叠而轮廓不清（图 5-31）。

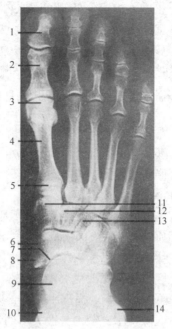

图 5-31　足正位 X 线片

1. 第 1 足趾远节指骨；2. 第 1 足趾近节指骨；3. 第 1 掌骨头；4. 第 1 跖骨体；5. 第 1 跖骨基底；6. 足舟骨；
7. 距舟关节；8. 舟骨粗隆；9. 距骨头；10. 内踝；11. 内侧楔骨；12. 中间楔骨；13. 外侧楔骨；14. 外踝

（5）足的侧位　足弓测量常采用侧位投照足骨片（图 5-32）。

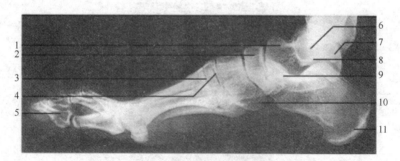

图 5-32　足侧位 X 线片

1. 距骨头；2. 足舟骨；3. 第一跗跖关节；4. 第 1 跖骨体；5. 第 2、3 跖骨体；6. 外踝；7. 内踝；
8. 距下关节；9. 舟骨粗隆；10. 骰骨粗隆；11. 跟骨结节

（6）功能位摄片 X 线片　踝关节在各种功能位置上 X 线的解剖变化很细微，这种变化对于了解踝关节的创伤机制，确定关节有无损伤和损伤的程度、范围比较重要。

①踝关节活动时关节倾斜度的变化：两足并拢，垂直站立时两踝关节间隙均保持在水平位置。最大限度跖屈时，胫骨远端关节面则微向内下方倾斜，最大限度背伸时又微

向外下方倾斜。

②踝关节被动活动时关节间隙的变化：在正常情况下用力使足内翻、外翻、外旋、关节间隙均可失去正常的平行性，这是由于正常关节韧带的相对松弛和弹性所产生的生理现象。踝关节外侧韧带相对松弛，内翻位外侧间隙比内侧增宽可达 2mm。内侧韧带相对坚强，外翻位比自然位增宽约 2mm。超过这个限度应考虑韧带撕裂伤。

③踝关节伸屈活动时 X 线变化：踝关节屈伸时腓骨发生旋转，最大跖屈正位片显示外踝与距骨重叠；最大背伸位时，外踝与距骨不重叠，外侧间隙很清楚。在侧位片上距骨滑车面比胫骨远端关节面长很多，胫骨在距骨滑车面上有较大的滑动，前后滑动 2cm 左右，最大跖屈时胫骨关节面居于距骨滑车面的后半部，后踝与距骨后突相遇。最大背伸位时，胫骨关节面居于距骨滑车的前半部，胫骨前唇与距骨颈相碰撞。背伸和跖屈时，关节软组织也有明显的变化。踝关节中立位时，关节囊外脂肪层最厚。背伸位时呈细长之透亮线，跖屈位时后关节囊脂肪层变薄。

2. 类风湿关节炎的踝足部 X 线表现

类风湿性关节炎在踝足部的好发部位主要为跖趾骨、跟骨、距骨和第 5 跖骨基底部，受累关节早期主要以肿胀和骨质疏松为主，因病变后局部疼痛而废用导致早期即可见骨质疏松改变，以距骨远端、趾骨尖端、跟骨、舟骨结节、距骨头和第 5 跖骨基底部最为明显，严重时出现斑点状透光区及虫蚀样改变（图 5-33）。关节软骨破坏后则关节间隙狭窄，关节面粗糙不平，关节面下及骨端内出现小囊状骨质破坏区，多见于远节趾骨基底部及趾骨头的内侧缘，关节间隙变窄甚至消失，关节面骨质破坏（图 5-34）。跟骨病变的 X 线表现则主要在跟腱下方的三角形透亮区变小或消失，此后骨质内逐渐出现小囊状破坏区，呈虫蚀样，无硬化边缘，病变局部骨皮质外亦可见不规则增生改变，甚至形成羽毛状小骨刺，但和光滑、密度均匀的退行性跟骨骨刺是不相同的。此外，有时可见跟腱、跖腱膜和跟舟韧带处钙化。

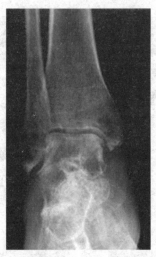

图 5-33　踝关节类风湿关节炎（早期）

（踝关节骨质疏松，关节间隙稍变窄，关节面模糊，关节面下少许见虫噬样破坏，内外踝见不规则密度减低区）

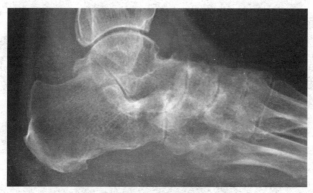

图 5-34　足跗骨关节类风湿关节炎伴继发性扁平足（中晚期）

（踝关节间隙显示尚可，跗骨骨质疏松，跟距关节、距舟关节、舟楔关节关节间隙变窄，关节面模糊伴糜烂，足弓变平）

　　类风湿关节炎在踝关节的 X 线表现早期即有关节积液及软组织肿胀，以后逐渐发生骨质疏松，关节狭窄，关节面骨破坏等改变，后期则因关节骨端的骨质破坏而致关节畸形的改变（图 5-35）。

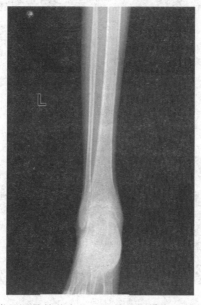

图 5-35　类风湿骨关节炎，可见关节面模糊，关节间隙变窄

三、CT 检查

（一）腕手部

　　CT 轴位图上，大致可以显示腕部周围软组织结构，但由于腕管内的屈肌腱、正中神经及偶尔存在的正中动脉密度相仿，且各个组织损伤肿胀，软组织间隙出血渗出，均使各软组织结构变得紧密相连，分辨不清。CT 可以明确骨折端移位及腕骨脱位情况，可间接推测正中神经区域受压情况，提示腕管综合征存在的可能，但不能直接显示正中神经受压和损伤情况。

1. 腕手部正常 CT 表现

双侧腕关节 CT 平扫（1 个部位）和二、三维成像（1 个部位）：双侧腕关节对称，骨质未见明确异常改变，关节面光滑，关节间隙无明显狭窄，关节囊无肿胀，关节腔内未见积液征象（图 5-36、图 5-37）。

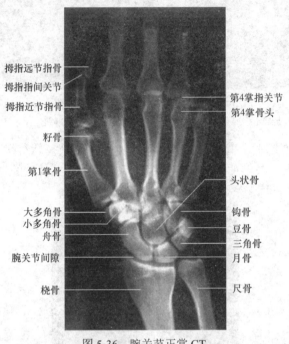

拇指远节指骨
拇指指间关节
拇指近节指骨
籽骨
第1掌骨
大多角骨
小多角骨
舟骨
腕关节间隙
桡骨

第4掌指关节
第4掌骨头
头状骨
钩骨
豆骨
三角骨
月骨
尺骨

图 5-36　腕关节正常 CT

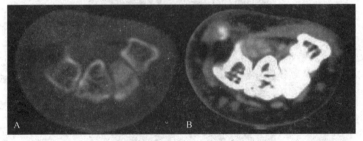

图 5-37　腕关节 CT（正常横断面，图 A：平扫；图 B：增强）

2. 腕手部类风湿关节炎表现

关节周围软组织出现弥漫性肿胀。骨小梁排列稀疏，甚至可见囊性低密度区。边缘软骨部分破坏，关节面下有时可见囊性吸收区。

（二）踝足部

CT 扫描速度快，螺旋 CT 能在短时间完成整个扫描过程，可大大减少扫描过程中病人因呼吸或疼痛等原因引起移动伪影。与平片相比，其分辨率高，可更为清楚地显示关节内骨折片、骨的细微钙化和骨化，可较好地评价距骨穹隆部骨软骨炎造成的缺损以及评价融合效果（图 5-38）。

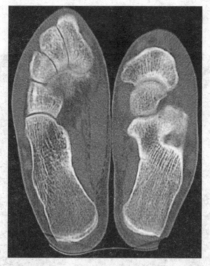

图 5-38 踝关节 CT 扫描

CT 骨窗能很好显示关节各组成骨的骨性关节面，表现为菲薄线样致密影，骨性关节面下为骨松质，能清晰显示骨小梁呈细线状相互交织呈网格状改变。关节软骨较薄且呈中等密度，CT 显示不佳。CT 软组织窗可见关节囊、周围肌肉和囊内外韧带，这些结构均呈中等密度影，在低密度脂肪的衬托下可显影。正常关节腔内的少量液体在 CT 上难以辨认（图 5-39）。

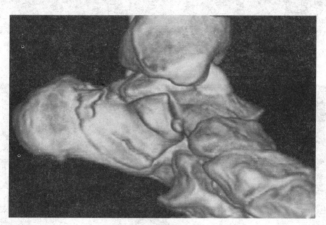

图 5-39 踝关节 CT 三维重建

四、MRI 检查

（一）腕手部

1. 腕手部正常 MRI 表现

（1）腕骨　腕骨属于不规则形短骨，一共 8 块排成远近两列。正常 MRI 表现：骨头因缺乏运动质子呈环状低信号带，而其内部的韧带因含大量黄骨髓呈均匀高信号区。冠状面可显示出桡腕侧副韧带、桡尺侧副韧带、尺腕韧带以及骨间韧带，矢状面可以观察桡腕背侧韧带和腕掌背侧韧带，而横断面成像是显示腕横韧带和腕掌背侧韧带最佳的角度（图 5-41）。

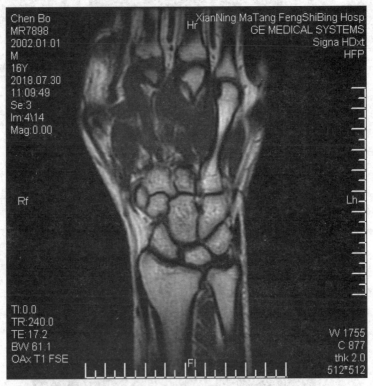

图 5-40　正常腕关节 MR 冠状位像

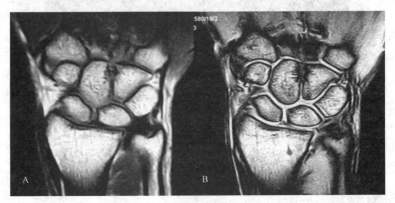

图 5-41　腕关节磁共振（腕骨）

（2）腕管　腕管是由腕横韧带和腕骨掌面构成的，前壁为腕横韧带，其后壁为一层覆盖桡腕关节的筋膜，桡侧壁为舟骨结节及大多角骨结节，尺侧壁为豌豆骨和钩骨。管内有正中神经、4 条指浅屈肌腱、4 条指深屈肌腱、1 条拇长屈肌腱通过。横断 MRI 显示屈肌腱呈管状低信号，周围被中等或稍高信号的滑膜包绕，正中神经在 T_1 加权象时呈中等信号，在 T_2 加权与肌肉信号相同，而无脂肪信号。

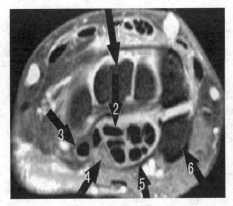

图 5-42　腕关节磁共振（腕管）

1. 背侧腕骨；2. 屈肌腱；3. 桡侧腕屈肌；4. 正中神经；5. 屈肌支持带；6. 豆/钩骨

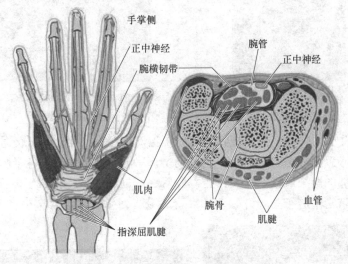

图 5-43　腕管示意图

（3）三角纤维软骨　腕三角纤维软骨复合体是由三角纤维软骨、尺腕半月板、尺侧副韧带、掌背侧桡骨韧带、尺月韧带、尺侧腕伸肌腱帽和尺三角韧带所构成的。其功能是在桡骨绕尺骨的枢轴运动中起一个稳定的作用，以维持腕关节稳定性，限制腕的侧偏发生。三角纤维软骨与膝关节的半月板相似，起于桡骨尺侧，沿尺侧走行，并附着于尺骨茎突基底部，两端宽厚，中部细窄。在轴面上，三角软骨呈一三角形，如半开的扇子，较宽的一侧在桡骨乙状切迹，而窄端在尺骨茎突上。在三角纤维软骨的背侧缘有纤维带于尺侧腕伸肌腱帽与相应的半月板相连，形成彼此相连的复合体。三角纤维软骨和尺腕半月板相连有一持久性开孔，称为茎突前隐窝，有少量的滑液，在 T_2 加权象上显示为高信号。

（4）韧带　腕部韧带分内、外韧带。外韧带自桡骨至腕部，其中最重要的为掌侧桡腕韧带，包括有桡舟头韧带、桡月三角韧带以及桡舟韧带。在冠状面上这些韧带都呈低信号带，自桡侧斜向走行，并终止于各自腕骨的附着点。掌侧尺腕韧带有尺月和尺三角

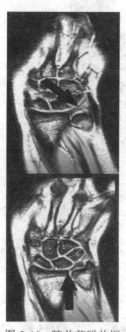

图 5-44　腕关节磁共振
箭头示三角纤维软骨

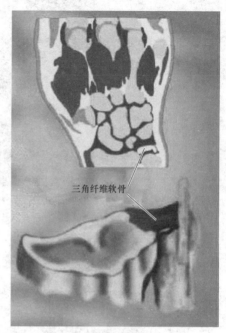

三角纤维软骨

图 5-45　三角纤维软骨示意图

韧带，其起自关节内的三角纤维软骨背侧的桡腕韧带在矢状面上呈低信号带。而内在腕间韧带最有临床意义的是舟月和月三角骨韧带，呈低信号带并经过各个腕骨的下方。正常者应该在相邻的两个层面上呈连续带影。月三角韧带较小且呈弧形走行，很难在 CT 上显示。此韧带常附着于三角纤维软骨掌面（图 5-46、图 5-47）。

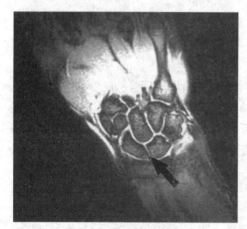

图 5-46　腕关节磁共振
箭头示伸肌腱

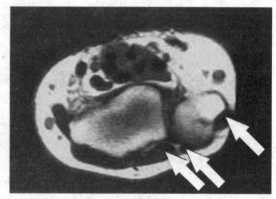

图 5-47　腕关节磁共振
箭头示腕骨间韧带

　　（5）下尺桡关节　是由桡骨远端内侧的乙状切迹和尺骨头以及三角纤维软骨构成，呈"L"形，垂直于桡尺骨远端之间，并横于尺骨头下端与三角纤维软骨之间。尺骨头与桡骨乙状切迹的关系在横断 T_1 加权图像上显示最清楚，正常尺骨头则应位于桡骨背侧和掌侧桡尺线之内（图5-48）。

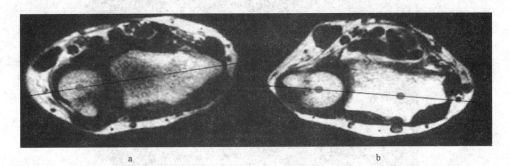

图5-48 腕关节磁共振（远端尺桡关节）

2. 腕手部类风湿关节炎 MRI 表现

MRI 可早期显示关节滑膜增厚和关节积液，以 T_2WI 最清晰，一般为高信号。Gd-DTPA 增强后，增厚的滑膜被强化，可早期发现病变。关节软骨破坏后，可出现软骨面毛糙和低信号区。骨端软骨下骨缺损显示骨皮质不完整（图5-49）。

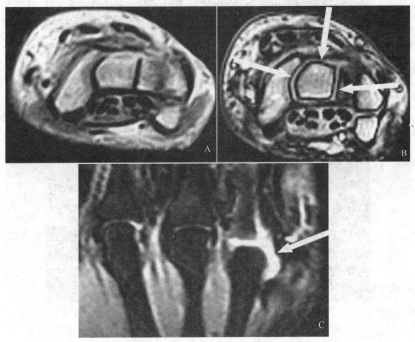

图5-49 类风湿关节炎 MRI 表现

A. 平扫；B. 腕骨滑膜增厚（箭头）；增强扫描见滑膜强化；C.T_2WI 显示掌指关节积液（箭头）

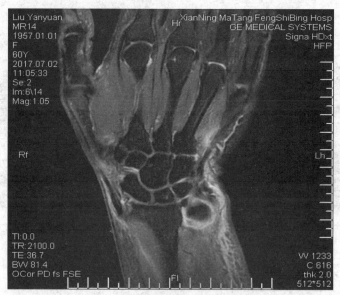

图 5-50　腕关节类风湿关节炎（早期）

（腕骨未异常信号，尺骨头周围滑膜增生，周围软组织轻度水肿）

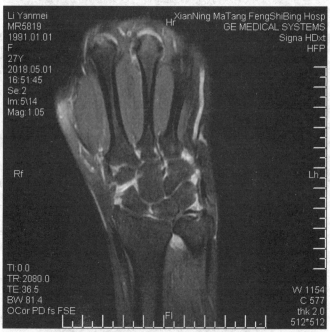

图 5-51　腕关节类风湿关节炎（中期）

（右腕关节 MRIT_2 加权像，冠状位像，腕骨间关节及桡腕关节面毛糙，
关节间隙及桡腕关节间隙滑膜血管翳增生明显）

（二）踝足部

MRI 具有很高的组织对比分辨率及无离子化辐射等，在显示足踝部软组织特点时具有比 CT 和超声更为优越的价值，可清晰地显示肌腱、韧带、及其他软组织及骨组织等。它在足踝部软组织疾病的诊断中具有重要作用，包括创伤、感染、畸形、

肿瘤以及其他疾病如跗骨窦综合征、跗管综合征等，特别是对肌腱和韧带疾病具有很高价值。

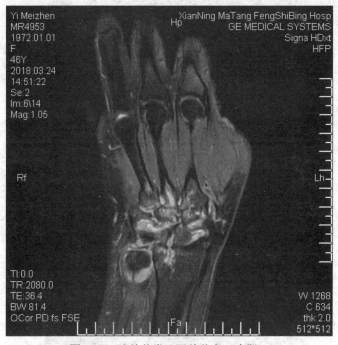

图 5-52　腕关节类风湿关节炎（晚期）

（右腕关节 MRIT$_2$ 加权像，冠状位，关节间隙及桡腕关节间隙滑膜血管翳增生，
关节间隙狭窄，关节面骨质破坏融合强直。）

1. 踝足部正常 MRI 表现

由于 MRI 的软组织分辨力高，能清楚显示关节的各种结构。

（1）骨性关节面　骨性关节面较骨皮质薄，但结构类似，故在 T_1WI 与 T_2WI 上均呈清晰锐利的低信号。骨性关节面下的骨髓腔在 T_1WI 与 T_2WI 上均呈高信号，脂肪抑制像上呈低信号（图 5-53、图 5-54）。

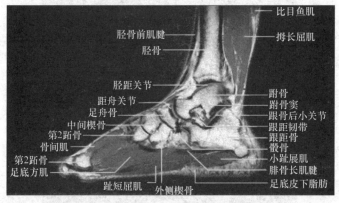

图 5-53　踝部 MRI 矢状位

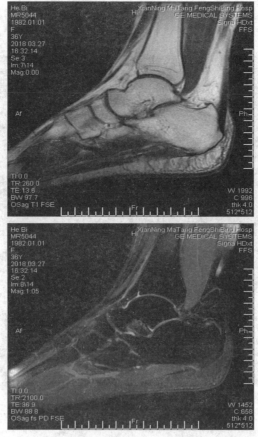

图 5-54　踝部 MRI 矢状位（T1 加权像及 T2 压脂像）

（2）滑膜结构与关节腔　正常滑膜通常很薄，常规 MRI 上难以识别。增强扫描后，正常滑膜一般不强化或者仅有轻度强化。正常关节腔内存在少量滑液，在 T_1WI 呈薄层低信号影，在 T_2WI 上呈高信号，STIR 像呈明显的高信号影（图 5-55）。

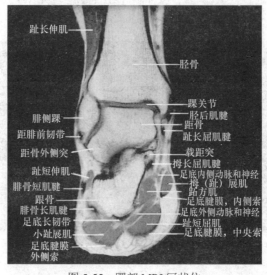

图 5-55　踝部 MRI 冠状位

（3）肌腱和韧带　正常肌腱和韧带在 MRI 所有序列上均表现为均匀一致低信号影，边缘光整。肌腱连于骨与肌肉，韧带连接两骨，多呈不同宽度的条带状影，断面通常为圆、椭圆或扁平。肌腱或韧带与骨连接处会变得宽大以加大与骨的接触面，且信号可以变得不均匀。有些肌腱和韧带结构松散，内隔脂肪结构，表现为梳状改变，如前三角韧带（图 5-56）。

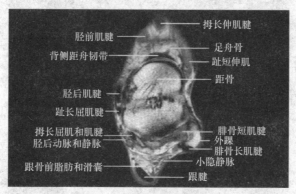

图 5-56　踝部 MRI 轴位

2. 踝足部异常 MRI 表现

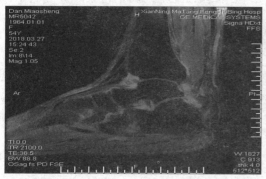
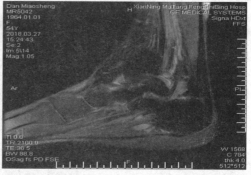

图 5-57　踝关节类风湿关节炎（早期）

（踝关节 MRIT$_2$ 压脂像，矢状位，关节间隙稍狭窄，关节周围少量滑膜血管翳增生，距骨及足舟骨局部轻度水肿）

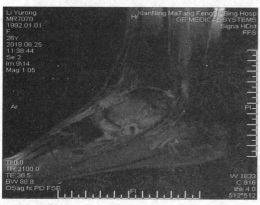
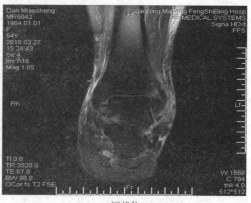

矢状位　　　　　　　　　　　　　　　　　　　冠状位

图 5-58　踝关节类风湿关节炎（中期）

（踝关节 MRIT$_2$ 压脂像，关节间隙狭窄，距骨及足舟骨骨水肿，关节面毛糙，周围软组织水肿）

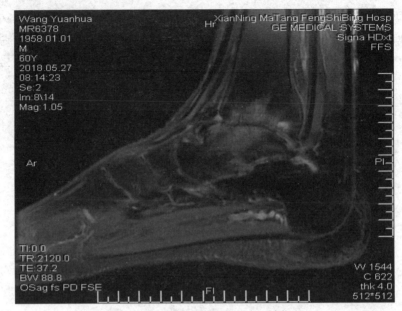

图 5-59　踝关节类风湿关节炎（晚期）

（踝关节及跗骨间关节间隙狭，关节面毛糙不整，甚至消失融合，关节构成骨骨髓明显水肿）

第六章

针刀操作技术

第一节 针刀手术室的设置

针刀是一种闭合性手术，与普通手术一样，必须在无菌手术室进行，国家对手术室有严格的规定。但由于针刀是一个新生事物，由于投入少，疗效好，所以几乎所有专业的临床医生都有学习针刀的，有外科、骨科、内科、儿科、中医科、针灸科、推拿按摩科、神经内科、皮肤科等，还有一些医技人员。所以，大家对针刀手术的无菌观念不强，学习针刀的医生对针刀手术器械也缺乏严格的消毒，仅在消毒液中做短时间的浸泡，即重复使用，这样难以达到杀灭肝炎、HIV 等病毒的消毒效果，极容易造成伤口感染，也容易染上肝炎和 HIV 等经血液传播的疾病。

有条件的医院应建立针刀专用手术室，一般医院要开展针刀手术，也必须有单独的针刀手术间。手术室基本条件包括：手术区域应划分为非限制区、半限制区和限制区，区域间标志明确，手术室用房及设施要求必须符合有关规定。为了防止手术室空间存在的飞沫和尘埃所带有的致病菌，应尽可能净化手术室空气。

1. 空间消毒法

（1）紫外线消毒法

多用悬吊紫外线灯管（电压 220V，波长 253.7mm，功率 30W），距离 1m 处，强度 $>70\mu W/cm^2$，每立方米空间用量大于 $115W/m^3$，照射时间大于 30 分钟。室温宜在 20℃～35℃，湿度小于 60%。需有消毒效果监测记录。

（2）化学气体熏蒸法

①乳酸熏蒸法　每 $100m^3$ 空间用乳酸 12ml 加等量的水，加热后所产生的气体能杀灭空气中细菌。加热后手术间要封闭 4～6 小时。

②福尔马林（甲醛）熏蒸法　用 40%甲醛 $4ml/m^3$ 加水 $2ml/m^3$ 与高锰酸钾 $2g/m^3$ 混合，通过化学反应产生气体能杀灭空气中细菌。手术间封闭 12～24 小时。

除了定期空间消毒法外，尽量限制进入手术室的人员数；手术室的工作人员必须按规定更换着装和戴口罩；患者的衣物不得带入手术室；用湿法清除室内墙地和物品的尘埃等。

2. 手术管理制度

（1）严格手术审批制度，正确掌握手术指征，大型针刀手术由中级职称以上医师决定。

（2）术前完善各项常规检查如血常规检查、尿常规检查、凝血功能检查，对中老年人应做心电图、肝肾功能检查等。

（3）手术室常用急救药品如中枢神经兴奋剂、强心剂、升压药、镇静药、止血药、阿托品、地塞米松、氨茶碱、静脉注射液、碳酸氢钠等。

（4）手术室基本器械配置应配有麻醉机、呼吸机、万能手术床、无影灯、气管插管、人工呼吸设备等。

第二节 针刀手术的无菌操作

（1）手术环境：建立针刀治疗室，室内紫外线空气消毒 60 分钟，治疗台上的床单要经常换洗、消毒，每日工作结束时，彻底洗刷地面，每周彻底大扫除 1 次。

（2）手术用品：消毒针刀、骨科锤、手套、洞巾、纱布、外固定器、穿刺针等需高压蒸气消毒。

（3）医生、护士术前必须洗手。用普通肥皂先洗 1 遍，再用洗手刷沾肥皂水交替刷洗双手，特别注意指甲缘、甲沟和指蹼。继以清水冲洗。

（4）术野皮肤充分消毒，选好治疗点，用棉棒沾紫药水在皮肤上做一记号。然后用 2% 碘酒棉球在记号上按压一下使记号不致脱落，以记号为中心开始逐渐向周围 5cm 以上涂擦，不可由周围再返回中心。待碘酒干后用 75% 酒精脱碘 2 次。若用 0.75% 碘伏消毒皮肤可不用酒精脱碘。之后，覆盖无菌小洞巾，使进针点正对洞巾的洞口中央。

（5）手术时医生、护士应穿干净的白大衣、戴帽子和口罩，医生要戴无菌手套。若做中大型针刀手术，如关节强直的纠正、股骨头缺血性坏死、骨折畸形愈合的折骨术，则要求医生、护士均穿无菌手术衣，戴无菌手套，患者术后常规服用抗生素 3 天预防感染。

（6）术中护士递送针刀等手术用具时，均应严格按照无菌操作规程进行。不可在手术人员的背后传递针刀及其他用具。

（7）一支针刀只能在一个治疗点使用，不可在多个治疗点进行治疗，以防不同部位交叉感染。连续给不同患者做针刀治疗时，应更换无菌手套。

（8）参观针刀操作的人员不可太靠近术者或站得太高，也不可随意在室内走动，以减少污染的机会。

（9）术毕，迅速用创可贴覆盖针孔，若同一部位有多个针孔，可用无菌纱布覆盖、包扎。嘱患者 3 天内不可在施术部位擦洗。3 天后，可除去包扎。

第三节 患者的体位选择与术前麻醉

一、患者的体位选择

1. 仰卧位（图 6-1）

患者平卧于治疗床上，项部加软枕，头后仰。此体位适用于胸腹部及四肢前侧的针刀治疗。

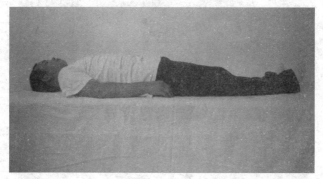

图 6-1　仰卧位

2. 侧卧位（图 6-2）

患者侧卧于治疗床上，下肢屈曲 90°。此体位适用于身体侧面的针刀治疗。

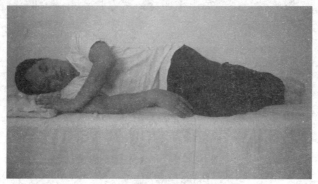

图 6-2　侧卧位

3. 俯卧位（图 6-3）

患者俯卧在治疗床上，腹部置软枕。此体位适用于身体背面脊柱区域的针刀治疗。

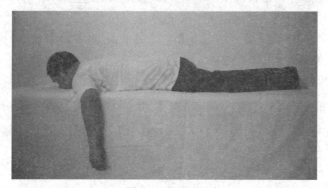

图 6-3　俯卧位

4. 坐位（图 6-4）

患者端坐于治疗床前，将患侧上肢屈曲 90° 放于治疗床上，并将前臂下置软枕。此体位适用于上肢前外侧的针刀治疗。

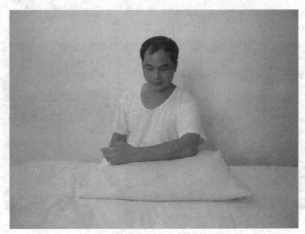

图 6-4　坐位

5. 俯卧低头位（图 6-5）

患者俯卧，胸部置软枕，头部突出于床缘，尽量收紧下颌，低头。此体位适用于颈项部位的针刀治疗。

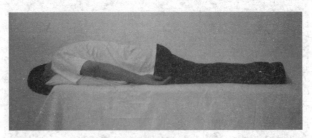

图 6-5　俯卧低头位

二、术前麻醉

（1）局部浸润麻醉　由针刀手术者完成局部麻醉，选用 1%利多卡因，一次总量不超过 200mg。适用于四肢部类风湿关节炎的患者。

（2）臂丛麻醉　由麻醉科医师实施麻醉，选用 1%利多卡因，一次总量不超过 200mg。适用于严重的上肢类风湿关节炎的患者。

（3）硬膜外麻醉　由麻醉科医师实施麻醉，适用于严重的下肢类风湿关节炎的患者。

第四节　常用针刀刀法

一、持针刀方法

持针刀方法正确是针刀操作准确的重要保证。针刀不同于一般的针灸针和手术刀，针刀是一种闭合性的手术器械，在人体内可以根据治疗要求随时转动方向，而且对各种疾病的治疗刺入深度都有不同的规定。因此正确的持针刀方法要求能够掌握方向，并控制刺入的深度。

以医者的右手食指和拇指捏住针刀柄，因为针刀柄是扁平的，并且和针刀刃在同一个平面内，针刀柄的方向即是刀口线的方向，所以可用拇指和食指来控制刀口线的方向。针刀柄扁平呈葫芦状，比较宽阔，方便拇、食指的捏持，便于用力将针刀刺入相应深度。中指托住针刀体，置于针刀体的中上部位。如果把针刀总体作为一个杠杆，中指就是杠杆的支点，便于根据治疗需要改变进针刀角度。无名指和小指置于施术部位的皮肤上，作为针刀体刺入时的一个支撑点，以控制针刀刺入的深度。在针刀刺入皮肤的瞬间，无名指和小指的支撑力和拇、食指的刺入力的方向是相反的，以防止针刀在刺入皮肤的瞬间，因惯性作用而刺入过深（图6-6）。另一种持针刀方法是在刺入较深部位时使用长型号针刀，其基本持针刀方法和前者相同，只是要用左手拇、食指捏紧针刀体下部。一方面起扶持作用，另一方面起控制作用，防止在右手刺入针刀时，由于针刀体过长而发生针刀体弓形变，引起方向改变（图6-7）。

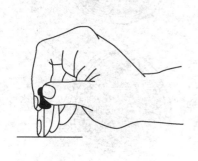

图6-6 单手持针刀法

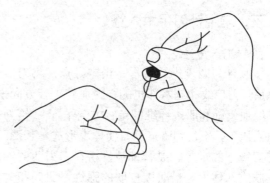

图6-7 夹持进针刀法

以上两种是常用的持针刀方法，适用于大部分的针刀治疗。治疗特殊部位时，根据具体情况持针刀方法也应有所变化。

二、进针刀四步规程

1. 定点

在确定病变部位和精确掌握该处的解剖结构后，在进针部位用记号笔做一记号，局部碘伏消毒两遍后，覆盖上无菌小洞巾。

2. 定向

使刀口线和大血管、神经及肌肉纤维走向平行，将刀口压在进针点上。

3. 加压分离

在完成第2步后，右手拇、食指捏住针柄，其余3指托住针体，稍加压力不使刺破皮肤，使进针点处形成一个长形凹陷，刀口线和重要血管、神经以及肌肉纤维走向平行。神经和血管就会被分离在刀刃两侧。

4. 刺入

当继续加压，感到一种坚硬感时，说明刀口下皮肤已被推挤到接近骨质，稍一加压，即穿过皮肤。此时进针点处凹陷基本消失，神经和血管即膨起在针体两侧，此时可根据需要施行手术方法进行治疗。

所谓四步规程，就是针刀进针时，必须遵循的 4 个步骤，每一步都有丰富的内容。定点就是定进针点，定点的正确与否，直接关系到治疗效果。定点是基于对病因病理的精确诊断，对进针部位解剖结构立体的微观掌握。定向是在精确掌握进针部位的解剖结构前提下，采取各种手术入路确保手术安全进行，有效地避开神经、血管和重要脏器。加压分离，是在浅层部位有效避开神经、血管的一种方法。在前 3 步的基础上，才能开始第 4 步的刺入。刺入时，以右手拇、食指捏住针刀柄，其余 3 指作支撑，压在进针点附近的皮肤上，防止刀锋刺入过深，而损伤深部重要神经、血管和脏器，或者深度超过病灶，损伤健康组织（图 6-8）。

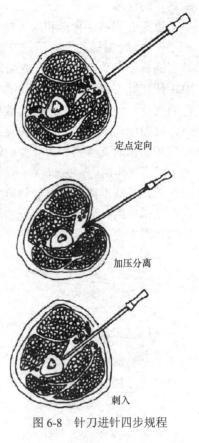

定点定向

加压分离

刺入

图 6-8　针刀进针四步规程

三、常用针刀手术入路

1. 针刀入皮法

按照针刀四步进针规程，当定好点，将刀口线放好以后（刀口线和施术部位的神经血管走行方向平行，无神经血管处和肌肉纤维的走行方向平行），给刀锋加一适当压力，不使刺破皮肤，使体表形成一长形凹陷，这时刀锋下的神经、血管都被推挤在刀刃两侧，再刺入皮肤进入体内，借肌肉皮肤的弹性，肌肉和皮肤膨隆起来，长形凹陷消失，浅层的神经血管也随之膨隆在针体两侧，这一方法可有效地避开浅层的神经、血管，将针刀刺入体内。

2. 按骨突标志的手术入路

骨突标志是在人体体表都可以精确触知的骨性突起，依据这些骨性突起，除了可以给部分病变组织定位外，也是手术入路的重要参考。骨突一般都是肌肉和韧带的起止点，也是慢性软组织损伤的好发部位。

四、常用针刀刀法

1. 纵行疏通法

针刀刀口线与重要神经、血管走行一致，针刀体以皮肤为圆心，刀刃端在体内做纵向的弧形运动。主要以刀刃及接近刀锋的部分刀体为作用部位。其运动距离以 cm 为单位，范围根据病情而定，进刀至剥离处组织，实际上已经切开了粘连等病变组织，如果疏通阻力过大，可以沿着肌或腱等病变组织的纤维走行方向切开，则可顺利进行纵行疏通（图 6-9）。

2. 横行剥离法

横行剥离法是在纵行疏通法的基础上进行的，针刀刀口线与重要神经、血管走行一致，针刀体以皮肤为圆心，刀刃端在体内做横向的弧形运动。横行剥离使粘连、瘢痕等组织在纵向松解的基础上进一步加大其松解度，其运动距离以 cm 为单位，范围根据病情而定（图 6-10）。

纵行疏通法与横行剥离法是针刀手术操作的最基本和最常用的刀法。临床上常将纵行疏通法与横行剥离法相结合使用，简称纵疏横剥法，纵疏横剥 1 次为 1 刀。

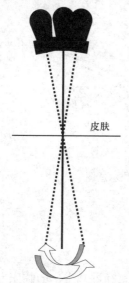 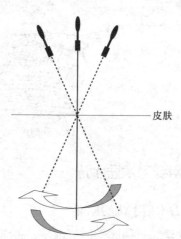

皮肤

皮肤

图 6-9　针刀纵行疏通法示意图　　　图 6-10　针刀横形剥离法示意图

3. 提插切开剥离法

针刀刀口线与重要神经、血管方向一致，刀刃到达病变部位以后，切开第 1 刀，然后当针刀提至病变组织外，再向下插入，切开第 2 刀，一般提插 3～5 刀为宜（图 6-11）。适用于粘连面大、粘连重的病变。如切开挛缩的肌腱、韧带、关节囊等。

4. 骨面铲剥法

针刀到达骨面，刀刃沿骨面或者骨嵴切开与骨面连接的软组织的方法称为铲剥法，此法适用于骨质表面或者骨质边缘的软组织（肌肉起止点、韧带及筋膜的骨附着点）病变（图 6-12）。

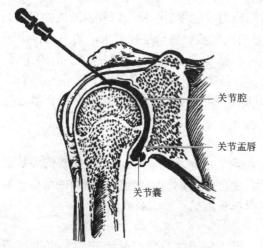

关节腔

关节盂唇

关节囊

图 6-11　肩关节针刀松解术

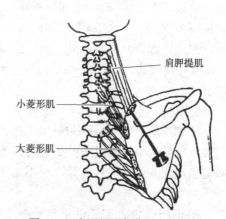

肩胛提肌

小菱形肌

大菱形肌

图 6-12　肩胛提肌损伤针刀松解术

5. 电生理线路接通法

适用于因电生理线路紊乱或短路引起的各种疾病。从病变的电生理线路的两端经皮刺入，让两支针刀的刀刃反复接触（务使两针刀在同一条直线上），一般选择2～3条这样的直线进行上述操作，操作完毕出针（图6-13）。

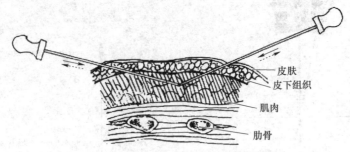

皮肤
皮下组织
肌肉
肋骨

图6-13 针刀电生理线路接通法示意图

五、常用针刀术后手法

（一）针刀术后手法的原理

针刀手法学是以西医学的解剖学、病理学为基础，经过几十年的临床反复实践形成的精细入微、疗效可靠的一整套手法治疗学体系。针刀手法是针对针刀术后对残余的粘连和瘢痕进行徒手松解的治疗手段。根据网眼理论，针刀松解病变的关键点（软组织的起止点和顽固性压痛点等），针刀手法则是在针刀手术破坏整个病理构架结点的基础上，进一步撕开局部的粘连和瘢痕。脊柱疾病常引起内脏功能障碍，针刀术后手法主要是恢复内脏的生理功能。

（二）针刀手法的3个标准

针刀手法要达到的3个标准为稳、准、巧。

1. 稳

所谓稳就是针刀医学手法的每一个操作的设计，都以安全为第一，避免因手法设计的错误，而导致后遗症和并发症（由于不遵照针刀手法规定的操作规程而造成的事故，与手法设计本身无关），增加患者痛苦。如第三腰椎横突综合征针刀术后的手法设计就体现了安全第一，稳为先的原则。针刀术后，患者立于墙边，背部靠墙，医生一手托住患侧腹部令其弯腰，另一手压住患者背部。当患者弯腰至最大限度时，突然用力压背部1次，然后让患者作腰部过伸，既能撕开L_3横突的粘连、瘢痕，又不损伤附近的组织。

2. 准

所谓准就是针刀手法的每一个操作，都能够作用到病变部位，不管是间接的还是直接的，尽量避免健康组织受到力的刺激，即使为了手法操作的科学性和精确性而通过某些健康组织来传递力的作用，也不能使健康组织受到损害性的刺激。

3. 巧

所谓巧是指针刀手法要达到操作巧妙，用力轻柔的目的。从手法学上来说，巧是贯穿始终的一个主题，没有巧无法达到无损伤、无痛苦而又立竿见影的效果。怎么才能达到巧呢？巧来源于对生理、病理、解剖学的熟悉和对力学知识、几何知识的灵活运用。

第五节 针刀术后处理

一、针刀术后常规处理

（一）全身情况的观察

针刀手术后，尤其是类风湿关节炎等严重病变的针刀手术后，应注意观察患者生命体征变化，如出现生命体征异常变化，随时通知医生，及时处理。

（二）预防感染

（1）针刀术后立即用创可贴覆盖针眼，防止针眼感染，72 小时后去除创可贴。
（2）术后用抗生素常规预防感染 3 天。

二、针刀意外情况的处理

（一）晕针刀

晕针刀是指在针刀治疗过程中或治疗后半小时左右，患者出现头昏、心慌、恶心、肢冷汗出、意识淡漠等症状的现象。西医学认为晕针多为"晕厥"现象，是由于针刀的强烈刺激使迷走神经兴奋，导致周围血管扩张、心率减慢、血压下降，从而引起脑部短暂的（或一过性）供血不足而出现的缺血反应。

晕针刀本身不会给机体带来器质性损害，如果在晕针出现早期（患者反应迟钝，表情呆滞或头晕、恶心、心慌等）及时采取应对措施，一般可避免发生严重晕针现象。据统计，在接受针刀治疗患者中，晕针的发生率约为 1%～3%，男女之比约为 1:1.9。

1. 发生原因

（1）体质因素 有些患者属于过敏性体质，血管、神经功能不稳定，多有晕厥史或肌肉注射后的类似晕针史，采用针刀治疗时很容易出现晕针现象。

在饥饿、过度疲劳、大汗、泄泻、大出血后，患者正气明显不足，此时接受针刀治疗亦容易导致晕针。

（2）精神因素 恐惧、精神过于紧张是不可忽视的原因。特别是对针刀不了解，怕针的患者。对针刀治疗过程中出现的正常针感（酸、胀、痛）和发出的响声，如针刀在骨面剥离的"嚓嚓"声，切割硬结的"咯吱、咯吱"声，切割筋膜的"嘣、嘣"声往往使患者情绪紧张加剧。

（3）体位因素 正坐位、俯坐位、仰靠坐位等体位下针刀治疗时，晕针发生率较高。卧位治疗时晕针发生率较低。

（4）刺激部位　在肩背部、四肢末端部位治疗时，针刀剥离刺激量大，针感强，易出现晕针。

（5）环境因素　严冬酷暑，天气变化、气压明显降低时，针刀治疗易致晕针。

2. 临床表现

（1）轻度晕针　轻微头痛、头晕、上腹及全身不适、胸闷、泛恶、精神倦怠、打呵欠、站起时有些摇晃或有短暂意识丧失。

（2）重度晕针　突然昏厥或摔倒，面色苍白，大汗淋漓，四肢厥冷，口唇乌紫，双目上视，大小便失禁，脉细微。

（3）通过正确处理，患者精神渐渐恢复，可觉周身乏力，甚至有虚脱感，头部不适，反应迟钝，口干，轻微恶心。

3. 处理方法

（1）立即停止治疗，将未起的针刀一并迅速拔出，用创可贴保护针孔。

（2）扶患者去枕平卧，抬高双下肢，松开衣带，盖上薄被，打开门窗。

（3）症轻者静卧片刻，或给予温开水送服即可恢复。

（4）症重者，在上述处理的基础上，点按或针刺人中、合谷、内关穴。必要时，温灸关元、气海，一般2～3分钟即可恢复。

（5）如果上述处理仍不能使患者苏醒，应给予吸氧或做人工呼吸、静脉推注50%葡萄糖10mL或采取其他急救措施。

4. 预防

（1）初次接受针刀治疗的患者要先做好解释工作，打消其顾虑。

（2）选择舒适持久的体位，一般都可采取卧位治疗。

（3）治疗前应询问病史、过去史，对有晕针史的患者及心脏病、高血压病患者，治疗时应格外注意。

（4）选择治疗点要精、少，操作手法要稳、准、轻、巧。

（5）患者在大饥、大饱、大醉、大渴、疲劳、过度紧张、大病初愈或天气恶劣时，暂不宜做针刀治疗。

（6）对个别痛觉敏感部位，如手、足部、膝关节部或操作起来较复杂、较费时间的部位，可根据情况用0.5%～1%利多卡因局麻。必要时也可配合全麻、硬膜外麻醉等。

（7）对体质较弱、术中反应强烈、术后又感疲乏者，应让患者在候诊室休息15～30分钟，待恢复正常后再离开，以防患者在外面突然晕倒。

（二）断针刀

在针刀手术操作过程中，针刀突然折断没入皮下或深部组织里，是较常见的针刀意外之一。

1. 发生原因

（1）针具质量不好，韧性较差。

（2）针刀反复多次使用，在应力集中处也易发生疲劳性断裂。针刀操作中借用杠杆原理，以中指或环指做支点，手指接触针刀处是针刀体受剪力最大的部位，也是用力过猛容易造成弯针的部位，所以也是断针易发部位，而此处多露在皮肤之外。

（3）长期使用消毒液造成针身有腐蚀锈损，或因长期放置而发生氧化反应，致使针刀体生锈，或术后不及时清洁刀具，针刀体上附有血迹而发生锈蚀，操作前又疏于检查。

（4）患者精神过于紧张，肌肉强烈收缩，或针刀松解时针感过于强烈。患者不能耐受而突然大幅度改变体位。

（5）发生滞针，针刀插入骨间隙，刺入较硬较大的变性软组织中，治疗部位肌肉紧张痉挛时，仍强行大幅度摆动针刀体或猛拔强抽。

2. 临床现象

针刀体折断，残端留在患者体内，或部分针刀体露在皮肤外面，或全部残端陷没在皮肤、肌肉之内。

3. 处理方法

（1）术者一定要保持冷静，切勿惊慌失措。嘱患者不要紧张，切勿乱动或暂时不要告诉患者针断体内。保持原来体位，以免使针刀体残端向肌肉深层陷入。

（2）若断端尚留在皮肤之外一部分，应迅速用手指捏紧慢慢拔出。

（3）若残端与皮肤相平或稍低，但仍能看到残端时，可用左手拇、食指下压针孔两侧皮肤，使断端突出皮外，然后用手指或镊子夹持断端拔出体外。

（4）针刀断端完全没入皮肤下面，若断端下面是坚硬的骨面，可从针孔两侧用力下压，借骨面做底将断端顶出皮肤。或断端下面是软组织，可用手指将该部捏住将断端向上托出。

（5）若针刀断在腰部，因肌肉较丰厚，深部又是肾脏，加压易造成断端移位而损伤内脏。若能确定断针位置，应迅速用左手绷紧皮肤，用 2%利多卡因在断端体表投影点注射 0.5cm 左右大小的皮丘及深部局麻。手术刀切开 0.5cm 小口，用刀尖轻拨断端，断针多可自切口露出。若断针依然不外露，可用小镊子探入皮肤内夹出。

（6）若断针部分很短，埋入人体深部，在体表无法触及和感知，必须采用外科手术探查取出。手术宜就地进行，不宜搬动移位。必要时，可借助 X 线照射定位。

4. 预防

（1）术前要认真检查针具有无锈蚀、裂纹，左手垫小纱布将一下针刀体，并捏住针刀体摆动一下试验其钢性和韧性。不合格的针刀不宜使用。

（2）术前应叮嘱患者，针刀操作时绝不可随意改变体位，尽量采取舒适耐久的姿势。

（3）针刀刺入深部或骨关节内治疗应避免用力过猛，操作时如阻力过大时，绝不可强力摆动。滞针、弯针时，也不可强行拔针。

（4）医者应熟练手法，常练指力，掌握用针技巧，做到操作手法稳、准、轻、巧。

（5）术后应立即仔细清洁针刀，洗去血污等，除去不合格针刀，一般情况下针刀使用两年应报废。

（三）出血

针刀刺入体内寻找病变部位，切割、剥离病变组织，而细小的毛细血管无处不在，出血是不可避免的。但刺破大血管或较大血管引起大出血或造成深部血肿的现象屡见不鲜，不能不引起临床工作者的高度重视。

1. 发生原因

（1）对施术部位血管分布情况了解不够，或对血管分布情况的个体差异估计不足而盲目下刀。

（2）在血管比较丰富的地方施术不按四步进针规程操作，也不问患者感受，强行操作，一味追求快。

（3）血管本身病变，如动脉硬化使血管壁弹性下降，壁内因附着粥样硬化物而致肌层受到破坏，管壁变脆，受到突然的刺激容易破裂。

（4）血液本身病变，如有些患者血小板减少，凝血时间延长，血管破裂后，出血不易停止。凝血功能障碍（如缺少凝血因子）的患者，一旦出血，常规止血方法难以遏制。

（5）某些肌肉丰厚处，深部血管刺破后不易发现，针刀术后又行手法治疗或在针孔处再行拔罐，造成血肿或较大量出血。

2. 临床表现

（1）表浅血管损伤　针刀起出，针孔迅速涌出色泽鲜红的血液，多为刺中浅部较小动脉血管。若是刺中浅部小静脉血管，针孔溢出的血多是紫红色且发黑、发暗。有的血液不流出针刀孔而瘀积在皮下形成青色瘀斑，或局部肿胀，活动时疼痛。

（2）肌层血管损伤　针刀治疗刺伤四肢深层的血管后多造成血肿。损伤较严重，血管较大者，则出血量也会较大，使血肿非常明显，致局部神经、组织受压而引起症状，可表现局部疼痛、麻木，活动受限。

（3）大血管破裂出血　由于不熟悉脊柱解剖，或者不知道针刀的刀口线方向，可能切断血管，引起严重的医疗事故。

3. 处理方法

（1）表浅血管出血用消毒干棉球压迫止血。手足、头面、后枕部等小血管丰富处，针刀松解后，无论出血与否，都应常规按压针孔1分钟。若少量出血导致皮下青紫瘀斑者，不必特殊处理，一般可自行消退。

（2）较深部位血肿局部肿胀疼痛明显或仍继续加重，可先做局部冷敷止血或肌注止血敏。24小时后，局部热敷、理疗、按摩、外擦活血化瘀药物等以加速瘀血的消退和吸收。

（3）肩部大血管破裂出血，需立即进行外科手术探查。若出现休克，则先做抗休克治疗。

4. 预防

（1）熟练掌握治疗局部精细、立体的解剖知识。弄清周围血管运行的确切位置及体表投影。

（2）严格按照四步进针规程操作，施术过程中密切观察患者反应。认真体会针下感觉，若针下有弹性阻力感，患者有身体抖动、避让反应，并诉针下刺痛，应将针刀稍提起、略改变一下进针方向再刺入。

（3）术前应耐心询问病情，了解患者出凝血情况。若是女性，应询问是否在月经期，平素月经量是否较多。有无血小板减少症、血友病等，必要时，先做出凝血时间检验。

（4）术中操作切忌粗暴，应中病则止。若手术部位在骨面，松解时针刀刀刃应避免离开骨面，更不可大幅度提插。值得说明的是针刀松解部位少量的渗血有利于病变组织修复，它既可以营养被松解的病变组织，又可以调节治疗部位生理化学的平衡，同时又可改善局部血液循环状态等。

（四）周围神经损伤

临床上治疗时，针刀多在神经、血管周围进行操作，如对各种神经卡压综合征的治疗。但因在针刀技术培训时，已经特别强调针刀治疗的基础是掌握精细、立体、动态的解剖知识，针刀临床医生对神经的分布、走向等情况一般都掌握较好，所以针刀损伤周围神经的案例并不很多。只有少数因针刀操作不规范，术后手法过于粗暴而出现神经损伤的，大多数也只引起强烈的刺激反应，遗留后遗症者极少。

1. 发生原因

（1）解剖知识不全面，立体概念差，没有充分考虑人体生理变异。

（2）手术部位采用局麻，特别是在肌肉丰厚处，如在腰、臀部治疗时针刀刺中神经干，患者没有避让反应或避让反应不明显而被忽视。

（3）盲目追求快针，强刺激，采用重手法操作而致损伤。

（4）针刀术后，用手法矫形时过于粗暴，夹板固定太紧、时间太久。尤其是在全麻或腰麻情况下，针刀、手法操作易造成损伤，如关节强直的矫形。

2. 临床表现

（1）在针刀进针、松解过程中，突然有触电感，或出现沿外周神经向末梢或逆行向上放散的一种麻木感。若有损伤，多在术后1日左右出现异常反应。

（2）轻者可无其他症状，较重者可同时伴有该神经支配区内的麻木、疼痛、温度觉改变或功能障碍。

①正中神经损伤　表现为手握力减弱，拇指不能对指对掌；拇、食指处于伸直位，不能屈曲，中指屈曲受限；后期大鱼际肌及前臂屈肌萎缩，呈猿手畸形；手掌桡侧半皮肤感觉缺失。

②尺神经损伤　表现为拇指处于外展位，不能内收；呈爪状畸形，环、小指最明显；手掌尺侧半皮肤感觉缺失；骨间肌，小鱼际肌萎缩；手指内收、外展受限，夹纸试验阳性；Forment试验阳性，拇内收肌麻痹。

③桡神经损伤　表现为腕下垂，腕关节不能背伸；拇指不能外展，拇指间关节不能伸直或过伸；掌指关节不能伸直；手背桡侧皮肤感觉减退或缺失；高位损伤时肘关节不能伸直；前臂外侧及上臂后侧的伸肌群及肱桡肌萎缩。

④腋神经损伤　表现为肩关节不能外展；肩三角肌麻痹和萎缩；肩外侧感觉缺失。

⑤肌皮神经损伤　表现为不能用二头肌屈肘，前臂不能旋后；二头肌腱反射丧失，屈肌萎缩；前臂桡侧感觉缺失。

3. 处理方法

（1）出现神经刺激损伤现象，应立即停止针刀操作。若患者疼痛、麻木明显，可局部先行以麻药、类固醇类药、维生素B族药等配伍封闭。

（2）24小时后，给予热敷、理疗、口服中药，按照神经分布区行针灸治疗。

（3）局部轻揉按摩，在医生指导下加强功能锻炼。

（4）对保守治疗无效的患者，应作开放手术探查。

4. 预防

（1）严格按照四步进针规程操作。尤其要确定刀口线与重要神经血管方向一致。病变部位较深者，治疗时宜摸索进针，若刺中条索状坚韧组织，患者有触电感沿神经分布路线放射时，应迅速提起针刀，稍移动针刀位置后再进针。

（2）在神经干或其主要分支循行路线上治疗时，不宜针刀术后向手术部位注射药物，如普鲁卡因、氢化考的松、酒精等，否则可能导致周围神经损害。

（3）术前要检查针具是否带钩、毛糙、卷刃，如发现有上述情况应立即更换。

（4）术后手法治疗一定不要粗暴，特别是在腰麻或全麻下手法矫形，患者没有应有的避让反应等，最易造成损伤。

（5）针刀操作时忌大幅度提插。但需注意的是，刺伤神经出现的反应与刺中经络引起的循经感传现象有着明显的区别，不可混淆。刺伤神经出现的反应是沿神经分布线路放射，有触电感。其传导速度异常迅速，并伴有麻木感。刺中经络或松解神经周围变性软组织时，患者的感觉则是酸胀、沉重感，偶尔也有麻酥酥感，其传导线路是沿经络线路，其传导速度缓慢，术后有舒适感。

第七章

类风湿关节炎针刀整体松解治疗与术后护理

第一节　肩关节类风湿关节炎

根据针刀医学慢性软组织损伤病因病理学理论及慢性软组织损伤病理构架的网眼理论，类风湿关节炎是由于小关节周围的软组织慢性损伤后，人体在代偿过程中，形成粘连、瘢痕，导致关节囊肿胀，挛缩，限制了关节活动。随着病情发展，引起关节周围的肌腱、韧带起止点的粘连、瘢痕，由于关节的前面、后面、内侧面、外侧面的肌腱、韧带起止点的广泛粘连，就会影响到这些肌腱与相连的肌腹部及肌肉的另一端也代偿性地发生粘连和瘢痕，从而另一个关节也出现代偿性的粘连、瘢痕，这就是类风湿关节炎多关节损伤的原因所在。换言之，类风湿关节炎的多关节损伤是一个力学传递的结果。即一个关节的损伤，也就是一个点的损伤，通过肌肉的起止点这一条线的力学传递，最终引起多个关节的全面损伤。针刀一方面通过调节相关的电生理线路，增强人体的抵抗力；另一方面，对受损关节进行整体松解，从而达到治疗目的。

治疗本病的目的：一是减轻或消除患者因关节炎引起的关节肿痛、压痛、晨僵和关节外症状；控制疾病的发展，防止和减少关节和骨的破坏，尽可能保持受累关节的功能，促进被破坏的关节和骨的修复；二是纠正畸形，使强直的关节全部或者部分恢复功能。而治疗的关键是早期诊断和早期治疗。

近期疗效评定主要依据是：关节疼痛、肿胀、晨僵、压痛、关节活动度、握力、ESR、CRP、类风湿因子等。远期疗效评定的主要依据是：关节功能评价、关节畸形程度、关节影像学检查（X线分期）等。

（一）针刀调节相关电生理线路

1. 上肢取以下3个穴位进行电生理线路的调节

对于急性期患者，采取以下3项治疗，可以取得立竿见影的效果：①避开神经和血管，用针刀将关节囊切开数点，并用手法先屈伸罹患关节后，再过度屈伸这些关节，使关节囊彻底松开；②对关节周围软组织进行松解，松解点以疼痛点为主，按针刀常规操作方法进行；③调节电生理线路，选择与关节相关的位点，用针刀纵向剥离。

（1）体位　坐位，前臂中立位。

（2）体表定位　穴位定位。

（3）麻醉　无需麻醉。

（4）刀具　使用Ⅰ型针刀。

（5）针刀调节术

①阳池穴（图7-1）　在腕背横纹上，伸指总肌腱和小指固有伸肌之间的凹陷中，按照针刀四步进针规程进针刀，经皮肤、皮下组织、筋膜，当刀下有酸胀感时，纵向剥离2～3刀，范围1cm。此处有背侧骨间动脉，并分布着前臂背侧皮神经和桡神经的肌支，进针刀时注意避开。出针刀后，创可贴覆盖针眼。

②曲池穴（图7-2）　屈肘70°，肱骨外上髁与肘横纹外端连线的中点定位。按照针刀四步进针规程进针刀，经皮肤、皮下组织、筋膜达肌层，当刀下有酸胀感时，纵向剥离2～3刀，范围1cm。此处分布有桡返动脉及支配该部肌肉的桡神经和前臂背侧皮神经，入针时注意避开。出针刀后，创可贴覆盖针眼。

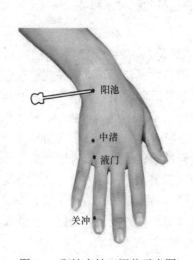
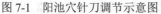

图 7-1　阳池穴针刀调节示意图

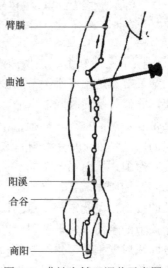

图 7-2　曲池穴针刀调节示意图

③合谷穴（图7-3）　在第1、2掌骨之间，第2掌骨桡侧的中点处进针刀，按照针刀四步进针规程进针刀，经皮肤、皮下组织、筋膜达肌层，当刀下有酸胀感时，纵向剥离2～3刀，范围1cm。此处有来自桡动脉的掌背动脉，分布着桡神经浅支，正中神经肌支，进针时注意避开。出针刀后，创可贴覆盖针眼。

2. 下肢取以下3个穴位进行电生理线路的调节

（1）体位　仰卧位。

（2）体表定位　穴位定位。

（3）麻醉　无需麻醉。

（4）刀具　使用Ⅰ型针刀。

（5）针刀调节术

①阳陵泉穴（图7-4）　腓骨小头的前下方定位。按照针刀四步进针规程进针刀，经皮肤、皮下组织、筋膜，达腓骨长肌和伸趾总肌之间，当刀下有酸胀感时，纵向剥离2～3刀，范围1cm。此处是腓总神经分为腓浅神经与腓深神经的分叉处，有胫前动脉的分

支和胫返后动脉，分布着腓肠外侧皮神经。出针刀后，创可贴覆盖针眼。

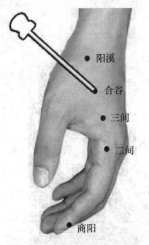

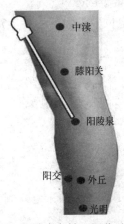

图 7-3　合谷穴针刀调节示意图　　　图 7-4　阳陵泉穴针刀调节示意图

　　②解溪穴（图 7-5）　踝关节前面横纹的中央（伸趾长肌腱与伸拇长肌腱之间，处于小腿十字韧带中）定位，按照针刀四步进针规程进针刀，经皮肤、皮下组织、筋膜，当刀下有酸胀感时，纵向剥离 2～3 刀，范围 1cm。此处有胫前动脉，分布着腓浅神经、腓深神经。出针刀后、创可贴覆盖针眼。

　　③悬钟穴（图 7-6）　在外踝骨中线上 3 寸，腓骨前缘，伸趾长肌与腓骨短肌的分歧处定位，按照针刀四步进针规程进针刀，经皮肤、皮下组织、筋膜达肌层，当刀下有酸胀感时，纵向剥离 2～3 刀，范围 1cm。此处有胫前动脉的分支，分布着腓浅神经、腓深神经，由腓肠外侧皮神经控制皮肤的感觉。出针刀后，创可贴覆盖针眼。

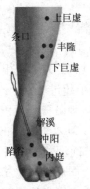

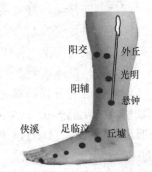

图 7-5　解溪穴针刀调节示意图　　　图 7-6　悬钟穴针刀调节示意图

　　对于急性期患者，采取以下 3 项治疗，可以取得立竿见影的效果：①避开神经和血管，用针刀将关节囊切开数点，并用手法先屈伸罹患关节后，再过度屈伸这些关节，使关节囊彻底松开；②对关节周围软组织进行松解，松解点以疼痛点为主，按针刀常规操作方法进行；③调节电生理线路，选择与关节相关的位点，用针刀纵向剥离。

（二）肩关节针刀整体松解治疗

1. 第一次针刀松解肩关节前外侧软组织的粘连、瘢痕

（1）体位　端坐位。

（2）体表定位　肩关节（图7-7）。

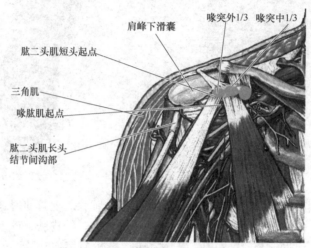

图7-7　肩关节前侧体表定位示意图

（3）麻醉　1%利多卡因局部麻醉。

（4）刀具　使用Ⅰ型针刀。

（5）针刀松解术（图7-8）

①第1支针刀松解肱二头肌短头的起点　喙突顶点的外1/3　针刀体与皮肤垂直，刀口线与肱骨长轴一致，按针刀四步进针规程进针刀，直达喙突顶点外1/3骨面，纵疏横剥2刀，范围不超过0.5cm。

②第2支针刀松解肩峰下滑囊　在肩关节外侧肿胀压痛点定位。刀口线与上肢纵轴方向一致，按针刀四步进针规程进针刀，经皮肤、皮下组织、三角肌，刀下有阻力感时，即到达囊肿壁，穿破囊壁，阻力感消失，缓慢深入针刀，当刀下有粗糙感时，即到达囊肿的基底部生发层，在此处，纵疏横剥2～3刀，范围不超过2～3cm，以破坏囊肿部生发层的分泌细胞，然后稍提针刀分别向囊肿的上下前后刺破囊壁后出针刀。

③第3支针刀松解肱二头肌长头在结节间沟处　针刀体与皮肤垂直，刀口线与肱骨长轴一致，按针刀四步进针规程进针刀，直达肱骨结节间沟前面的骨面，先用提插刀法提插松解2刀，切开肱横韧带，然后顺结节间沟前壁，向后做弧形铲剥2刀。

④第4支针刀松解三角肌止点　针刀体与皮肤垂直，刀口线与肱骨长轴一致，按针刀四步进针规程进针刀，经皮肤、皮下组织、筋膜，直达肱骨面三角肌的止点，纵疏横剥2～3刀，范围不超过1cm，刀下有紧涩感时，调转刀口线90°，铲剥2～3刀，范围不超过0.5cm。

出针刀后，创可贴覆盖针眼。

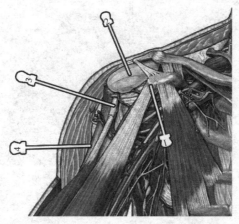

图 7-8　肩关节前外侧软组织针刀松解示意图

2. 第二次针刀松解肩关节囊

（1）体位　端坐位。

（2）体表定位　肩关节

（3）麻醉　1%利多卡因局部麻醉。

（4）刀具　使用Ⅰ型针刀。

（5）针刀松解术（图7-9）

①第1支针刀松解肩关节上侧关节囊　在肩峰顶点下1cm定点,针刀体与皮肤垂直,刀口线与肱骨长轴一致，按照针刀四步进针规程进针刀，经皮肤、皮下组织、筋膜，穿过三角肌，刀下有韧性感时，即到关节囊，在此提插刀法切割 2～3 刀。每刀均需有落空感，方到达关节腔。

②第2支针刀松解肩关节前侧关节囊　在第 1 支针刀前 2cm 定点,针刀体与皮肤垂直,刀口线与肱骨长轴一致，按照针刀四步进针规程进针刀，经皮肤、皮下组织、筋膜，穿过三角肌，刀下有韧性感时，即到关节囊，在此提插刀法切割 2～3 刀。每刀均需有落空感，方到达关节腔。

③第3支针刀松解肩关节后上侧关节囊　在第 2 支针刀后 2cm 定点,针刀体与皮肤垂直，刀口线与肱骨长轴一致，按照针刀四步进针规程进针刀，经皮肤、皮下组织、筋膜，穿过三角肌，刀下有韧性感时，即到关节囊，在此提插刀法切割 2～3 刀。每刀均需有落空感，方到达关节腔。

④第4支针刀松解肩关节后下侧关节囊　在第 3 支针刀后 2cm 定点,针刀体与皮肤垂直，刀口线与肱骨长轴一致，按照针刀四步进针规程进针刀，经皮肤、皮下组织、筋膜，穿过三角肌，刀下有韧性感时，即到肩关节后下侧关节囊，在此提插刀法切割 2～3 刀。每刀均需有落空感，方到达关节腔。

出针刀后，创可贴覆盖针眼。

（6）注意事项　如果肩关节囊粘连、瘢痕严重，或者伴有盂肱韧带粘连时，用Ⅰ型针刀松解比较困难，需用Ⅱ型针刀松解。操作方法与用Ⅰ型针刀松解的操作方法一样。

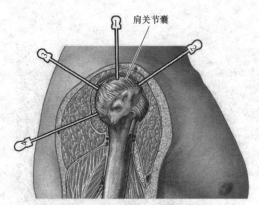

图 7-9　肩关节囊针刀松解示意图

3. 第三次针刀松解部分肩袖的止点

（1）体位　端坐位。

（2）体表定位　肩关节

（3）麻醉　1%利多卡因局部麻醉。

（4）刀具　使用 I 型针刀。

（5）针刀松解术（图 7-10）

①第 1 支针刀松解冈上肌止点　在冈上肌止点寻找压痛点定位，刀口线与冈上肌纤维走行一致，针刀体与皮肤呈 90°角，按照针刀四步进针规程进针刀，经皮肤、皮下组织，达肱骨大结节上端骨面，纵疏横剥 2～3 刀，范围不超过 0.5cm。

②第 2 支针刀松解冈下肌止点　刀口线与冈下肌肌纤维方向一致，针刀体与皮肤呈 90°角，按照针刀四步进针规程进针刀，直达肱骨大结节后面骨面，纵疏横剥 2～3 刀，范围不超过 0.5cm。

③第 3 支针刀松解小圆肌止点—肱骨大结节后下方　针刀体与皮肤垂直，刀口线与肱骨长轴一致，按照针刀四步进针规程进针刀，直达肱骨大结节后下方的小圆肌止点，用提插刀法提插松解 2 刀，范围不超过 0.5cm。

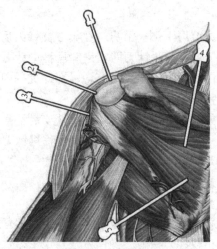

图 7-10　肩袖止点针刀松解示意图

④第4支针刀松解冈下肌上部起点　在肩胛冈内1/3垂直向下 2cm定点,针刀体与皮肤垂直,刀口线与冈下肌肌纤维方向一致,按照针刀四步进针规程进针刀,经皮肤、皮下组织,直达肩胛下窝骨面,纵疏横剥2～3刀,范围不超过0.5cm。

⑤第4支针刀松解冈下肌下部起点　在第4支针刀下方2cm定点,针刀体与皮肤垂直,刀口线与冈下肌肌纤维方向一致,按照针刀四步进针规程进针刀,经皮肤、皮下组织,直达肩胛下窝骨面,纵疏横剥2～3刀,范围不超过0.5cm。

出针刀后,创可贴覆盖针眼。

4. 第四次针刀松解肩关节顽固性压痛点及条状硬结

(1) 体位　端坐位。

(2) 体表定位　肩关节外侧压痛点。

(3) 麻醉　局部麻醉。

(4) 刀具　使用Ⅰ型针刀。

(5) 针刀松解术 (图7-11)

①第1支针刀松解肩峰部的压痛点　在肩峰压痛点定位,刀口线与上肢纵轴方向一致,针刀体与皮肤呈90°角,按照针刀四步进针规程进针刀,经皮肤、皮下组织,达硬结或者条索状物,纵疏横剥2～3刀。范围1cm。

②第2支针刀松解肩关节外侧的压痛点　在肩关节前外侧压痛点定位,刀口线与上肢纵轴方向一致,针刀体与皮肤呈90°角,按照针刀四步进针规程进针刀,经皮肤、皮下组织,达硬结或者条索状物,纵疏横剥2～3刀。范围1cm。

③第3支针刀松解肩关节后外侧的压痛点　在肩关节后外侧压痛点定位,刀口线与上肢纵轴方向一致,针刀体与皮肤呈90°角,按照针刀四步进针规程进针刀,经皮肤、皮下组织,达硬结或者条索状物,纵疏横剥2～3刀。范围1cm。

④第4支针刀松解三角肌止点压痛点　在三角肌止点压痛点定位,刀口线与上肢纵轴方向一致,针刀体与皮肤呈90°角,按照针刀四步进针规程进针刀,经皮肤、皮下组织,达硬结或者条索状物,纵疏横剥2～3刀。范围1cm。

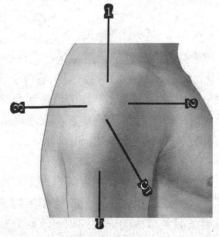

图7-11　肩关节顽固性压痛点针刀松解示意图

⑤第5支针刀松解三角肌肌腹部的压痛点 在三角肌肌腹部压痛点定位，刀口线与上肢纵轴方向一致，针刀体与皮肤呈90°角，按照针刀四步进针规程进针刀，经皮肤、皮下组织，达硬结或者条索状物，纵疏横剥2～3刀。范围1cm。

出针刀后，创可贴覆盖针眼。

（6）注意事项 在作肩关节前外侧的针刀松解时，应特别注意刀口线方向，防止头静脉损伤。头静脉起于手背静脉网的桡侧，沿前臂桡侧、上行至肘窝，在肱二头肌外侧沟内继续上行，经过三角肌胸大肌间沟，再穿锁胸筋膜汇入腋静脉或者锁骨下静脉。在做肱骨小结节处肩胛下肌止点松解时，表面是头静脉的走行路线。预防头静脉损伤的方法是先摸清楚三角肌胸大肌间沟，旁开0.5cm进针刀，严格按照针刀四步进针规程进针刀，即可避免损伤头静脉。

针刀术后进行手法治疗，在以针刀松解肩部关节囊及周围软组织后，医生握住患肢前臂及肘关节，由助手将其右手伸入患侧腋下固定，两人配合作对抗牵引及摆动肩关节，然后使肩关节尽量外展。使关节囊彻底松开，降低关节内张力，使关节恢复活动功能。但如肩关节已经强直，手法不宜过猛，应随针刀治疗多次进行手法治疗，才能使关节功能恢复。

【针刀术后护理】

1. 生活起居护理

（1）肩关节单侧或双侧受累，临床表现可有不同，但由于关节的屈伸受到限制，活动不便常可见到。急性期应卧床休息、保持功能位置，急性期过后可适当活动。但不必过分强调绝对卧床，可进行适当的活动。慢性期可做些轻体力工作。

（2）根据病情需要进行患肢夹板固定肘关节，以防止发生关节畸形和病理性脱位。居室要阳光充足干燥，空气要新鲜流通，做到起居有常。室内地面应干燥防止滑跌伤。

（3）本病病程较长，病变范围广泛且反复发作，易造成肩关节功能丧失和疼痛、畸形。丧失功能给患者精神上造成极大的痛苦。因此，医护人员和家属应细心做好生活护理，并做好思想工作，为患者创造一个舒适、愉快的休养环境，使之安心养病。患者要避免接触冷水，做好功能锻炼。帮助患者自我护理，坚持治疗，争取最佳疗效。

2. 饮食护理

合理的饮食调配，对疾病起主导或辅助作用。类风湿关节炎患者在服用西药治疗时，如服用消炎痛、保泰松、布洛芬等会出现消化道症状，如恶心、呕吐，及胃肠道出血等，故应根据患者的需要和消化能力以及疾病的特点，配制适合于患者的饮食，鼓励患者进食。也可静脉补充白蛋白、脂肪乳、多种氨基酸等，使患者得到合理的营养，增强机体抵抗力。老年患者消化器官吸收、代谢和排泄方面功能减退，应进食富含蛋白及维生素的饮食，针对贫血及骨质疏松，可补充铁剂、维生素D和钙剂。

3. 情志护理

类风湿关节炎是常见病，且缠绵难愈，在生活自理上存在一定的困难。一旦确诊患者会产生情绪低落、忧郁。这种心理状态不利于治疗和疾病恢复，医护人员应给患者多方面的支持和帮助，介绍类风湿关节炎的一般知识，治疗方法及有可能治愈的希望，鼓励其树立长期与疾病作斗争和战胜疾病的信心，密切配合治疗护理并坚持长期治疗和功能锻炼。

4. 对症处理及护理

（1）观察晨僵关节　观察患者晨僵的时间及关节肿胀的数目和程度。

（2）观察受累关节　观察受累关节及关节活动受限的程度，制定适合患者的治疗方案并做好记录。

（3）用药时，观察非甾类药物及皮质激素的不良反应，如高血压、浮肿、消化道出血等。

（4）针刀手术治疗，观察疗效和术后出血及疼痛情况，及时作好对症处理。

（5）配合功能锻炼保护肩关节功能　急性期以休息为主，减少关节活动及负重，必要时夜间可用夹板固定疼痛肩关节。急性期过后逐渐加强肩关节的功能锻炼以恢复肩关节功能，防止肌肉萎缩，减少畸形，运动是以能耐受的限度为宜。

5. 健康教育

（1）患者应有充分休息和睡眠时间，注意劳逸结合。注意保暖，避免受寒及受潮，预防并控制感染。加强营养、增强机体抵抗力。

（2）维持正常肩关节功能位置，坚持日常生活尽可能自理，经常进行肩关节功能锻炼，防止肌肉萎缩。可根据肩关节炎程度及全身状态确定每日运动量及活动范围，在可耐受的情况下，应逐渐增加运动量及活动范围，促进肩关节功能恢复。

（3）树立战胜疾病的信心，保持心理健康。坚持各种治疗，抗炎药物饭后服用，抗风湿药物如在短期内症状缓解不明显时，不可轻易停药、换药、增减药量，必须在医师指导下调整治疗方案，同时可配合理疗、体疗、针灸等治疗。

第二节　肘关节类风湿关节炎

1. 第一次针刀调节相关电生理线路（参见本章第一节肩关节类风湿关节炎的针刀调节相关电生理线路）。

2. 第二次针刀松解肘关节周围浅层的粘连、瘢痕。

（1）体位　仰卧位，肩关节外展前屈90°，肘关节屈曲30°，前臂旋后位。

（2）体表定位　肘关节周围压痛点及硬节，先标记肱动脉走行路线。

（3）麻醉　1%利多卡因局部麻醉。

（4）刀具　使用Ⅰ型针刀。

（5）针刀松解术（图7-12、图7-13）

①第1支针刀松解肘关节外侧的压痛点　在肘关节外侧摸准压痛点，针刀体与皮肤垂直，刀口线与前臂纵轴平行，按照针刀四步进针规程，从定位处刺入，针刀经皮肤、皮下组织，达硬结处，纵疏横剥2～3刀，范围不超过0.5cm。

②第2支针刀松解肘关节内侧的压痛点　在肘关节内侧摸准压痛点，针刀体与皮肤垂直，刀口线与前臂纵轴平行，按照针刀四步进针规程，从定位处刺入，针刀经皮肤、皮下组织，达硬结处，纵疏横剥2～3刀，范围不超过0.5cm。

③第3支针刀松解肘关节前外侧的压痛点　在肘关节前外侧摸准压痛点，针刀体与皮肤垂直，刀口线与前臂纵轴平行，按照针刀四步进针规程，从定位处刺入，针刀经皮

肤、皮下组织，达硬结处，纵疏横剥2～3刀，范围不超过0.5cm。

④第4支针刀松解肘关节前内侧的压痛点　在肘关节前内侧摸准压痛点，针刀体与皮肤垂直，刀口线与前臂纵轴平行，按照针刀四步进针规程，从定位处刺入，针刀经皮肤、皮下组织，达硬结处，纵疏横剥2～3刀，范围不超过0.5cm。

⑤第5支针刀松解肘关节后外侧的压痛点　在肘关节后外侧摸准压痛点，针刀体与皮肤垂直，刀口线与前臂纵轴平行，按照针刀四步进针规程，从定位处刺入，针刀经皮肤、皮下组织，达硬结处，纵疏横剥2～3刀，范围不超过0.5cm。

⑥第6支针刀松解肘关节后内侧的压痛点　在肘关节后内侧摸准压痛点，针刀体与皮肤垂直，刀口线与前臂纵轴平行，按照针刀四步进针规程，从定位处刺入，针刀经皮肤、皮下组织，达硬结处，纵疏横剥2～3刀，范围不超过0.5cm。

⑦第7支针刀松解肘关节后上方的压痛点　在肘关节后上方摸准压痛点，针刀体与皮肤垂直，刀口线与前臂纵轴平行，按照针刀四步进针规程，从定位处刺入，针刀经皮肤、皮下组织，达硬结处，纵疏横剥2～3刀，范围不超过0.5cm，然后再进针刀，达肱骨后侧骨面，在骨面上纵疏横剥2～3刀，范围不超过0.5cm。

⑧第8支针刀松解尺骨鹰嘴尖部的压痛点　在鹰嘴尖部摸准压痛点，针刀体与皮肤垂直，刀口线与前臂纵轴平行，按照针刀四步进针规程，从定位处刺入，针刀经皮肤、皮下组织，达硬结处，纵疏横剥2～3刀，范围不超过0.5cm。

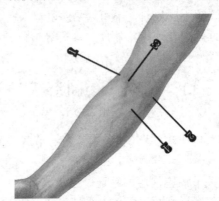

图7-12　针刀松解肘关节前侧周围浅层的粘连、瘢痕

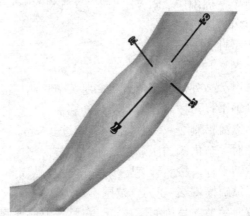

图7-13　针刀松解肘关节后侧周围浅层的粘连、瘢痕

（6）注意事项

①在作肘关节前侧针刀松解前，先标记肱动脉走行位置，针刀应尽可能从肱二头肌腱外侧进针刀，避免损伤肱动、静脉和正中神经，刀口线应与肱动脉走行方向一致，如硬结在肘关节前内侧，肱动脉的深层时，应从肱动脉内侧1cm进针刀，斜刺到硬节，可避免损伤血管神经（图7-14）。

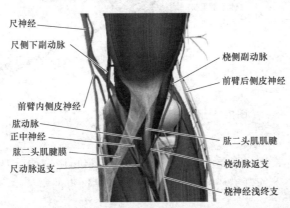

图7-14　肘关节解剖结构图（前区）

②在作肘关节后内侧针刀松解时，应尽可能贴尺骨鹰嘴尖骨面进针刀，刀口线与前臂纵轴一致，避免损伤尺神经。

3. 第三次针刀松解肘关节侧副韧带起止点的粘连、瘢痕。

（1）体位　坐位，患肢肩关节前屈外展，置于手术台上。

（2）体表定位　肱骨外上髁（桡侧副韧带起点）、肱骨内上髁（尺侧副韧带起点）、桡骨头（桡侧副韧带止点）以及尺骨上端（尺侧副韧带止点）处。

（3）麻醉　1%利多卡因局部麻醉。

（4）刀具　使用Ⅱ型针刀。

（5）针刀松解术（图7-15）

①第1支针刀松解桡侧副韧带起点　刀口线与前臂纵轴平行，针刀体与皮肤呈90°角，按照针刀四步进针规程，从定位处刺入，针刀经皮肤、皮下组织，达肱骨外上髁骨面的桡侧副韧带起点处，在骨面上铲剥2刀，范围不超过0.5cm。

②第2支针刀松解桡侧副韧带止点　刀口线与前臂纵轴平行，针刀体与皮肤呈90°角，按照针刀四步进针规程，从定位处刺入，针刀经皮肤、皮下组织，达桡骨小头骨面的桡侧副韧带止点处，在骨面上铲剥2刀，范围不超过0.5cm。

③第3支针刀松解尺侧副韧带起点　刀口线与前臂纵轴平行，针刀体与皮肤呈90°角，按照针刀四步进针规程，从定位处刺入，针刀经皮肤、皮下组织，达内上髁骨面的尺侧副韧带起点处，在骨面上铲剥2刀，范围不超过0.5cm。

④第4支针刀松解尺侧副韧带止点　刀口线与前臂纵轴平行，针刀体与皮肤呈90°角，按照针刀四步进针规程，从定位处刺入，针刀经皮肤、皮下组织，达尺骨滑车切迹内侧缘韧带止点处，在骨面上铲剥2刀，范围不超过0.5cm。

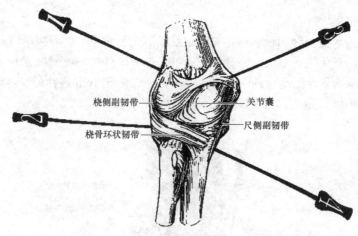

桡侧副韧带　　　　　　关节囊
桡骨环状韧带　　　　　尺侧副韧带

图 7-15　侧副韧带松解示意图（前面）

（6）注意事项

①对肘关节粘连、瘢痕严重的患者，可隔 5～7 日再用Ⅰ型针刀松解局部的粘连和瘢痕，松解方法与第 2 次针刀松解方法相同，只是进针点的定位与上次间隔 0.5cm。不超过 3 次。

②对没有针刀临床诊疗经验的初学者，不能胜任类风湿关节炎的针刀操作。Ⅱ型针刀体积大，刀体硬，所以使用Ⅱ型针刀松解范围宽，疗效也好，但如果操作不当，则容易引起神经血管的损伤。

4. 第四次针刀松解肘关节关节囊的粘连、瘢痕。

（1）体位　坐位，患肢肩关节前屈外展，置于手术台上。

（2）体表定位　肘关节前后间隙。

（3）麻醉　1%利多卡因局部麻醉。

（4）刀具　使用Ⅰ型或Ⅱ型针刀。

（5）针刀松解术（图 7-16、图 7-17）

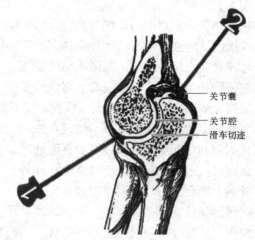

关节囊
关节腔
滑车切迹

图 7-16　前后关节囊松解示意图（Ⅰ型针刀松解）

①第 1 支针刀松解肘关节前方关节囊　先摸到肱动脉搏动，在动脉搏动外侧旁开 1cm 处定点，刀口线与肱动脉走行方向一致，针刀体与皮肤呈 90°角刺入皮肤，按照针刀四步进针规程，从定位处刺入，针刀经皮肤、皮下组织，当针刀经肌间隙有落空感时，即到达挛缩的肘关节前方关节囊，提插刀法切割关节囊 2 刀，深度不超过 0.5cm，然后调转刀口线 90°，提插刀法切割关节囊 2 刀，深度不超过 0.5cm。

②第 2 支针刀松解肘关节后方关节囊　从尺骨鹰嘴尖进针刀，刀口线与前臂纵轴平行，按照针刀四步进针规程，贴尺骨鹰嘴尖刺入，经皮肤、皮下组织，当有落空感时，即到达挛缩的肘关节后方关节囊，提插刀法切割后关节囊 2 刀，深度不超过 0.5cm。然后调转刀口线 90°，提插刀法切割关节囊 2 刀，深度不超过 0.5cm。

对肘关节强直程度重，此次Ⅰ型针刀松解效果差的患者，隔 5～7 日需用Ⅱ型针刀对关节囊进行松解，松解方法与Ⅰ型针刀松解方法一样，只是Ⅱ型针刀松解范围大。

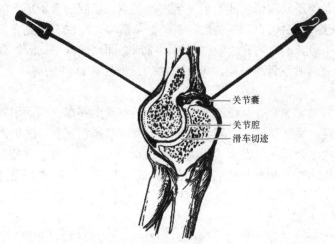

图 7-17　前后关节囊松解示意图（Ⅱ型针刀松解）

（6）注意事项

①对肘关节粘连、瘢痕严重的患者，可隔 5～7 日再用Ⅰ型针刀松解局部的粘连和瘢痕，松解方法与第 3 次针刀松解方法相同，只是进针点的定位与上次间隔 0.5cm。不超过 3 次。

②对没有针刀临床诊疗经验的初学者，不能胜任类风湿关节炎的针刀操作。Ⅱ型针刀体积大，刀体硬，所以使用Ⅱ型针刀松解范围宽，疗效也好，但如果操作不当，则容易引起神经血管的损伤。

针刀术后进行手法治疗，患者坐位，一助手握上臂，术者一手握前臂上段，一手掌顶在肘关节后侧，做肘关节伸屈活动数次，在屈曲肘关节到达最大限度时，再做一次针刀手法学的弹拨手法，术后用石膏将肘关节固定在手法搬动后的屈曲最大位置 6 小时，然后松开石膏，做主动肘关节屈伸功能锻炼。每次针刀术后，手法操作相同。

【针刀术后护理】

1. 生活起居护理

（1）肘关节单侧或双侧受累，临床表现可有不同，但由于关节的屈伸受到限制，活动不便常可见到。急性期应卧床休息、保持功能位置，急性期过后可适当活动。但不必过分强调绝对卧床，可进行适当的活动。慢性期可做些轻体力工作。

（2）根据病情需要进行患肢夹板固定肘关节，以防止发生关节畸形和病理性脱位。居室要阳光充足干燥，空气要新鲜流通，做到起居有常。室内地面应干燥，防止滑倒跌伤。

（3）本病病程较长，病变范围广泛且反复发作，易造成肘关节功能丧失和疼痛、畸形。丧失功能给患者精神上造成极大的痛苦。因此，医护人员和家属应细心做好生活护理，并做好思想工作，为患者创造一个舒适、愉快的休养环境，使之安心养病。患者要避免接触冷水，做好功能锻炼。帮助患者自我护理，坚持治疗，争取最佳疗效。

2. 饮食护理

合理的饮食调配，对疾病起主导或辅助作用。类风湿关节炎患者有在服用西药治疗时，如服用消炎痛、保泰松、布洛芬等会出现消化道症状，如恶心、呕吐及胃肠道出血等，故应根据患者的需要和消化能力以及疾病的特点，配制适合于患者的饮食，鼓励患者进食。也可静脉补充白蛋白、脂肪乳、多种氨基酸等，使患者得到合理的营养，增强机体抵抗力。老年患者消化器官吸收、代谢和排泄方面功能减退，应进食富于蛋白及维生素的饮食，针对贫血及骨质疏松，可补充铁剂、维生素 D 和钙剂。

3. 情志护理

类风湿关节炎是常见病，且缠绵难愈，在生活自理上存在一定的困难。一旦确诊患者会产生情绪低落、忧郁。这种心理状态不利于治疗和疾病恢复，医护人员应给患者多方面的支持和帮助，介绍类风湿关节炎的一般知识，治疗方法及有可能治愈的希望，鼓励其树立长期与疾病作斗争和战胜疾病的信心，密切配合治疗护理并坚持长期治疗和功能锻炼。

4. 对症处理及护理

（1）观察晨僵关节　观察患者晨僵的时间及关节肿胀的数目和程度。

（2）观察受累关节　观察受累关节及关节活动受限的程度，制定适合患者的治疗方案并做好记录。

（3）用药时，观察非甾类药物及皮质激素的不良反应，如高血压、浮肿、消化道出血等。

（4）针刀手术治疗，观察疗效和术后出血及疼痛情况，及时作好对症处理。

（5）配合功能锻炼保护关节功能　急性期以休息为主，减少肘关节活动及负重，必要时夜间可用夹板固定疼痛关节。急性期过后逐渐加强关节的功能锻炼以恢复关节功能，防止肌肉萎缩，减少畸形，运动是以能耐受的限度为宜。

5. 健康教育

（1）患者应有充分休息和睡眠时间，注意劳逸结合。注意保暖，避免受寒及受潮，预防并控制感染。加强营养、增强机体抵抗力。

（2）维持正常肘关节功能位置，坚持日常生活尽可能自理，经常进行肘关节功能锻炼，防止肌肉萎缩。可根据肘关节炎程度及全身状态确定每日运动量及活动范围，在可耐受的情况下，应逐渐增加运动量及活动范围，促进肘关节功能恢复。

（3）树立战胜疾病的信心，保持心理健康。坚持各种治疗，抗炎药物饭后服用，抗风湿药物如在短期内症状缓解不明显时，不可轻易停药、换药、增减药量，必须在医师指导下调整治疗方案，同时可配合理疗、体疗、针灸等治疗。

第三节　手和腕关节类风湿关节炎

1. 第一次针刀调节相关电生理线路（参见本章第一节肩关节类风湿关节炎的针刀调节相关电生理线路）。

2. 第二次针刀松解腕关节前侧浅层软组织的粘连、瘢痕。

（1）体位　坐位，手放在手术台上，掌心向上。

（2）体表定位　先标记尺、桡动脉走行路线，在腕关节掌侧各定位点定位。

（3）麻醉　用1%利多卡因局部麻醉。

（4）刀具　使用Ⅰ型针刀。

（5）针刀松解术（图7-18）

①第 1 支针刀松解腕横韧带近端尺侧的粘连、瘢痕点　在腕远横纹尺动脉内侧0.5cm定点。刀口线与前臂纵轴平行，针刀体与皮肤呈90°角，按针刀四步进针规程，从定位处刺入，刀下有韧性感时，即到达腕横韧带近端尺侧的粘连、瘢痕点，提插刀法松解2～3刀，提插深度为刀下有落空感，距离约为0.5cm。

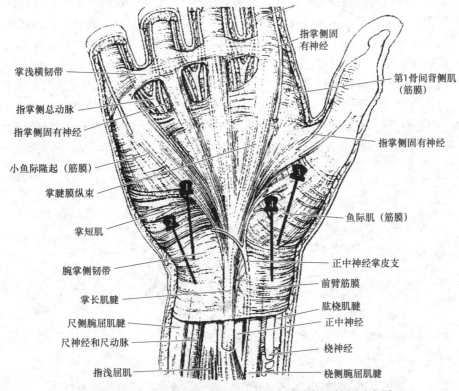

图7-18　腕关节前侧浅层软组织的粘连、瘢痕针刀松解示意图

②第2支针刀松解前臂掌尺侧筋膜远端的粘连、瘢痕点　在第1支针刀上方1cm定位，刀口线与前臂纵轴平行，针刀体与皮肤呈90°角，按针刀四步进针规程，从定位处刺入，刀下有韧性感时，即到达前臂掌侧筋膜的粘连、瘢痕点，进针刀1mm，纵疏横剥2～3刀，范围不超过0.5cm。

③第3支针刀松解腕横韧带近端桡侧的粘连、瘢痕点　在腕远横纹桡动脉外侧0.5cm定点。刀口线与前臂纵轴平行，针刀体与皮肤呈90°角，按针刀四步进针规程，从定位处刺入，刀下有韧性感时，即到达腕横韧带近端桡侧的粘连、瘢痕点，提插刀法松解2～3刀，提插深度为刀下有落空感。距离约为0.5cm。

④第4支针刀松解前臂掌桡侧筋膜远端的粘连、瘢痕　在第4支针刀上方1cm定位，刀口线与前臂纵轴平行，针刀体与皮肤呈90°角，按针刀四步进针规程，从定位处刺入，刀下有韧性感时，即到达前臂掌侧筋膜的粘连、瘢痕，进针刀1mm，纵疏横剥2～3刀，范围不超过0.5cm。

3. 第三次针刀松解腕关节后侧浅层软组织的粘连、瘢痕。

（1）体位　坐位，手放在手术台上，掌心向下。

（2）体表定位　在腕关节背侧各定位点定位。

（3）麻醉　用1%利多卡因局部麻醉。

（4）刀具　使用Ⅰ型针刀。

（5）针刀松解术（图7-19）

①第1支针刀松解腕背侧韧带尺侧远端的粘连、瘢痕点　在相当于掌侧腕远横纹平面的钩骨背面定位。刀口线与前臂纵轴平行，针刀体与皮肤呈90°角，按针刀四步进针规程，从定位处刺入，刀下有韧性感时，即到达腕横韧带近端尺侧的粘连、瘢痕点，提插刀法松解2～3刀，提插深度为刀下有落空感，距离约为0.5cm。

②第2支针刀松解腕背侧韧带尺侧中部的粘连、瘢痕点　在第1支针刀上方0.5cm定位，刀口线与前臂纵轴平行，针刀体与皮肤呈90°角，按针刀四步进针规程，从定位处刺入，刀下有韧性感时，即到达腕背侧韧带的粘连、瘢痕，进针刀1mm，纵疏横剥2～3刀，范围不超过0.5cm。

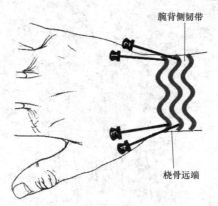

图7-19　腕关节后侧浅层软组织的粘连、瘢痕针刀松解示意图

③第3支针刀松解腕背侧韧带桡侧远端的粘连、瘢痕点　在相当于掌侧腕远横纹平

面的桡骨茎突背面定位，刀口线与前臂纵轴平行，针刀体与皮肤呈90°角，按针刀四步进针规程，从定位处刺入，刀下有韧性感时，即到达腕背侧韧带远端桡侧的粘连、瘢痕点，提插刀法松解2～3刀，深度到骨面。

④第4支针刀松解腕背侧韧带桡侧中部的粘连、瘢痕点　在第3支针刀上方0.5cm定位，刀口线与前臂纵轴平行，针刀体与皮肤呈90°角，按针刀四步进针规程，从定位处刺入，刀下有韧性感时，即到达腕背侧韧带中部桡侧的粘连、瘢痕点，提插刀法松解2～3刀，深度到骨面。

4. 第四次针刀松解腕关节前侧深层软组织的粘连、瘢痕。

（1）体位　坐位，手放在手术台上，掌心向上。

（2）体表定位　尺桡骨茎突，腕关节压痛点。

（3）麻醉　用1%利多卡因局部麻醉。

（4）刀具　使用Ⅰ型针刀。

（5）针刀松解术（图7-20）

①第1支针刀松解桡腕掌侧韧带起点　在桡骨茎突前侧压痛点定位，刀口线与前臂纵轴平行，针刀体与皮肤呈90°角，按针刀四步进针规程，从定位处刺入，达桡骨茎突骨面后，沿茎突骨面向下进针刀，当刀下有落空感时，即穿过茎突边缘，退针刀至茎突边缘骨面，调转刀口线90°角，在骨面上铲剥2刀，范围不超过0.5cm。

②第2支针刀松解腕尺侧副韧带起点　在尺骨茎突压痛点定位，刀口线与前臂纵轴平行，针刀体与皮肤呈90°角，按针刀四步进针规程，从定位处刺入，达尺骨茎突前侧骨面后，沿茎突骨面向下进针刀，当刀下有落空感时，即穿过茎突边缘，退针刀至茎突边缘骨面，调转刀口线90°，在骨面上铲剥2刀，范围不超过0.5cm。

③第3支针刀松解腕尺侧副韧带止点　在豌豆骨压痛点定位，刀口线与前臂纵轴平行，针刀体与皮肤呈90°角，按针刀四步进针规程，从定位处刺入，达豌豆骨前侧骨面后，在骨面上铲剥2刀，范围不超过0.5cm。

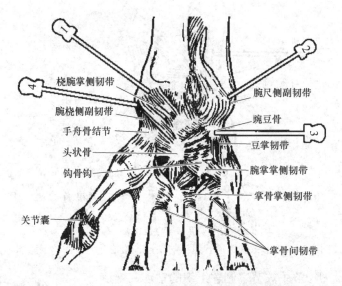

图7-20　腕关节前侧深层软组织的粘连、瘢痕针刀松解示意图

④第4支针刀松解腕桡侧副韧带起点　在桡骨茎突外侧压痛点定位，刀口线与前臂纵轴平行，针刀体与皮肤呈90°角，按针刀四步进针规程，从定位处刺入，达桡骨茎突外侧骨面后，沿茎突外侧骨面向下进针刀，当刀下有落空感时，即穿过茎突外侧边缘，退针刀至茎突外侧边缘骨面，调转刀口线90°，在骨面上铲剥2刀，范围不超过0.5cm。

5. 第五次针刀松解腕关节背侧深层软组织的粘连、瘢痕。

（1）体位　坐位，手放在手术台上，掌心向下。

（2）体表定位　尺桡骨茎突，腕关节压痛点。

（3）麻醉　用1%利多卡因局部麻醉。

（4）刀具　使用Ⅰ型针刀。

（5）针刀松解术（图7-21）

①第1支针刀松解桡腕背侧韧带起点　在桡骨茎突后侧压痛点定位，刀口线与前臂纵轴平行，针刀体与皮肤呈90°角，按针刀四步进针规程，从定位处刺入，达桡骨茎突后侧骨面后，沿茎突骨面向下进针刀，当刀下有落空感时，即穿过茎突边缘，退针刀至茎突边缘骨面，调转刀口线90°，在骨面上铲剥2刀，范围不超过0.5cm。

②第2支针刀松解腕掌背侧韧带起点　在腕关节中部背侧压痛点定位，刀口线与前臂纵轴平行，针刀体与皮肤呈90°角，按针刀四步进针规程，从定位处刺入，刀下有韧性感时，即到达腕掌背侧韧带，进针刀1mm，纵疏横剥2~3刀，范围不超过0.5cm。

③第3支针刀松解腕尺侧副韧带走行路线的粘连、瘢痕　在尺骨茎突背侧压痛点定位，刀口线与前臂纵轴平行，针刀体与皮肤呈90°角，按针刀四步进针规程，从定位处刺入，达尺骨茎突背侧骨面后，沿茎突背侧骨面向下进针刀，当刀下有落空感时，即穿过茎突边缘，退针刀至茎突边缘骨面，调转刀口线90°，在骨面上铲剥2刀，范围不超过0.5cm。

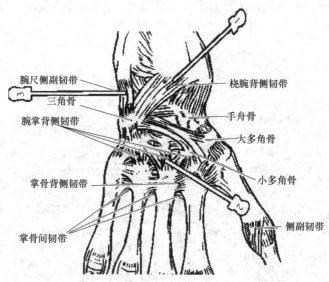

图7-21　关节背侧深层软组织的粘连、瘢痕针刀松解腕示意图

6. 第6次针刀松解手关节掌侧软组织的粘连、瘢痕。

（1）体位　坐位，手放在手术台上，掌心向上。

（2）体表定位　沿掌指关节、近节指间关节、远节指间关节平面掌侧指横纹正中定3点。

（3）麻醉　用1%利多卡因局部麻醉。

（4）刀具　使用Ⅰ型针刀。

（5）针刀松解术（图7-22）

①第1支针刀松解掌指关节掌板的粘连、瘢痕　在掌指关节掌侧正中定点。使用Ⅰ型4号针刀，刀口线与手指纵轴平行，针刀体与皮肤呈90°角，按针刀四步进针规程，从定位处刺入，刀下有韧性感时，即到达屈指肌腱，向下直刺，穿过肌腱有突破感，再进针刀，刀下有明显阻力感，即到达掌板，提插刀法松解2～3刀，然后调转刀口线90°，提插刀法2～3刀，提插深度为刀下有落空感。

②第2支针刀松解近节指间关节掌板的粘连、瘢痕　在近节指间关节平面指掌侧正中定点。使用Ⅰ型4号针刀，刀口线与手指纵轴平行，针刀体与皮肤呈90°角，按针刀四步进针规程，从定位处刺入，刀下有韧性感时，即到达屈指肌腱，向下直刺，穿过肌腱有突破感，再进针刀，刀下有明显阻力感，即到达掌板，提插刀法松解2～3刀，然后调转刀口线90°，提插刀法2～3刀，提插深度为刀下有落空感。

③第3支针刀松解远节指间关节掌板的粘连、瘢痕　在远节指间关节平面指掌侧正中定点。使用Ⅰ型4号针刀，刀口线与手指纵轴平行，针刀体与皮肤呈90°角，按针刀四步进针规程，从定位处刺入，刀下有韧性感时，即到达屈指肌腱，向下直刺，穿过肌腱有突破感，再进针刀，刀下有明显阻力感，即到达掌板，提插刀法松解2～3刀，然后调转刀口线90°，提插刀法2～3刀，提插深度为刀下有落空感。

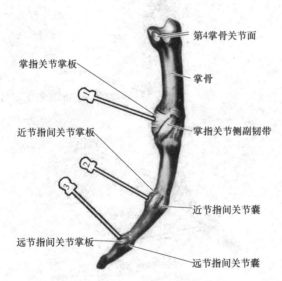

图7-22　手关节掌侧软组织粘连、瘢痕针刀松解示意图

7. 第七次针刀松解手关节背侧软组织的粘连、瘢痕。

（1）体位　坐位，手放在手术台上，掌心向下。

（2）体表定位　沿掌指关节、近节指间关节、远节指间关节背侧定3点。

（3）麻醉　用1%利多卡因局部麻醉。

（4）刀具　使用Ⅰ型针刀。

（5）针刀松解术（图7-23）

①第1支针刀松解掌指关节背侧关节囊的粘连、瘢痕　在掌指关节平面指背正中定点。使用Ⅰ型4号针刀，刀口线与手指纵轴平行，针刀体与皮肤呈90°角，按针刀四步进针规程，从定位处刺入，刀下有韧性感时，即到达指伸肌腱中央腱，向下直刺，穿过肌腱有突破感，再进针刀，刀下有阻力感，即到达关节囊，提插刀法松解2～3刀，然后调转刀口线90°，提插刀法2～3刀，提插深度为刀下有落空感。

②第2支针刀松解近节指间关节背侧关节囊的粘连、瘢痕　在近节指间关节平面指背正中定点。使用Ⅰ型4号针刀，刀口线与手指纵轴平行，针刀体与皮肤呈90°角，按针刀四步进针规程，从定位处刺入，刀下有韧性感时，即到达指伸肌腱中央腱，向下直刺，穿过肌腱有突破感，再进针刀，刀下有阻力感，即到达关节囊，提插刀法松解2～3刀，然后调转刀口线90°，提插刀法2～3刀，提插深度为刀下有落空感。

③第3支针刀松解远节指间关节背侧关节囊的粘连、瘢痕　在远节指间关节平面指背正中定点。使用Ⅰ型4号针刀，刀口线与手指纵轴平行，针刀体与皮肤呈90°角，按针刀四步进针规程，从定位处刺入，刀下有韧性感时，即到达指伸肌腱终腱，向下直刺，穿过肌腱有突破感，再进针刀，刀下有阻力感，即到达关节囊，提插刀法松解2～3刀，然后调转刀口线90°，提插刀法2～3刀，提插深度为刀下有落空感。

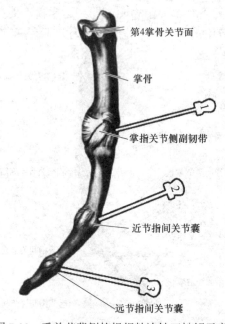

图7-23　手关节背侧软组织粘连针刀松解示意图

8. 第八次针刀松解掌指关节背侧软组织的粘连、瘢痕及掌指关节背侧的骨性强直。

（1）体位　坐位，手放在手术台上，掌心向上。

（2）体表定位　掌指关节背侧面10点、12点、2点定位（图7-24）。

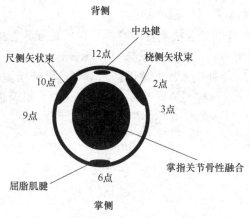

图 7-24　掌指关节横断面针刀定位示意图

（3）麻醉　用 1%利多卡因局部麻醉。

（4）刀具　使用Ⅰ型针刀、弧形针刀。

（5）针刀松解术（图 7-25）

①松解尺侧矢状束的粘连、瘢痕及掌指关节尺背侧的骨性融合。在 10 点定位点进针刀。使用专用弧形针刀，刀口线与手指纵轴平行，针刀体与皮肤呈 90°角，按针刀四步进针规程，从定位处刺入，一边进针刀，一边纵疏横剥硬化、钙化的尺侧矢状束，达掌指关节尺背侧间隙，然后调整刀体方向，调转刀口线 90°，用骨锤敲击弧形针刀柄，使针刀弧形端贴掌骨头凸面进入关节间隙，从而切断骨性融合，深度 0.5cm。

②松解中央腱的粘连、瘢痕及掌指关节背侧的骨性融合。在 12 点定位点进针刀。使用专用弧形针刀，刀口线与手指纵轴平行，针刀体与皮肤呈 90°角，按针刀四步进针规程，从定位处刺入，一边进针刀，一边纵疏横剥硬化、钙化的中央腱，达掌指关节背侧间隙，然后调整刀体方向，调转刀口线 90°，用骨锤敲击弧形针刀柄，使针刀弧形端贴掌骨头背侧凸面进入关节间隙，从而切断骨性融合，深度 0.5cm。

③松解桡侧矢状束的粘连、瘢痕及掌指关节桡背侧的骨性融合。在 2 点定位点进针刀。使用专用弧形针刀，刀口线与手指纵轴平行，针刀体与皮肤呈 90°角，按针刀四步进针规程，从定位处刺入，一边进针刀，一边纵疏横剥硬化、钙化的桡侧矢状束，达掌指关节桡背侧间隙，然后调整刀体方向，调转刀口线 90°，用骨锤敲击弧形针刀柄，使针刀弧形端贴掌骨头凸面进入关节间隙，从而切断骨性融合，深度 0.5cm。

④松解尺侧骨间帽横韧带及尺侧骨间帽斜韧带的粘连、瘢痕。在第 1 支针刀远端 0.5cm 定点。使用专用Ⅰ型针刀，刀口线与手指纵轴平行，针刀体与皮肤呈 90°角，按针刀四步进针规程，从定位处刺入，一边进针刀，一边纵疏横剥硬化、钙化的尺侧骨间帽横韧带粘连、瘢痕，然后调整刀体向掌骨方向倾斜 60°，贴骨面向指骨方向铲剥 2～3 刀，范围 0.5cm，松解尺侧骨间帽斜韧带的粘连、瘢痕。

⑤松解中部骨间帽横韧带及中部骨间帽斜韧带的粘连、瘢痕。在第 2 支针刀远端 0.5cm 定点。使用专用Ⅰ型针刀，刀口线与手指纵轴平行，针刀体与皮肤呈 90°角，按针刀四步进针规程，从定位处刺入，一边进针刀，一边纵疏横剥硬化、钙化的骨间帽横韧带粘连、瘢痕，然后调整刀体向掌骨方向倾斜 60°，贴骨面向指骨方向铲剥 2～3 刀，

范围 0.5cm，松解骨间帽斜韧带中部的粘连、瘢痕。

⑥ 松解桡侧骨间帽横韧带及桡侧骨间帽斜韧带的粘连、瘢痕。在第 3 支针刀远端 0.5cm 定点。使用专用Ⅰ型针刀，刀口线与手指纵轴平行，针刀体与皮肤呈 90° 角，按针刀四步进针规程，从定位处刺入，一边进针刀，一边纵疏横剥硬化、钙化的桡侧骨间帽横韧带粘连、瘢痕，然后调整刀体向掌骨方向倾斜 60°，贴骨面向指骨方向铲剥 2～3 刀，范围 0.5cm，松解桡侧骨间帽斜韧带的粘连、瘢痕。

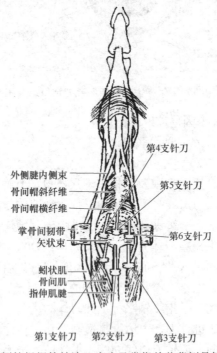

图 7-25 掌指关节背侧软组织的粘连、瘢痕及掌指关节背侧骨性强直针刀松解示意图

9. 第九次针刀松解掌指关节掌面及侧面的软组织粘连、瘢痕及掌侧骨性强直。

（1）体位 坐位，手放在手术台上，掌心向上。

（2）体表定位 掌指关节 3 点、6 点、9 点定位（图 7-26）。

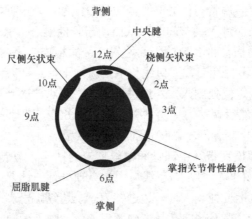

图 7-26 掌指关节横断面针刀定位示意图

（3）麻醉 用1%利多卡因局部麻醉。

（4）刀具 使用弧形针刀。

（5）针刀松解术

①第1支针刀松解掌指关节掌板的粘连、瘢痕及掌指关节掌侧的骨性融合。在掌指关节平面指掌侧正中定点。使用弧形针刀，刀口线与手指纵轴平行，针刀体与皮肤呈90°角，按针刀四步进针规程，从定位处刺入，刀下有韧性感时，即到达屈指肌腱，向下直刺，穿过肌腱有突破感，再进针刀，刀下有明显阻力感，即到达掌板，然后调转刀口线90°，用骨锤敲击弧形针刀柄，使针刀弧形刃端贴掌骨头掌侧凸面进入关节间隙，从而切断骨性融合，深度0.5cm（图7-27）。

②第2支针刀松解掌指关节尺侧侧副韧带的粘连、瘢痕及掌指关节尺侧的骨性融合。在掌指关节平面尺侧正中点定点。选用指关节专用弧形针刀，刀口线与手指纵轴平行，针刀体与皮肤呈90°角，按针刀四步进针规程，从定位处刺入，向下直刺到尺侧掌骨头，调转刀口线90°，沿掌骨头弧度，向关节方向铲剥2～3刀，范围0.5cm，然后用骨锤敲击弧形针刀柄，使针刀弧形刃端贴掌骨头侧面凸面进入关节间隙，从而切断骨性融合，深度0.5cm（图7-28）。

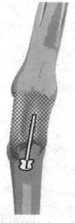
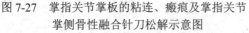
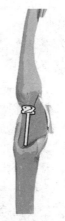

图7-27 掌指关节掌板的粘连、瘢痕及掌指关节　　　图7-28 掌指关节尺侧侧副韧带的粘连、
掌侧骨性融合针刀松解示意图　　　　　　　瘢痕及掌指关节尺侧骨性融合针刀松解示意图

③第3支针刀松解掌指关节桡侧侧副韧带的粘连、瘢痕及掌指关节桡侧的骨性融合。在掌指关节平面桡侧正中点定点。选用指关节专用弧形针刀，刀口线与手指纵轴平行，针刀体与皮肤呈90°角，按针刀四步进针规程，从定位处刺入，向下直刺到桡侧掌骨头，调转刀口线90°，沿掌骨头弧度，向关节方向铲剥2～3刀，范围0.5cm，然后用骨锤敲击弧形针刀柄，使针刀弧形刃端贴掌骨头侧面凸面进入关节间隙，从而切断骨性融合，深度0.5cm（图7-29）。

针刀术后进行手法治疗：①对腕关节病变的病人，每次针刀术毕，一手握患手，一手固定腕关节近端，作被动屈伸运动4～5次。②对指关节病变的病人，每次针刀术毕，一手握患指病变关节远端，一手握患指病变关节近端，作被动屈伸运动2～3次。术后并采用抗生素常规预防感染3日。

【针刀术后护理】

1. 生活起居护理

（1）急性期应卧床休息、但不必过分强调绝对卧床，可进行适当的活动。慢性期可做些轻体力工作。

（2）手和腕关节是类风湿关节炎最先累及而且是晚期产生畸形的部位。患肢夹板固定，以防止发生关节畸形和病理性脱位。居室要阳光充足，空气要新鲜流通，室内保持干燥、防止潮湿，做到起居有常。室内地面应干燥防止滑到跌伤。

（3）本病病程较长，病变范围广泛且反复发作，易造成掌指关节和腕关节功能丧失，患者很痛苦。因此应细心做好患者生活护理，不要过多的接触冷水，并做好

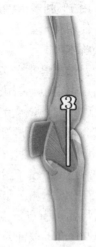

图 7-29　掌指关节桡侧侧副韧带的粘连、瘢痕及掌指关节桡侧骨性融合针刀松解示意图

思想工作，为其创造一个舒适、愉快的休养环境，使之安心养病。

2. 饮食护理

由于类风湿关节炎患者为慢性疾病，消耗体力较大，常有低热，肌肉萎缩和贫血等症，故应补充高蛋白质，多种维生素及营养丰富的食物。有贫血者可加含铁食物。如瘦肉、动物肝类、乳类、黑木耳等。饮食宜清淡、易消化，忌辛辣刺激性食物。因非甾类抗炎药物对消化道有影响，应饭后服药。

3. 情志护理

类风湿关节炎是常见病，且缠绵难愈，一旦确诊患者往往产生很多顾虑，情绪低落。这种心理状态不利于治疗和疾病恢复，医护人员要关心体贴患者，让其了解类风湿关节炎的一般知识，治疗方法及有可能治愈的希望，鼓励其树立长期与疾病作斗争和战胜疾病的信心，密切配合治疗护理并坚持长期治疗和功能锻炼。

4. 对症处理及护理

（1）观察晨僵关节　观察患者晨僵的时间及掌指关节和腕关节肿胀的数目和程度。晨僵持续时间长短与病情严重程度一致。晨僵多在起床一段时间，活动后逐渐缓解，医护人员应根据病情协助患者做晨间治疗及护理等。

（2）观察受累关节　观察受累关节及关节活动受限的程度，以利对患者的护理。如：①急性期患者应卧床休息，减少关节活动。②病情好转后要协助患者进行掌指关节和腕关节锻炼，恢复肌力。但应注意活动范围不可过大，以免引起疼痛。对发生畸形的掌指关节和腕关节要设法予以纠正，以改善关节功能。重者可进行按摩或手法矫正，但要慎重。

（3）止痛、减轻患者痛苦。观察药物反应，观察非甾类药物及皮质激素的不良反应，如高血压、浮肿、消化道出血等。

（4）配合手术矫正关节畸形，有严重关节畸形及影响日常生活采用药物治疗无效者，应考虑针刀手术治疗，以矫正关节畸形。急性期应随时检查，防止关节畸形，并可用石膏托或夹板将受累关节固定于功能位，每日去除外固定1～2次。

5. 健康教育

（1）患者应有充分休息和睡眠时间，注意劳逸结合。加强营养、增强机体抵抗力。

（2）维持正常关节功能位置，坚持日常生活尽可能自理，经常进行关节功能锻炼，防止肌肉萎缩。可根据关节炎程度及全身状态确定每日运动量及活动范围，在可耐受的情况下，应逐渐增加运动量及活动范围，促进关节功能恢复。

（3）注意保暖，避免受寒及受潮，预防并控制感染。

（4）树立战胜疾病的信心，保持心理健康。必须在医师指导下进行合理的药物治疗，同时可配合理疗、体疗、针灸等治疗。

第四节　膝关节类风湿关节炎

一、针刀调节相关电生理线路

参见本章第一节肩关节类风湿关节炎的针刀调节相关电生理线路。

二、膝关节针刀整体松解治疗

1. 第一次针刀松解膝关节前内侧软组织粘连、瘢痕

（1）体位　仰卧位，屈膝30°角。

（2）体表定位　膝关节前内侧。

（3）麻醉　1%利多卡因局部麻醉。

（4）刀具　使用Ⅰ型针刀。

（5）针刀松解术

①第1支针刀松解髌上囊（图7-30）　在髌骨上缘2cm定位，针刀体与皮肤垂直，刀口线与股四头肌方向一致，按针刀四步进针规程进针刀，经过皮肤、皮下组织，穿过股四头肌后有落空感，即到达髌上囊，先纵疏横剥2刀，然后将刀体向大腿方向倾斜45°，针刀沿股骨凹面，提插2刀，范围不超过1cm，以疏通髌上囊与关节囊的粘连点。

②第2支针刀松解髌下脂肪垫（图7-30）　针刀体与皮肤垂直，刀口线与髌韧带走行方向一致，按针刀四步进针规程进针刀，经皮肤、皮下组织，穿过髌韧带后有明显的落空感，再进针刀1cm，即到达髌下脂肪垫，纵疏横剥2刀，范围不超过1cm。

③第3支针刀松解髌内侧支持带（图7-30）　在髌骨内下缘2cm定点，针刀体与皮肤垂直，刀口线与下肢纵轴一致，按针刀四步进针规程进针刀，经皮肤、皮下组织，刀下有韧性感，深入其中，纵疏横剥2～3刀。范围不超过1cm。

④第4支针刀松解髌外侧支持带（图7-30）　在髌骨外下缘2cm定点，针刀体与皮肤垂直，刀口线与下肢纵轴一致，按针刀四步进针规程进针刀，经皮肤、皮下组织，刀下有韧性感，深入其中，纵疏横剥2～3刀。范围不超过1cm。

⑤第5支针刀松解鹅足的挛缩点（图7-31）　在胫骨上段内侧部定位。刀口线与下肢纵轴方向一致，按针刀四步进针规程进针刀，经皮肤、皮下组织胫骨内侧骨面，贴骨面分别向上、中、下作扇形铲剥2～3刀，范围为1cm。

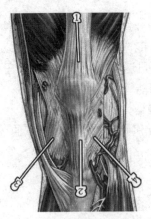 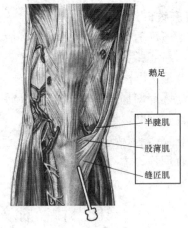

鹅足

半腱肌

股薄肌

缝匠肌

图 7-30　膝关节前外侧针刀松解示意图　　图 7-31　鹅足挛缩点针刀松解示意图

2. 第二次针刀松解股直肌与股中间肌之间的粘连、瘢痕

（1）体位　仰卧位，屈膝 30° 角。

（2）体表定位　股骨下段。

（3）麻醉　1% 利多卡因局部麻醉。

（4）刀具　使用 I 型针刀。

（5）针刀松解术（图 7-32）

①第 1 支针刀松解股直肌与股中间肌下部的粘连、瘢痕　在髌骨外上 3cm 定点。刀口线与下肢纵轴方向一致，按针刀四步进针规程进针刀，经皮肤、皮下组织浅筋膜层，在此处摆动针刀刀刃，找到股直肌与股中间肌下部的间隙，将针刀插入两肌之间，纵行疏通 3～4 刀，范围为 3cm。以松解两肌之间的粘连和瘢痕。

②第 2 支针刀松解股直肌与股中间肌中部的粘连、瘢痕　与第 1 支针刀平行，在第 1 支针刀上方 3cm 定点。刀口线与下肢纵轴方向一致，按针刀四步进针规程进针刀，经皮肤、皮下组织浅筋膜层，在此处摆动针刀刀刃，找到股直肌与股中间肌下部的间隙，将针刀插入两肌之间，作纵行疏通 3～4 刀，范围为 3cm。以松解两肌之间的粘连和瘢痕。

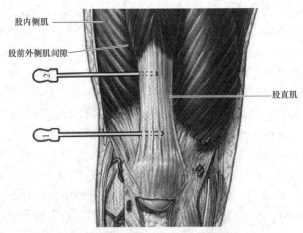

股内侧肌

股前外侧肌间隙

股直肌

图 7-32　股直肌与股中间肌针刀松解示意图

3. 第三次针刀松解胫侧副韧带的粘连、瘢痕

（1）体位 仰卧位，屈膝30°角。

（2）体表定位 膝关节内侧。

（3）麻醉 1%利多卡因局部麻醉。

（4）刀具 使用Ⅰ型针刀。

（5）针刀松解术（图7-33）

①第1支针刀松解胫侧副韧带起点 在股骨内髁中部定点，针刀体与皮肤垂直，刀口线与大腿纵轴平行，按针刀四步进针规程进针刀，经皮肤、皮下组织到股骨内髁骨面韧带起点处，向上、向下各铲剥2刀，范围不超过0.5cm。

②第2支针刀松解胫侧副韧带行经路线的粘连、瘢痕 在膝关节内侧间隙压痛点定点，针刀体与皮肤垂直，刀口线与小腿纵轴平行，按针刀四步进针规程进针刀，经皮肤、皮下组织，当刀下有韧性感时，即到达到胫侧副韧带，刺入韧带，向上、向下各铲剥2刀，范围不超过0.5cm。

③第3支针刀松解胫侧副韧带止点 在胫骨上段内侧韧带止点处定点，针刀体与皮肤垂直，刀口线与小腿纵轴平行，按针刀四步进针规程进针刀，针刀经皮肤，皮下组织到胫骨内侧骨面韧带止点处，向上、向下各铲剥2刀，范围不超过0.5cm。

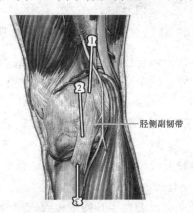

图7-33 胫侧副韧带针刀松解示意图

4. 第四次针刀松解髂胫束起止点的粘连和瘢痕

（1）体位 健侧卧位，患侧在上。

（2）体表定位 髂嵴、髂胫束行经路线。

（3）麻醉 1%利多卡因局部麻醉。

（4）刀具 使用Ⅰ型针刀。

（5）针刀松解术（图7-34）

①第1支针刀松解髂胫束浅层附着区前部的粘连和瘢痕 在髂前上棘后2cm定位。刀口线与髂胫束走行方向一致，针刀体与皮肤垂直，按针刀四步进针规程进针刀，经皮肤、皮下组织达髂嵴前部髂胫束浅层附着区前部骨面，调转刀口线90°，在髂骨翼骨面上向下铲剥2~3刀，范围为1~2cm。

②第2支针刀松解髂胫束浅层附着区中部的粘连和瘢痕 在髂嵴最高点定位。刀口

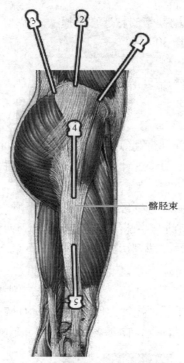

图 7-34　髂胫束起止点针刀松解示意图

线与髂胫束走行方向一致，针刀体与皮肤垂直，按针刀四步进针规程进针刀，经皮肤、皮下组织达髂嵴髂胫束浅层附着区中部骨面，调转刀口线 90°，在髂骨翼骨面上向下铲剥 2～3 刀，范围为 1～2cm。

③第 3 支针刀松解髂胫束浅层附着区后部的粘连和瘢痕　在髂嵴最高点向后 2cm 定位。刀口线与髂胫束走行方向一致，针刀体与皮肤垂直，按针刀四步进针规程进针刀，经皮肤、皮下组织达髂嵴髂胫束浅层附着区后部骨面，调转刀口线 90°，在髂骨翼骨面上向下铲剥 2～3 刀，范围为 1～2cm。

④第 4 支针刀松解髂胫束上段的粘连和瘢痕　在大腿外侧上段定位。刀口线与髂胫束走行方向一致，针刀体与皮肤垂直，按针刀四步进针规程进针刀，经皮肤、皮下组织，当刀下有韧性感时，即到达髂胫束，再向内刺入 1cm，纵疏横剥 2～3 刀，范围为 1～2cm。

⑤第 5 支针刀松解髂胫束中段的粘连和瘢痕　在大腿外侧中段定位。刀口线与髂胫束走行方向一致，针刀体与皮肤垂直，按针刀四步进针规程进针刀，经皮肤、皮下组织，当刀下有韧性感时，即到达髂胫束，再向内刺入 1cm，纵疏横剥 2～3 刀，范围为 1～2cm。

5. 第五次针刀松解膝关节关节囊的粘连和瘢痕

（1）体位　仰卧位，屈膝 30° 角。

（2）体表定位　膝关节内侧。

（3）麻醉　1%利多卡因局部麻醉。

（4）刀具　使用 I 型针刀。

（5）针刀松解术

①第 1 支针刀松解膝关节前内侧关节囊（图 7-35）　在内膝眼定点，刀口线与小腿

纵轴平行，针刀体与皮肤呈 90°角，按针刀四步进针规程进针刀，经皮肤、皮下组织，当有韧性感时，即到达髌内侧支持带，突破支持带，有落空感，再向内进针刀，当刀下有阻力感时，即到达膝关节前侧滑膜及关节囊，提插刀法切割 2～3 刀，切到有落空感，不到骨面，范围不超过 0.5cm。

②第 2 支针刀松解膝关节前外侧关节囊（图 7-35）　在外膝眼处定点，松解方法参照第 1 支针刀松解方法。

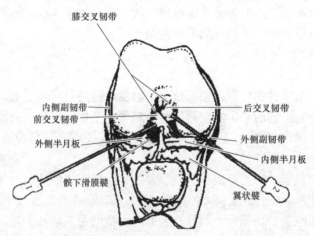

图 7-35　膝关节前侧关节囊松解示意图

③第 3 支针刀松解膝关节后侧关节囊（图 7-36）　先在腘窝处摸清楚腘动脉搏动，从动脉搏动处向内或者外旁开 3cm 处进针刀，刀口线与腘动脉走行方向一致，针刀体与皮肤呈 90°角，按针刀四步进针规程进针刀，经皮肤、皮下组织，当有韧性感时，即到达膝关节后侧关节囊，提插刀法切割 2～3 刀，切到有落空感为止，不到达骨面，范围不超过 0.5cm。

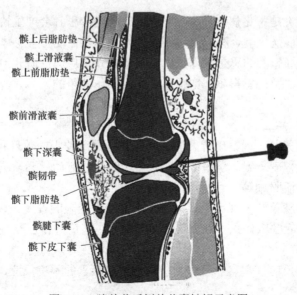

图 7-36　膝关节后侧关节囊松解示意图

（6）注意事项　做膝关节后侧关节囊松解时，必须熟悉局部解剖，清楚腘部血管及神经的走行方向，否则引起重要神经血管损伤，将导致严重后果。

针刀术后进行手法治疗，以手法弹压下肢，使关节囊及肌肉、韧带彻底松开，降低关节内张力，必要时绷带屈曲固定关节3～5小时，使关节恢复活动功能。

对于急性类风湿关节炎患者，针刀术后将青霉素960万～1200万单位加入500ml 5%的葡萄糖注射液中，静脉点滴；将维生素C 3g和利多卡因200mg加入500ml 5%的葡萄糖注射液中，静脉点滴。以上两种药液每日1次，连续使用3周。另服祛风除湿中药或者中成药，即能有效的控制急性期病情的发展。

【针刀术后护理】

1. 生活起居护理

（1）急性期应卧床休息、保持功能位置，急性期过后可适当活动。但不必过分强调绝对卧床，可进行适当的活动。慢性期可做些轻体力工作。患肢夹板固定膝关节，以防止发生关节畸形和病理性脱位。居室要阳光充足干燥，空气要新鲜流通，做到起居有常。室内地面应干燥防止滑倒跌伤。

（2）本病病程较长，病变范围广泛且反复发作，易造成膝关节功能丧失和疼痛、畸形。丧失功能给患者精神上造成极大的痛苦。所以，应给患者创造一个愉快的休养环境，使之安心养病。与医护密切配合，做好功能锻炼。帮助患者自我护理，坚持治疗，争取最佳疗效。

2. 饮食护理

与常规护理方法相同。给予营养丰富的饮食。由于类风湿关节炎患者为慢性疾病，消耗体力较大，常有低热，肌肉萎缩和贫血等症，故应补充高蛋白质，多种维生素及营养丰富的食物。以增加全身抵抗力。有贫血者可加含铁食物。饮食宜清淡易消化忌辛辣刺激性食物。因非甾类抗炎药物对消化道有影响，应饭后服药。

3. 情志护理

类风湿膝关节炎是常见病，且缠绵难愈，一旦确诊患者会产生情绪低落。这种心理状态不利于治疗和疾病恢复，医护人员要关心体贴患者，使患者身体和精神都能得到改善，并要细致地作好患者的思想工作，耐心向患者介绍疾病性质和治疗方案，指导患者掌握服用药物的方法及注意事项。增强患者与疾病作斗争的意志，密切配合治疗护理并坚持长期治疗和功能锻炼。

4. 对症处理及护理

（1）观察晨僵关节　观察患者晨僵的时间及膝关节肿胀的数目和程度。晨僵持续时间长短与病情严重程度一致。晨僵多在起床一段时间，活动后逐渐缓解，医护人员应根据病情协助患者生活照顾等。

（2）观察受累膝关节　观察受累关节及关节活动受限的程度，以利对患者的护理。如：①急性期患者应卧床休息，减少膝关节活动。②病情好转后要协助患者进行膝关节锻炼，恢复肌力。

（3）观察药物反应　观察非甾体类药物及皮质激素的不良反应，如高血压、浮肿、消化道出血等。

（4）配合功能锻炼保护关节功能　急性期以休息为主，减少膝关节活动及负重，必要时夜间可用夹板固定疼痛关节。急性期过后逐渐加强关节的功能锻炼以恢复关节功能，防止肌肉萎缩，减少畸形，运动时以能耐受的限度为宜。

5. 健康教育

类风湿关节炎是一种慢性的全身性免疫性疾病，病程长，易反复发作。故对出院回家疗养的患者应做好出院指导等卫生宣教工作。

（1）告戒患者对于各种感染应积极地预防和治疗。

（2）避免在潮湿、寒冷的环境中坐息，预防因复感风寒而加重病情。宜温性饮食，忌生冷。

（3）遵医嘱用药，不随便停药、换药或增减用量。定期门诊复查。进行功能锻炼，以恢复关节功能。

第五节　足和踝部类风湿关节炎

1. 第一次针刀调节相关电生理线路

参见本章第一节肩关节类风湿关节炎的针刀调节相关电生理线路。

2. 第二次针刀松解趾长伸肌腱鞘和拇长伸肌腱鞘的粘连、瘢痕

（1）体位　仰卧位，踝关节中立位。

（2）体表定位　踝关节内侧。

（3）麻醉　在1%利多卡因局部麻醉下进行。

（4）刀具　使用Ⅰ型针刀。

（5）针刀松解术（图7-37）

①第1支针刀松解趾长伸肌腱鞘的粘连、瘢痕　在踝关节平面，足背动脉外侧1cm处寻找压痛点定位。刀口线与2～5趾长伸肌腱方向一致，使用Ⅰ型4号针刀，针刀体与皮肤呈90°角，按针刀四步进针规程，从定位处刺入，针刀经皮肤，皮下组织，当刀下有阻力感时，即到达趾长伸肌腱鞘的粘连、瘢痕，继续进针刀1mm，纵疏横剥2～3刀，范围不超过0.5cm。

②第2支针刀松解拇长伸肌腱鞘上部的粘连、瘢痕　在踝关节平面，足背动脉内侧1cm寻找压痛点定位。刀口线与拇长伸肌腱方向一致，使用Ⅰ型4号针刀，针刀体与皮肤呈90°角，按针刀四步进针规程，从定位处刺入，针刀经皮肤，皮下组织，当刀下有阻力感时，即到拇长伸肌腱鞘上部的粘连、瘢痕，继续进针刀1mm，纵疏横剥2～3刀，范围不超过0.5cm。

③第3支针刀松解拇长伸肌腱鞘下部的粘连、瘢痕　在第2支针刀远端1.5～2cm、足背动脉内侧1cm处寻找压痛点定位。刀口线与拇长伸肌腱方向一致，使用Ⅰ型4号针刀，针刀体与皮肤呈90°角，按针刀四步进针规程，从定位处刺入，针刀经皮肤，皮下组织，当刀下有阻力感时，即到拇长伸肌腱鞘下部的粘连、瘢痕，继续进针刀1mm，纵疏横剥2～3刀，范围不超过0.5cm。

（6）注意事项　针刀术前必须先将足背动脉的走行路线标记出来，在动脉的内外侧寻找压痛点作为进针刀点。否则可能损伤足背动脉，造成严重的并发症。

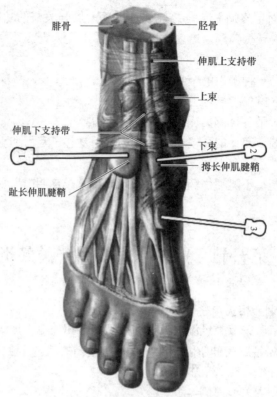

腓骨
胫骨
伸肌上支持带
上束
伸肌下支持带
下束
拇长伸肌腱鞘
趾长伸肌腱鞘

图 7-37 针刀松解趾长伸肌腱鞘和拇长伸肌腱鞘粘连、瘢痕示意图

3. 第三次针刀松解伸肌下支持带的粘连、瘢痕

（1）体位 仰卧位，踝关节中立位。

（2）体表定位 踝关节外踝与内踝。

（3）麻醉 1% 利多卡因局部麻醉。

（4）刀具 使用 I 型针刀。

（5）针刀松解术（图 7-38）

①第 1 支针刀松解伸肌下支持带上部的粘连、瘢痕 在外踝尖定位。刀口线与小腿纵轴方向一致，使用 I 型 4 号针刀，针刀体与皮肤呈 90° 角，按针刀四步进针规程，从定位处刺入，针刀经皮肤，皮下组织，当刀下有阻力感时，即到达伸肌下支持带上部的粘连、瘢痕，提插刀法切割 2～3 刀，深度达骨面，然后纵疏横剥 2～3 刀，范围不超过 0.5cm。

②第 2 支针刀松解伸肌下支持带下部的粘连、瘢痕 在第 1 支针刀远端 1cm 处定位。刀口线与小腿纵轴方向一致，使用 I 型 4 号针刀，针刀体与皮肤呈 90° 角，按针刀四步进针规程，从定位处刺入，针刀经皮肤，皮下组织，当刀下有阻力感时，即到达伸肌下支持带下部的粘连、瘢痕，提插刀法切割 2～3 刀，刀下有落空感即停止，然后纵疏横剥 2～3 刀，范围不超过 0.5cm。

③第 3 支针刀松解伸肌下支持带上部的粘连、瘢痕 在内踝尖上 1.5～2cm 定位。刀口线与小腿纵轴方向一致，使用 I 型 4 号针刀，针刀体与皮肤呈 90° 角，按针刀四步

进针规程，从定位处刺入，针刀经皮肤，皮下组织，当刀下有阻力感时，即到达伸肌下支持带上部的粘连、瘢痕，提插刀法切割 2～3 刀，深度达骨面，然后纵疏横剥 2～3 刀，范围不超过 0.5cm。

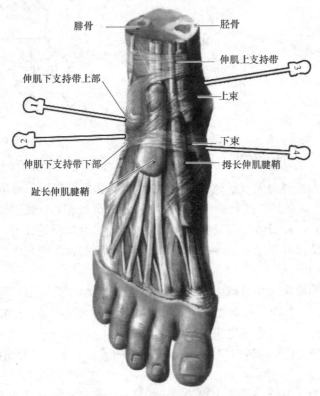

图 7-38　针刀松解伸肌下支持带粘连、瘢痕示意图

④第 4 支针刀松解伸肌下支持带下束的粘连、瘢痕　在内踝尖下 1.5～2cm 定位。刀口线与小腿纵轴方向一致，使用 I 型 4 号针刀，针刀体与皮肤呈 90° 角，按针刀四步进针规程，从定位处刺入，针刀经皮肤，皮下组织，当刀下有阻力感时，即到达伸肌下支持带下部的粘连、瘢痕，提插刀法切割 2～3 刀，刀下有落空感即停止，然后纵疏横剥 2～3 刀，范围不超过 0.5cm。

4. 第四次针刀松解踝关节囊的粘连、瘢痕。

（1）体位　仰卧位，踝关节中立位。

（2）体表定位　踝关节。

（3）麻醉　1%利多卡因局部麻醉。

（4）刀具　使用弧形针刀。

（5）针刀松解术（图 7-39、图 7-40）

①第 1 支针刀松解踝关节后侧关节囊的粘连、瘢痕　在踝关节后侧定位。使用特制弧形针刀，刀口线与足纵轴平行，针刀体与皮肤呈 90° 角，按四步进针规程进针刀。针刀经皮肤、皮下组织、跟腱到达踝关节后面，调转刀口线 90°，使针刀的弧形面与距骨骨面相吻合，铲剥 2～3 刀，深度 0.5cm。

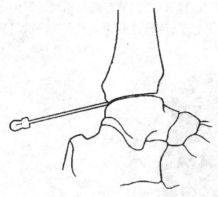

图7-39　针刀松解踝关节后侧关节囊的
粘连示意图

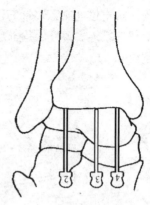

图7-40　针刀松解踝关节前部关节囊
粘连示意图

②第2支针刀松解踝关节前外侧关节囊的粘连、瘢痕　先用记号笔标出足背动脉行经线路，以防损伤。在踝关节背侧，足背动脉外侧2cm处定点。使用特制弧形针刀，刀口线与足纵轴平行，针刀体与皮肤呈90°角，按四步进针规程进针刀。针刀经皮肤、皮下组织到达踝关节前外侧面，调转刀口线90°，使针刀的弧形面与距骨骨面相吻合，铲剥2～3刀，深度0.5cm。

③第3支针刀松解踝关节前中份关节囊的粘连、瘢痕　先用记号笔标出足背动脉行经线路，以防损伤。在踝关节背侧，足背动脉内侧1cm处定位。使用特制弧形针刀，刀口线与足纵轴平行，针刀体与皮肤呈90°角，按四步进针规程进针刀。针刀经皮肤、皮下组织到达踝关节前面，调转刀口线90°，使针刀的弧形面与距骨骨面相吻合，铲剥2～3刀，深度0.5cm。

④第4支针刀松解踝关节前内侧关节囊的粘连、瘢痕　先用记号笔标出足背动脉行经线路，以防损伤。在踝关节背侧，足背动脉内侧2cm处定位，使用特制弧形针刀，刀口线与足纵轴平行，针刀体与皮肤呈90°角，按四步进针规程进针刀。针刀经皮肤、皮下组织到达踝关节前内侧面，调转刀口线90°，使针刀的弧形面与距骨骨面相吻合，铲剥2～3刀，深度0.5cm。

5. 第五次针刀松解踝关节骨性强直。

（1）体位　仰卧位，踝关节中立位。

（2）体表定位　踝关节。

（3）麻醉　用1%利多卡因局部麻醉。

（4）刀具　使用弧形针刀。

（5）针刀操作（图7-41、图7-42）

①第1支针刀松解踝关节前侧的骨性强直　针刀闭合性手术在电视透视下进行，通过透视确定关节间隙。先用记号笔标出足背动脉行经线路，以防损伤。使用特制弧形针刀，按四步进针法从足背动脉内侧1cm处进针刀，刀口线与足纵轴平行，针刀体与皮肤呈90°角，针刀经皮肤、皮下组织到达踝关节前面，调转刀口线90°，使针刀的弧形面与距骨骨面相吻合，用骨锤将针刀锤入胫距关节前部，直到关节中央。

②第2支针刀松解踝关节后侧的骨性强直　针刀闭合性手术在电视透视下进行，通

过透视确定关节间隙。在踝关节后侧定位。使用特制弧形针刀，刀口线与足纵轴平行，针刀体与皮肤呈 90°角，按四步进针规程进针刀。针刀经皮肤、皮下组织、跟腱到达踝关节后面，调转刀口线 90°，使针刀的弧形面与距骨骨面相吻合，用骨锤将针刀锤入胫距关节后部，直到关节中央，与第 1 支针刀会师。

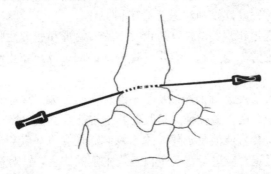

图 7-41　针刀松解踝关节前侧与后侧的骨性强直示意图

③第 3 支针刀松解踝关节外侧的骨性强直　针刀闭合性手术在电视透视下进行，通过透视确定关节间隙。在外踝尖定位，使用特制弧形针刀，刀口线与下肢纵轴平行，针刀体与皮肤呈 90°角，按四步进针规程进针刀。针刀经皮肤、皮下组织、到达外踝尖，调整针刀体，使之与外踝关节间隙方向一致，调转刀口线 90°，使针刀的弧形面与外踝骨面相吻合，用骨锤将针刀锤入腓距关节，深度约 2cm。

④第 4 支针刀松解踝关节内侧的骨性强直　针刀闭合性手术在电视透视下进行，通过透视确定关节间隙。在内踝尖定位。使用特制弧形针刀，刀口线与下肢纵轴平行，针刀体与皮肤呈 90°角，按四步进针规程进针刀。针刀经皮肤、皮下组织、到达内踝尖，调整针刀体，使之与内踝关节间隙方向一致，调转刀口线 90°，使针刀的弧形面与内踝骨面相吻合，用骨锤将针刀锤入胫距关节，深度 1.5～2cm。

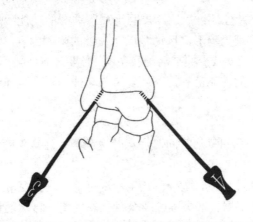

图 7-42　针刀松解踝关节内侧与外侧的骨性强直示意图

针刀术后进行手法治疗，在助手的协助下进行踝关节的对抗性牵引，使关节充分背屈、跖屈 3～5 次，后施关节弹压术以促使关节恢复到正常角度。注意手法不可过猛，否则可能引起踝关节骨折等严重并发症。术后并采用抗生素常规抗感染 3 日。

【针刀术后护理】

1. 生活起居护理

（1）观察晨僵关节　观察患者晨僵的时间及足和踝关节肿胀的数目和程度。晨僵持续时间长短与病情严重程度一致。晨僵多在起床一段时间，活动后逐渐缓解。观察受累关节及关节活动受限的程度，以利对患者治疗和护理。

（2）患肢夹板固定足和踝关节，以防止发生关节畸形和病理性脱位。居室要阳光充足干燥，空气要新鲜流通，做到起居有常。室内地面应干燥，防止滑到跌伤。

2. 饮食护理

（1）由于类风湿关节炎患者为慢性疾病，消耗体力较大，常有低热，肌肉萎缩和贫血等症，故应补充高蛋白质，多种维生素及营养丰富的食物。以增加全身抵抗力。有贫血者可加含铁食物。饮食宜清淡易消化，忌辛辣刺激性食物。老年患者消化器官吸收、代谢和排泄方面功能减退，应进食富于蛋白及维生素的饮食，针对贫血及骨质疏松，可补充铁剂、维生素 D 和钙剂，也可增加体外高营养，如静脉补充白蛋白、脂肪乳、多种氨基酸等，使患者得到合理的营养，增强机体抵抗力。

（2）服用西药治疗时，如服用消炎痛、保泰松、布洛芬等会出现消化道症状，故应根据患者的需要和消化能力以及疾病的特点，配制适合于患者的饮食，鼓励患者进食。

3. 情志护理

类风湿足和踝关节炎是常见病，且缠绵难愈，一旦确诊患者往往产生很多顾虑，情绪低落。医护人员要关心体贴患者，让其了解类风湿关节炎的一般知识，治疗方法及有可能治愈的希望，指导患者掌握服用药物的方法及注意事项。增强患者与疾病作斗争的意志，克服困难，密切配合治疗护理并坚持长期治疗和功能锻炼。

4. 对症处理及护理

（1）观察药物反应　观察非甾类药物及皮质激素的不良反应。

（2）配合功能锻炼保护关节功能　急性期减少足和踝关节活动及负重，必要时夜间可用夹板固定疼痛关节。急性期过后逐渐加强足和踝关节的功能锻炼，以恢复足和踝关节功能，防止肌肉萎缩，减少畸形，运动是以能耐受的限度为宜。

（3）急性期以休息为主，减少关节活动及负重，必要时夜间可用夹板固定疼痛关节。急性期过后逐渐加强关节的功能锻炼，以恢复关节功能，防止肌肉萎缩，减少畸形，运动是以能耐受的限度为宜。

5. 健康教育

（1）患者应有充分休息和睡眠时间，注意劳逸结合。注意保暖，避免受寒及受潮，预防并控制感染。

（2）维持正常关节功能位置，坚持日常生活尽可能自理，经常进行足和踝关节功能锻炼，防止肌肉萎缩。可根据关节炎程度及全身状态确定每日运动量及活动范围，在可耐受的情况下，应逐渐增加运动量及活动范围，以防止肌肉萎缩，促进足和踝关节功能恢复。

（3）树立战胜疾病的信心，坚持各种治疗，抗炎药物饭后服用，抗风湿药物如在短期内症状缓解不明显时，不可轻易停药、换药、增减药量，必须在医师指导下调整治疗方案，同时可配合理疗、体疗、针灸等治疗。

第八章

类风湿关节炎针刀术后康复治疗

一、目的

针刀整体松解术后康复治疗的目的是进一步调节腕手部、肘部、肩部、膝部、踝足部弓弦力学系统的力平衡，促进局部血液循环，加速局部的新陈代谢，有利于损伤组织的早期修复。

二、原则

类风湿关节炎患者康复期的调护应注意如下几点；

1. 帮助患者树立信心

鼓励病人树立"类风湿关节炎是可以治疗的，而且能够取得满意效果"的信心。这是针对病魔缠身、多年不愈、对治疗丧失信心的患者首先要解决的问题。患者只要能尽可能地做对自己病情有利的运动和调养，病情就会减轻。

2. 发挥患者的积极性

患者要从被动地服从治疗向主动地配合治疗和在医护指导下积极进行自我治疗转化。这个转化过程的实现，对病人会起到无法估量的积极作用。"三分治疗七分养"的说法非常适合类风湿关节炎的康复治疗。

3. 处理好三个关系

通过摆事实讲道理，使病人在心理上，从传统的观念里摆脱出来，明确以下三个方面的主次关系：

（1）整体和局部的关系　在病人的心理中，疾病占主要位置，全身情况往往被忽视。实际上由于病痛长期的折磨，全身许多系统的功能都有了变化。要让病人明了整体与局部的关系，在康复医疗过程中局部和整体兼顾，既注意关节症状的治疗，也要使全身各系统的功能都得到恢复和增强。

（2）动与静的关系　在病情允许的情况下，应早下床活动，活动过程中要忍受一定的痛苦，要坚持功能锻炼。但功能锻炼与活动时要根据自己的病情选择活动度及活动量，切不可拉伤关节或过度劳累。

（3）调养和药物的关系　类风湿关节炎病人，在急性期或活动期，要以速效药物为主，调养为辅；慢性期或稳定期，要以调养为主，药物为辅。

（4）采用健身方法以增强体质

①气功：类风湿关节炎属于虚证、寒证者较多，故宜取"内养功"调理脾胃，意在培土祛湿，扶正祛邪；又由于本病的病变多在四肢，故应用"四肢发热功"以温通经络，祛风散寒。

②太极拳：以国家体委编制的简化太极拳为主。

③快速走路和倒走：快速走路要求每分钟 120 步，时间由短到长。倒走应在平道上或广场上进行，每次 100～200 步，可与快速走路交替进行。

④适当的文体活动：鼓励病人进行一些力所能及的体力劳动，有利于肌肉、关节功能的恢复。健身活动要循序渐进，轻松自然，贵在坚持，不可急功近利。

三、方法

1. 毫针法

处方一：调节腕手部的弓弦力学系统，取①八邪；②外劳宫、中渚、阳谷、阳溪、外关；③太溪、大陵、神门、内关。

操作：根据患者病情，选取一组穴位针刺，得气后，施捻转泻法，每 10 分钟行针 1 次，留针 30 分钟，每日 1 次。

处方二：调节指间关节的弓弦力学系统，取四缝穴。

操作：取患侧四缝穴，皮肤常规消毒后，用 0.30mm×25mm 一次性毫针针刺，强刺激，捻转泻法，留针 30 分钟，每日 1 次。

处方三：调节肘部的弓弦力学系统，取尺泽、曲泽、少海、小海、肘尖、曲池。

操作：穴位皮肤常规消毒后，用 0.30mm×40mm 一次性毫针针刺，尺泽、少海、直刺 0.5～1 寸，曲泽直刺 0.8～1 寸，小海直刺 0.3～0.5 寸，曲池直刺 1～1.5 寸。得气后，行捻转泻法，留针 30 分钟，每日 1 次。

处方四：调节肩部的弓弦力学系统，取肩井、肩髃、肩髎、臑俞。

操作：穴位皮肤常规消毒后，用 0.30mm×40mm 一次性毫针针刺，肩井直刺 0.5～0.8 寸，肩髃直刺或向下斜刺 0.8～1.5 寸，肩髎向肩关节直刺 1～1.5 寸，臑俞直刺 0.8～1.2 寸。得气后，施捻转泻法，留针 30 分钟，每日 1 次。

处方五：调节膝部的弓弦力学系统，取委中、内膝眼、犊鼻、阳陵泉、鹤顶、足三里。

操作：穴位皮肤常规消毒后，用 0.30mm×50mm 一次性毫针针刺，内膝眼从前内向外与额状面成 45° 角斜刺 0.5～1 寸，犊鼻向后内斜刺 0.8～1.5 寸，委中、阳陵泉直刺 1～1.5 寸，鹤顶直刺 0.5～0.8 寸，足三里直刺 1～2 寸。得气后，施捻转泻法，留针 30 分钟，每日 1 次。

处方六：调节踝足部的弓弦力学系统，取解溪、陷谷、商丘、昆仑、太溪。

操作：穴位皮肤常规消毒后，用 0.30mm×25mm 一次性毫针针刺，解溪直刺 0.5～1 寸，陷谷、商丘直刺 0.3～0.5 寸，昆仑、太溪直刺 0.5～0.8 寸。得气后，施捻转泻法，留针 30 分钟，每日 1 次。

2. 电针法

处方：肩三针（肩髃、肩前、肩贞）、腕三针（阳池、阳溪、阳谷）、踝三针（解溪、丘墟、中封）、八邪。

操作：穴位常规消毒针刺，连接 G6805-1 型电针治疗仪，连续波，频率 60Hz，强度以患者耐受为度，通电 30 分钟。每日治疗 1 次。

3. 灸法

类风湿关节炎患者可使用艾灸保健，有利于疾病的康复。常用穴位，上肢可选用肩髃、曲池、外关穴，下肢可选用环跳、风市、足三里、丘墟等穴，除此之外，还可把四肢及腰部的痛点作为艾灸的部位。皮肤有瘢痕处不宜用艾灸。

艾灸的常用方法有四种：

（1）温和灸或雀啄灸：每穴 15～20 分钟，每日或隔日 1 次，10 次为 1 个疗程。

（2）隔姜灸：艾炷如黄豆大，每穴 3～6 壮，每日或隔日 1 次，10 次为 1 个疗程。

（3）无瘢痕灸：艾炷如麦粒大，每穴 3～6 壮，每日或隔日 1 次，10 次为 1 个疗程。

（4）瘢痕灸：艾炷如黄豆或麦粒大，每穴 10 壮，每日 1 次，3 次为 1 个疗程。患者及其家属在瘢痕灸时应注意操作安全，可在医生的指导下进行，以免对身体造成伤害。

4. 推拿疗法

处方：肿胀关节。

操作：①轻抚手背及手指几遍，捻动手指肿胀之关节。宜先揉肿胀最明显的关节，多捻多揉，时间视病情而定，病重者捻揉时间长。在手指上揉、按、抻、弹，运动手指关节，了解关节能屈伸的程度和滑利情况。然后一手使患者手腕内收，另一手用拇指和中指捏阳溪、阳谷穴，使腕关节活动，使之恢复内收、背伸功能，最后掐合谷穴，轻轻抚几遍结束手部治疗。②肘关节施用揉、按、擦等手法。在曲泽、尺泽穴处按、揉，曲池、少海、手三里等穴用拿法，内收、运动肘关节。③下肢气冲、血海、阳陵泉、足三里、三阴交等穴上用按法，下压、运动关节时，要以患者能忍受为度，不可强压造成损伤。

5. 刮痧疗法

刮痧是以手指或边缘润滑物或头发等在人体体表特定部位施以反复的刮、捏、提、挤等手法，使皮肤出现片状或点状瘀斑或出血，达到调整机体功能，祛除疾病的一种治疗方法。

方法：患者取俯卧位，术者选取边缘光滑圆润的水牛角板或瓷片，以食油为介质，在背部夹脊穴及腘窝处进行刮痧，直至出现片状或点状淤血，然后在肘关节周围及膝关节前侧等部位以同法进行刮痧，每日 1 次。手法力度要适中，患者应能够耐受。在治疗期间，应避风寒，以免症状加重。

6. 中药熏洗法

类风湿关节炎实施熏洗疗法，必须根据症状选取合适有效的药物进行熏洗。一般对于风寒湿型（主要表现为怕冷、恶风等）应祛风散寒、祛湿通络，常用药物有：

（1）制二乌、片姜黄、海桐皮、威灵仙各 20g，透骨草、五加皮、白芷各 15g。将上述药物研末，用纱布包后煮沸，乘热熏洗患处，每日 1 次，每次 45 分钟。

（2）桑枝、槐树枝、杨树枝、桃树枝各 300g，加水适量煎煮，将汁倒入盆内先进行熏蒸，待凉后擦洗患处，每日 1～2 次，每次 30～45 分钟。

（3）制川乌、制草乌各 15g，艾叶 30g，细辛、海桐皮各 20g，络石藤、透骨草、刘寄奴各 30g，五加皮 20g。上述药物加水煎开，先进行熏蒸，再取汁洗患处，每日 2 次，每次 30 分钟。

（4）威灵仙、甘草各 200g，加水煎取药汁，趁热熏洗患处，每日 1 次，每次 1 小时。

对于风湿热型（一般表现为关节的红、肿、热、痛），应祛风除湿、清热通络，可选用如下药物：蒲公英、白芷、黄柏、连翘、生苍术各 15g，玄胡、丹皮、五加皮各 20g。上述药物加水煎取药汁后按常法熏洗患处，每日 1 次，每次 30～50 分钟。

进行熏蒸时应注意避免被蒸气烫伤，药汁不烫时方可洗患处，洗后要用毛巾擦干，注意保暖，药汁不得内服。

7. 热熨疗法

常用的热熨疗法有以下几种：

（1）盐熨法：取大颗粒青盐约 500g，放入铁锅内用大火爆炒至发黄，立即装入备好的粗棉布袋内，再将袋口扎紧，随即把盐包放于患部熨烫。刚开始温度较高，移动速度要快，待温度下降后逐渐放慢滑动速度。当患者感到盐袋温热感不明显时，应换上备用加热盐袋。盐熨法每次约 30 分钟，每天 1～2 次。

（2）药熨法：根据不同的病情和条件限制，可以选用不同的药方。

①将青盐 500g、小茴香 120g 同放入铁锅内炒烫，当青盐颜色泛黄褐色时，迅速将青盐和小茴香装入备好的粗棉布袋内，热熨患处。药袋热感不明显时，应及时更换。每次 30 分钟，每日 2 次。

②把青盐 500g、小茴香 120g、蚕砂 500g、白酒 250g 同放入铁锅内炒烫，待青盐颜色变成深褐色时立即将上述药物装入备好的粗棉布袋内，在患病部位来回推动热熨。当药袋温度明显下降后，及时更换药袋。每次热熨 30 分钟，每日 2 次。

③用生姜、葱白、盐、酒、醋各适量，同入铁锅炒烫后装入棉布袋内，熨烫患部。药冷即更换。共熨烫 30 分钟，每日 1 次。

④将生麻黄 10g、北细辛 10g、苍术 10g、菖蒲 10g、乳香 10g、没药 10g、皂角 10g 混合均匀后研成粗末，拌入蚕砂 150g 和适量黄酒，在铁锅内炒烫，迅速装入布袋，熨烫患处。药袋冷即更换。每日 1 次，每次 15 分钟。

⑤先把麸皮 500g 炒烫，再加苍术粉 30g，广木香粉 30g，乳香粉 15g，没药粉 15g，喷洒少量清水，再炒 1～2 分钟，装入布袋，热熨患部。药袋冷却即换。每日 2 次，每次 30～50 分钟。

⑥用好醋浸湿青布，敷于患部，再用茶壶装白酒炖热，在青布上熨烫。每日 2 次，每次以酒冷为度。

⑦先炒烫青盐 250g，再下大葱白 250g（打碎），同炒 1～2 分钟，装入布袋，热熨痛部。药袋冷却即更换。每日 2 次，每次 20～40 分钟。

⑧生川乌 30g，羌活 30g，生附片 30g，川椒 30g，肉桂 30g，北细辛 30g，共研成细末，拌白酒 50g 炒烫，装入布袋，热熨患部。药袋冷却即更换。每日 1～2 次，每次 30～60 分钟。

⑨芫花、黑豆、生姜各适量，捣烂，加醋炒烫，装入布袋，热熨患部。药袋冷却即更换。每日 1～2 次，每次 30～60 分钟。

⑩生姜（碎）、葱白、盐、酒、醋各适量，同炒烫，装入布袋，熨烫患部。药冷却即更换，约 30 分钟。再将药物炒烫后摊于席上，置患部于其上，至药冷为度。每日 1 次。

8. 拔罐疗法

拔罐可以祛邪扶正，疏通经络，有利于类风湿关节炎的康复。以下介绍几种患者自己或在家属帮助下可以操作的拔罐方法：

（1）火罐法：主穴取大椎穴，腕关节、指关节病变患者取肩髃、外关，踝关节、跖趾关节病变患者加取委中、承山、跗阳穴。在选取穴位上用闪火法拔罐，留罐 15～20 分钟。起罐后，若穴位处颜色青紫，加拔血海以活血化瘀；若穴位处颜色浅淡，加拔足三里以调补气血。起罐后罐内水分较多，属于痰湿，常见于形体虚胖患者。每日或隔日 1 次，10 次以后休息 2 天。

（2）刺络拔罐法：用购买的市售梅花针或自制梅花针叩刺脊柱两旁的皮肤，轻叩至皮肤潮红而不出血，加拔火罐。每周 2 次，10 次以后休息 2 天。

（3）药罐法：自制中药：白酒 500ml，内浸川乌、当归、五加皮、桑寄生各 15g，红花 30g。将中药汁涂于疼痛部位，加拔火罐，留罐 15～20 分钟。每日 1 次，10 次以后休息 2 天。

9. 物理疗法

处方一：超短波理疗法。

操作：应用 DB-1 型短波电疗机，在局部照射，以局部微热为宜，每日 2 次，每次 30 分钟，2 周为 1 疗程，疗程间间隔 3 日。

处方二：紫外线照射疗法。

操作：采用高强度脉冲式紫外线灯照射，波长 253.7μm，在肿胀、疼痛及关节部位照射 8 个 MED。每日 1 次，6 次为 1 疗程。

处方三：微波疗法。

操作：微波治疗机，最大输出功率 150W，频率 2450MHz，用柱状辐射器作用于肾区，距离 10cm，输出功率 50W，两侧先后辐射，每日 1 次，15 日为 1 个疗程。

处方四：超声疗法。

操作：采用超声治疗机，频率 800kHz，声头直径 4.5cm，脉冲波，移动法，1.0～1.25W/cm²，两侧同时先后作用于肾区，各 15 分钟，每日 1 次，15 日为个 1 疗程。超声波具有消肿止痛、抗炎的作用，常用于各种类风湿关节炎的治疗。

10. 饮食疗法

类风湿关节炎为一种慢性疾病，病人常因关节疼痛、活动减少、常年服药等因素影响食欲和消化功能。而食物又是日常生活所需的营养及能量的主要来源。如果病人饮食的营养及能量不能满足机体的需要，那么不仅所服药物起不到治疗作用，而且病情还会进一步恶化。所以饮食调养对类风湿关节炎病人来说非常重要。

首先，类风湿关节炎病人应选用高蛋白、高维生素及容易消化的食物，经过合理的营养搭配及适当的烹调，尽可能提高患者食欲，使患者饮食中的营养及能量能满足机体的需要。其次，类风湿关节炎病人不宜服用于病情不利的食物和刺激性强的食品，如辣椒等，尤其是类风湿关节炎急性期的病人及阴虚火旺型病人最好忌用。糖类和脂肪也要少用，这是因为治疗类风湿关节炎常选用糖皮质激素，导致糖代谢障碍，血糖增高，而脂类食物多粘腻，可使血脂升高，造成心脏、大脑的血管硬化，并且对脾胃功能也有一定损害。类风湿关节炎病人的食盐用量也应比正常人少，因为盐摄入量过多会造成钠盐潴留。另外，茶叶、咖啡、柑橘、奶制品也可能会使类风湿病人的症状加重。

类风湿关节炎不同类型的患者，其饮食宜忌也各不相同，分述如下：

（1）风热型和湿热型　风热型主要症状为关节游走性疼痛，发热，咽痛，便秘，小便溲赤，苔厚，舌红，脉数或弦数，血沉也明显增快；而湿热型的病人可出现低热、胸闷、纳差、关节肿痛有积液、舌质红、苔白腻、脉滑数、血沉增快等表现。出现这些症状的病人应该多选用寒凉的饮食，如米仁粥、绿豆、生梨、豆卷、菊花菜、芦根等，可以协助清除内热；而不应食用温热性的食物，如辣椒、芥末、姜、桂皮、酒等，因为吃这些会伤阴助火，加重症状。

（2）寒湿型　主要表现为关节肿痛或有积液，纳差，大便溏薄，小便清长，畏寒，舌淡苔白腻，脉濡，血沉也增快。此型的患者应选用一些温热性的食物，如猪、牛、羊骨头煮汤，及姜、桂皮、木瓜、药酒等。

（3）肝肾两虚型　这型患者可表现为关节疼痛畸形，肌肉萎缩，筋脉拘挛，畏寒，消瘦，面色无华，舌淡苔薄白或白腻，脉沉细，而血沉多不增速，或接近正常。此型患者可以多食一些补益的食物，如甲鱼肉、鸡肉、鸭肉、鹅肉、猪肉、牛肉、羊骨髓、胡桃、桂圆、芝麻等。

另外，关于类风湿关节炎病人的饮酒问题，也应该根据病情辩证对待。因为酒性辛热，助阳生火，能驱散寒邪，所以一般若患者伴有寒湿的表现时，可饮用一些药酒类的酒剂。而伴有湿热之象的患者，则不适宜于饮酒，因为酒热伤肝，酒湿伤脾，如再浸入附子、肉桂、细辛一类的热药，会加重内热和肿痛。此类病人如欲服药酒，可选择清凉性的药物浸入酒中，使药酒性质偏凉。对于一些不会饮酒的病人，可以稀释或加入调料调味后饮用。

下面介绍几种家常食疗药膳，具体如下：

（1）辣椒、生姜、大葱各9g，同面条煮食，趁热吃下，以出汗为度，每日2次，连服10日。本法对寒性顽痹有益。

（2）苡米50g，糖50g，干姜9g。先将苡米、干姜加水适量煮烂成粥，再调白糖服食。每天1次，连服1个月。本方对寒痹患者有益。

（3）薏苡仁、木瓜、伸筋草、千年健各60g，用纱布包好，与猪脚1～2只，放入瓦煲中，再放入适量水，小火煨烂，去渣，不放盐，吃肉喝汤，分两次食用。本方宜于顽痹者食用。

（4）五加皮50～100g，糯米500～1000g。将五加皮洗净，加水适量，泡透煎煮，每30分钟取煎液1次，煎取2次。再将煎液与糯米同煮成糯米干饭，待冷后，加酒曲适量拌匀，发酵成酒酿。每天适量佐餐食用。本方适用于湿邪偏胜、重着酸楚的湿痹。

（5）生川乌头3～5g，大米50g，姜汁10滴，蜂蜜适量。将川乌头捣烂研为细末，先煮沸米粥，后加川乌头末，改用小火慢煮，熟后加入姜汁、蜂蜜、搅匀再煮片刻即可。早晚餐服用，5～7天为1疗程。本方适用于风痹。

（6）黑大豆1kg，松节200～300g，黄酒250g。用小火将黑豆煮至酥烂，收水晒干。

每次 50 粒黑大豆，随时嚼食，每日 3 次。本品具有补脾益、强筋骨、通血脉、祛风湿、除骨寒等功能，适用于寒痹。

（7）粗大鳝鱼（每条 250g 以上）4～6 条，剖去内脏，阴干，研细粉，瓶贮备用。每次鳝粉 10～15g，黄酒 2～3 匙，开水冲服或调粥服。每日服 2 次，2 个月为一个疗程。鳝鱼祛风能力强，能补虚助力，通利血脉，善治三痹，风甚者更宜。

（8）童子鳝 0.5kg，用绳系尾，悬于窗口处阴干，白酒 1kg，浸泡 1 个月后饮酒。每日 2 次，每次 1 匙，2 个月为 1 疗程。童子鳝性温善窜，能活血舒筋、祛风除湿。本方对肩肘痛不能上举的顽痹患者，效果尤佳。

（9）鲜鳝鱼（拇指粗）10 条，黑豆 500g，共捣烂，风干。每日服 10g。

（10）枳椇 0.5kg，白番鸭肉 1kg，植物油 1 匙，黄酒 3 匙，炖鸭酥烂，喝汤，吃肉与及果，分 2～3 天吃完。枳椇果祛风湿，舒筋活络；白番鸭补脏腑，强筋骨，胜风湿。本方功能祛风除湿，润五脏，利筋骨，适用于风湿筋骨痛。

（11）猪瘦肉 100g，辣椒根 90g，共煮汤，调味后服食。每天 1 次，连服 5～7 天。本方对寒邪偏胜、疼痛剧烈的寒痹患者有益。

（12）蛇肉 250g，胡椒根或胡椒 40～60g，放砂锅内加适量水，炖汤调味服食。每日 1 次，连服数天。本方适用于风邪偏胜、痛无定处的行痹。

（13）柳枝或西河柳 50～100g，水煎服。每日 1 次，连服 14 天。本方对热痹有益。

（14）黄花菜根 50g。将黄花菜根水煎去渣，冲黄酒内服，每天 2 次，连服数天。本方适用于热痹患者。

（15）茄子根 15g，水煎服。每天 1 次，连服数天。也可用茄子根（或白茄根）90g，浸入 500ml 白酒中，3 天后服用，每次饮 15ml，每日 2 次，连服 7～8 天。本方适用于热邪偏胜、红肿热痛的热痹患者。

（16）赤小豆粥：赤小豆 30g，白米 15g，白糖适量。先煮赤小豆至熟，再加入白米煮粥加糖。能除湿热。

（17）防风苡米粥：防风 10g，苡米 30g，水煮为粥。每日 1 次，连服 1 周。

（18）苡米粥：苡米 30g，淀粉少许，砂糖、桂花适量。先煮苡米，米烂放入淀粉少许，再加砂糖、桂花。作早餐用，能清利湿热。

（19）干姜薏米粥：薏米 50g，糖 50g，干姜 9g。先将薏米、干姜加水适量煮烂成粥，再调白糖服食。每天 1 次，连服 1 个月。

（20）栗子猪肾粥：栗子 7 枚，猪肾 1 个，大米 1000g。将栗子风干，大米淘净，猪肾去膜洗净切成颗粒，与大米一同煮成粥。每日先食栗子 7 枚，再食其粥，

（21）芝麻粥：黑芝麻 15g，大米 50g，蜂蜜适量。有滋补肝肾的作用，适用于关节酸痛，下肢尤甚，甚则关节强直、畸形，头晕，腰酸软者。

（22）鹿茸鸡：以公鸡 1 只，鹿茸 3～6g，在锅中焖熟，不放油盐。吃肉喝汤，2 天吃完。

（23）羊骨粥：羊骨 1 具，陈皮 6g，良姜 6g，草果 2 个，生姜 30g，大米 60g，盐少许。具有温脾肾、强筋骨的作用，适用于关节疼痛，喜热恶冷、神疲乏力、腰腿酸软者。

（24）石榴皮煮鸡：石榴皮 150g，母鸡 1 只。将鸡去毛及内脏，切块，加石榴皮同煮汤，调味服食。可连服数日。本方适用于湿痹患者。

（25）生姜鸡：用刚刚开叫的公鸡 1 只，生姜 100～250g，切成小块，在锅中爆炒焖熟，不放油盐。1 天内吃完。可隔 1 周或半月吃 1 次。

（26）老桑枝煲鸡：老桑枝 60g，雌鸡 1 只约 500g，加水适量煲汤，用食盐少许调味。喝汤吃肉。具有温经散寒、清热除湿的作用。

（27）三七鸡：乌骨雄鸡 1 只，三七 5g。把乌骨鸡宰杀，除毛去内脏，洗净，将三七切片，放入鸡腹内，加入少量黄酒，放入盆中，隔水清炖，待至鸡肉烂熟即成。临食时用酱油蘸服。具有补精气、行瘀滞的作用。

（28）雪花参汤：党参 150g，峨参 15g，雪莲花 30g，苡仁 1000g，鸡肉 10kg，生姜 50g，盐适量。将党参、雪花莲切节，峨参切片，用纱布包好，苡仁另用纱布包好姜、葱白拍破，将鸡肉放入锅内，加水约 40kg，放入药袋和姜、葱、用武火烧沸，再用文火炖煮 2～3 小时，捞出鸡肉，切成块，按量放入碗中，将煮熟的苡仁取出抖散，分散在碗中，再注入药汤，用盐略调味即成。本品可作早点，每日 1 次。具有补气血、益肾气、祛风湿的作用。

（29）牛膝蹄筋蒸鸡：猪蹄筋 100g，淮牛膝 10g，鸡肉 500g，火腿 50g，蘑菇 25g，胡椒、味精、料酒、生姜、葱、盐适量。将牛膝洗净浸润后，切成斜口片；蹄筋加水适量，上笼蒸 4 小时，取出用冷水浸泡 2 小时，剥去外层筋膜，洗净；火腿切丝，蘑菇水发后切丝，姜切片，葱切节。把蹄筋切成片，鸡肉剁成 2cm 长的方块，将蹄筋/鸡肉放入蒸碗内，把牛膝片摆在鸡肉上面，火腿丝和蘑菇丝调匀后，撒在周围，姜片、葱节放入蒸碗中，再加胡椒粉、味精、料酒、食盐、清汤，调好味，注入蒸碗中，上笼煮 3 小时，待蹄筋烂后，出笼即成。

（30）高粱根鸭蛋汤：高粱根 7 个，鸭蛋 2 个，红糖适量。把高粱根洗净，加水煎汤去渣，再用其汁煮鸡蛋，加红糖调味即成。每日 1 次。

11. 康复锻炼法

翘蹬式：10 分钟×2 组，每天 2 次×100 日。

划圆式：10 分钟×2 组，每天 2 次×100 日。

纵圆式：10 分钟×2 组，每天 2 次×100 日。

静立式：10 分钟×2 组，每天 2 次×100 日。

跪踝式：6 个×2 组，每天 2 次×100 日。

搓腰式：10 分钟×2 组，每天 2 次×100 日。

搓脚心：10 分钟×2 组，每天 2 次×100 日。

下蹲式：6 分钟×2 组，每天 2 次×60 日。

跪膝式：6 分钟×2 组，每天 2 次×60 日。

抛物式：10 分钟×2 组，每天 2 次×100 日。

扔物式：10 分钟×2 组，每天 2 次×100 日。

第九章

类风湿关节炎临证医案精选

【临证医案精选1】

患者：李某，女，57岁，个体经营者，2016年10月12日来我院就诊。

主诉：双手、双足小关节及踝、膝、腕关节红肿疼痛半年，加重1周。

现病史：患者半年前无明显诱因突发双腿膝关节、踝关节、跖趾关节，双手指关节及腕关节游走性疼痛并伴红肿，曾间断进行推拿、熏蒸、封闭、内服中药治疗，未能完全控制病情，时发时止，一周前病情加重，现患者膝、踝、腕、跖趾及指关节肿大，周围皮肤温热、潮红，疼痛剧烈，活动不利，遇寒痛甚，得热则舒，晨起僵硬，不能行走。

查体：右臂远端近腕处皮下可扪及软性无定形活动小结节，腕关节、掌指关节压痛，双手腕关节及指关节功能障碍，第1、2、3跖趾关节呈对称性梭状肿大，关节的隆突部位出现皮下类风湿结节，浮髌试验（＋），双膝关节功能障碍屈40°伸0°。

影像学检查：X线片示双手普遍骨质疏松，关节骨端显著，近指间关节梭形软组织肿胀，双侧近节指间关节，第1、2、4掌指关节及掌腕关节间隙狭窄，右第2、3指间面不光整、毛糙。

诊断：双手、双足小关节及踝、膝、腕关节类风湿关节炎。

治疗：第1次针刀治疗：不用麻醉，以Ⅰ型针刀调节相关电生理线路，上肢取双侧阳池、曲池、合谷3个穴位，下肢取双侧阳陵泉、解溪、悬钟3个穴位。术后口服抗生素常规预防感染3日，口服柔筋散6日。48小时后，依类风湿关节炎康复操锻炼，并予以火针治疗1次，取穴：膝眼（双）、阳陵泉（双）、鹤顶（双）、曲池（双）、阳池（双）、八风（双）、八邪（双）。操作：每次选3～5穴，以钨针烧红后迅速刺入穴位立即拔出。

2016年10月18日第2诊，患者诉：双足踝关节及双膝关节红肿减轻。予以第2次针刀治疗：在局部麻醉下，使用Ⅰ型针刀，松解股直肌与股中间肌下部和中部之间的粘连、瘢痕以及胫侧副韧带起、止点、行进路线中的粘连、瘢痕。术后，患者卧位，以手法弹压下肢，使肌肉韧带松开。口服抗生素常规预防感染3日并口服柔筋散，每次10g，每日2次，连续5日。48小时后依膝关节类风湿关节炎康复操锻炼，超短波理疗3日。

2016年10月24日第3诊，患者诉：膝关节周围皮温恢复正常但水肿仍未消退，功能活动明显改善，但仍感夜间痛甚，晨起双膝僵直不能活动。予以第三次针刀治疗：在局部麻醉下，使用Ⅰ型针刀松解髂胫束浅层附着区前、中、后部的粘连、瘢痕，髂胫束行径路线上段和中段的粘连、瘢痕点以及膝关节前外侧关节囊、膝关节前内侧关节囊、膝关节后侧关节囊。术后，患者卧位，以手法弹压下肢，并用绷带将膝关节固定于屈曲90°位置3小时。口服抗生素常规预防感染3日并口服柔筋散，每次10g，每日2次，连续5日。48小时后依膝关节类风湿关节炎康复操锻炼，超短波理疗5日。并继续予以火针治疗1次。

2016年10月30日第4诊，患者诉：双膝关节红肿减退，功能活动好转，疼痛明显减轻。予以第四次针刀治疗：在局部麻醉下，使用Ⅰ型针刀，松解趾长伸肌腱鞘和拇长伸肌腱鞘的粘连、瘢痕以及伸肌下支持带的粘连、瘢痕。术后，在助手协助下进行，踝关节对抗性牵引，使踝关节背屈、跖屈3～5次，后施关节弹压术促使关节恢复到正常角度。口服抗生素常规预防感染3日，口服柔筋散5日。48小时后，依踝足部类风湿关节炎康复操锻炼，并予以中药足浴。中药处方：当归30g，白芍30g，甲珠20g，威灵仙150g，盐附片20g，独活30g，制草乌10g，制川乌10g，蜈蚣2条。将上方浸泡于4000ml水中，半小时后煮沸，待温度适中后足浴半小时，每日1次，连续3日。

2016年11月5日第5诊，患者诉：双足踝关节及跖趾关节红肿疼痛缓解，功能活动改善，但仍有水肿，行走时感疼痛，晨起僵直，活动不利。予以第五次针刀治疗：在局部麻醉下，使用Ⅰ型弧型针刀，松解踝关节囊的粘连、瘢痕以及踝关节骨性强直。术后，在助手协助下进行，踝关节对抗性牵引，使踝关节背屈、跖屈3～5次，后施关节弹压术促使关节恢复到正常角度。踝关节功能位石膏托固定5日。口服抗生素常规预防感染3日，口服柔筋散5日。48小时后，依踝足部类风湿关节炎康复操锻炼，并依上方予以中药足浴，每日1次，每次30分钟，连续30日。

2016年11月11日第6诊，患者诉：双足踝关节及跖趾关节红肿消失，疼痛明显缓解。予以第六次针刀治疗：在局部麻醉下，使用Ⅰ型针刀，分别松解腕横韧带近端尺侧的粘连、瘢痕点，前臂掌尺侧筋膜远端的粘连、瘢痕，腕横韧带近端桡侧的粘连、瘢痕点，前臂掌桡侧筋膜远端的粘连、瘢痕，腕背侧韧带尺侧远端及中部的粘连、瘢痕点，腕背侧韧带桡侧远端及中部的粘连、瘢痕点。术后一手握患手，一手固定腕关节近端，做被动屈伸腕关节运动4～5次。口服抗生素常规预防感染3日，口服柔筋散5日。48小时后，依指关节强直康复操锻炼，同时继续予以火针治疗1次。

2016年11月17日第7诊，患者诉：双手腕部功能活动明显改善，水肿减轻，但仍感疼痛夜间痛甚。予以第七次针刀治疗：在局部麻醉下，使用Ⅰ型针刀，分别松解桡腕掌侧韧带起止点，腕尺侧副韧带起止点，桡腕背侧韧带起点，桡掌背侧韧带起点，腕尺侧副韧带走行路线的粘连、瘢痕，术后一手握患指病变关节远端，一手握患指病变关节近端，做被动屈伸运动2～3次。口服抗生素常规预防感染3日，口服柔筋散3日。48小时后，依指关节强直康复操锻炼，同时继续予以火针治疗1次。

2016年11月23日第8诊，患者诉：双手关节未觉发热，但仍感疼痛，晨起加重，手指活动受限。予以第八次针刀治疗：在局部麻醉下，使用Ⅰ型及弧形针刀，分别松解掌指关节掌板的粘连、瘢痕，近指间关节掌板的粘连、瘢痕，远指间关节掌板的粘连、瘢痕，掌指关节背侧关节囊的粘连、瘢痕，近节指关节背侧关节囊的粘连、瘢痕，远节指关节背侧关节囊的粘连、瘢痕。术后一手握患指病变关节远端，一手握患指病变关节近端，做被动屈伸运动2～3次。口服抗生素常规预防感染3日，口服柔筋散3日。48小时后，依指关节强直康复操锻炼，并予以推拿治疗：以按揉法施于患者颈项、肩、肘、腕掌部 15 分钟，拿法 10 分钟，理筋 15 分钟。每天 1 次，连续 3 日。

2016 年 11 月 29 日第 9 诊：患者诉：双手腕部及掌指关节红肿明显改善，手指仍感疼痛，功能活动受限。予以第九次针刀治疗：在局部麻醉下，使用Ⅰ型及弧形针刀，分别松解尺侧矢状束的粘连、瘢痕，中央腱的粘连、瘢痕，桡侧矢状束的粘连、瘢痕，尺侧、中部、桡侧骨间韧带的粘连、瘢痕。术后一手握患指病变关节远端，一手握患指病变关节近端，做被动屈伸运动 2～3 次。口服抗生素常规预防感染 3 日，口服柔筋散 3 日。48 小时后，依指关节强直康复操锻炼，同时予以推拿治疗，手法同上，每天 1 次，连续 3 日。

2016 年 12 月 5 日第 10 诊：患者诉：双手掌指关节活动明显改善，仍感疼痛。予以第十次针刀治疗：在局部麻醉下，使用Ⅰ型及弧形针刀，分别松解掌指关节掌板的粘连、瘢痕，掌指关节尺侧、桡侧侧副韧带的粘连、瘢痕。术后，一手握患指病变关节远端，一手握患指病变关节近端，做被动屈伸运动 2～3 次。口服抗生素常规预防感染 3 日，口服柔筋散 30 日。48 小时后，依指关节强直康复操锻炼，并予以推拿治疗，手法同上，每天 1 次，连续 15 日。同时予以中药离子导入，中药处方：黄芪 60g，当归 20g，白芍 20g，甲珠 20g，威灵仙 150g，白芷 10g，盐附片 20g。上方浸泡于 1000ml 水中，煎熬成 250ml 药液装瓶备用。取穴：阿是穴（患）、肝俞（双）、肾俞（双），每次 30 分钟，每天 1 次，连续 30 日。

2017 年 1 月 6 日第 1 次随诊，患者诉：双腿膝关节、踝关节、跖趾关节，双手指关节及腕关节红肿基本消失，功能活动明显改善，仍有痛感，夜甚。嘱患者依类风湿关节炎康复操加强锻炼，口服柔筋散 90 日。同时予以火针治疗，取穴同上，隔日 1 次，连续 10 次。

2017 年 4 月 5 日第 2 次随诊，患者诉：双手腕、掌指及指关节已可进行正常生活，未见红肿，踝、膝关节功能仍感受限不能下蹲，气候改变时仍感疼痛，但可自行缓解。

按语：根据针刀医学慢性软组织损伤病因病理学理论以及慢性软组织损伤病理构架的网眼理论，类风湿关节炎是由于关节周围软组织慢性损伤后，人体代偿过程中，形成粘连、瘢痕，导致关节囊肿胀、挛缩，限制了关节活动。随着病情发展引起关节周围肌腱韧带起止点的粘连、瘢痕。由于关节周围肌腱韧带起止点的广泛粘连，就会影响到这些肌腱于相连肌腹部及肌肉的另一端，使之也代偿性的发生粘连、瘢痕，从而影响到另一个关节，这就是类风湿性关节炎多关节损伤的原因，类风湿性关节炎多关节损伤是力学传递的结果。依据针刀医学关于弓弦力学系统的解剖结构，以及类风湿关节炎的网状立体病理构架，对双腿膝关节、踝关节、跖趾关节，双手指关节及腕关节动静态力学结构进行全面松解才能达到满意的治疗效果。

本例患者病情严重，关节面已被破坏，针刀松解以后，病人仍可恢复部分膝、踝、跖趾、双手指关节以及腕关节的功能，生活基本能够自理，说明针刀治疗有一定疗效，但远期疗效还需长期观察。

【临证医案精选 2】

患者：王某某，女，50 岁，职员，2015 年 6 月 9 日来我院就诊。

主诉：双手腕关节及指关节疼痛、僵硬，关节肿大 6 个月。

现病史：患者在去年冬天接触冷水后发生双手腕关节及指关节疼痛、僵硬，关节肿大，周围皮肤温热、潮红，运动后疼痛加重。晨起关节僵硬，午后减轻，经针刺、内服中药治疗病情反复发作，迁延未愈，生活不能自理。现双手腕、掌指及指关节红肿疼痛，活动不利，遇寒痛甚，得热则舒，夜间加重，夜寐欠安。

查体：患者右臂远端近腕处皮下可扪及软性无定形活动小结节，腕关节、掌指关节压痛，双手腕关节及指关节功能障碍，右拇指、食指、中指掌侧面感觉减退。

影像学检查：双手正位片示双手普遍骨疏松，关节骨端显著。近节指间关节梭形软组织肿胀。双侧近节指间关节，第2、4、5掌指节及掌腕关节间隙狭窄。右手第2～4指间面不光整、毛糙，并见小囊状破坏。

诊断：双手腕关节类风湿关节炎。

治疗：第1次针刀治疗：不用麻醉，以Ⅰ型针刀调节相关电生理线路，上肢取阳池、曲池、合谷3个穴位，下肢取阳陵泉、解溪、悬钟3个穴位。术后口服抗生素常规预防感染3日，口服柔筋散5日。48小时后，依指关节强直康复操锻炼，同时予以中药离子导入。

中药处方：黄芪60g，当归20g，白芍20g，甲珠20g，威灵仙150g，白芷10g，盐附片20g。上方浸泡于1000ml水中，煎熬成250ml药液装瓶备用。取穴：阿是穴（患）、肝俞（双）、肾俞（双），每次30分钟，每天1次，连续3日。

2015年6月15日第2诊：患者诉：双手关节红肿疼痛稍有减轻，余症未见缓解。予以第二次针刀治疗：在局部麻醉下，使用Ⅰ型针刀，分别松解腕横韧带近端尺侧的粘连和瘢痕点、前臂掌尺侧筋膜远端的粘连和瘢痕、腕横韧带近端桡侧的粘连和瘢痕点、前臂掌桡侧筋膜远端的粘连、瘢痕。术后一手握患手，一手固定腕关节近端，做被动屈伸腕关节运动4～5次。口服抗生素常规预防感染3日，口服柔筋散5日。48小时后，依指关节强直康复操锻炼，同时予以中药离子导入，每次30分钟，每天1次，连续3日。

2015年6月21日第3诊：患者诉：双手腕部红肿疼痛缓解，功能活动改善。予以第三次针刀治疗：在局部麻醉下，使用Ⅰ型针刀，分别松解腕背侧韧带尺侧远端及中部的粘连、瘢痕点，腕背侧韧带桡侧远端及中部的粘连、瘢痕点。术后一手握患手，一手固定腕关节近端，做被动屈伸腕关节运动4～5次。口服抗生素常规预防感染3日，口服柔筋散5日。48小时后，依指关节强直康复操锻炼，同时予以中药离子导入，每次30分钟，每天1次，连续3日。

2015年6月27日第4诊：患者诉：双手腕部功能活动明显改善，水肿减轻，但仍感疼痛，夜间痛甚。予以第四次针刀治疗：在局部麻醉下，使用Ⅰ型针刀，分别松解桡腕掌侧韧带起止点，腕尺侧副韧带起止点。术后一手握患手，一手固定腕关节近端，做被动屈伸腕关节运动4～5次。口服抗生素常规预防感染3日，口服柔筋散5日。48小时后，依指关节强直康复操锻炼，同时予以中药离子导入，每次30分钟，每天1次，连续3日。并予以推拿治疗：以按揉法施于患者颈项、肩、肘、腕掌部15分钟，拿法10分钟，理筋15分钟。每天1次，连续3日。

2015年7月3日第5诊：患者诉：双手功能活动改善，红肿减轻，但晨起加重，午时缓解，生活仍不能自理。予以第五次针刀治疗：在局部麻醉下，使用Ⅰ型针刀，分别松解桡掌背侧韧带起点，腕尺侧副韧带走行路线的粘连、瘢痕。术后一手握患手，一手固定腕关节近端，做被动屈伸腕关节运动 4～5 次。口服抗生素常规预防感染 3 日，口服柔筋散 5 日。48 小时后，依指关节强直康复操锻炼，同时予以中药离子导入，每次 30 分钟，每天 1 次，连续 3 日。并予以推拿治疗，手法同上，每天 1 次，连续 3 日。

2015 年 7 月 9 日第 6 诊：患者诉：双手腕部功能活动改善，已无红肿，手指疼痛，活动受限。予以第六次针刀治疗：在局部麻醉下，使用Ⅰ型及弧形针刀，分别松解掌指关节掌板的粘连和瘢痕，近指间关节掌板的粘连和瘢痕，远指间关节掌板的粘连和瘢痕。术后一手握患指病变关节远端，一手握患指病变关节近端，做被动屈伸运动 2～3 次。口服抗生素常规预防感染 3 日，口服柔筋散 3 日。48 小时后，依指关节强直康复操锻炼，同时予以中药离子导入，每次 30 分钟，每天 1 次，连续 3 日。并予以推拿治疗，手法同上，每天 1 次，连续 3 日。

2015 年 7 月 15 日第 7 诊：患者诉：双手未觉发热，但仍感疼痛，晨起加重，手指活动受限。予以第七次针刀治疗：在局部麻醉下，使用Ⅰ型及弧形针刀，分别松解掌指关节背侧关节囊的粘连和瘢痕，近节指关节背侧关节囊的粘连和瘢痕，远节指关节背侧关节囊的粘连和瘢痕。术后一手握患指病变关节远端，一手握患指病变关节近端，做被动屈伸运动 2～3 次。口服抗生素常规预防感染 3 日，口服柔筋散 3 日。48 小时后，依指关节强直康复操锻炼，同时予以中药离子导入，每次 30 分钟，每天 1 次，连续 3 日。并予以推拿治疗，手法同上，每天 1 次，连续 3 日。

2015 年 7 月 21 日第 8 诊：患者诉：双手掌指关节红肿明显改善，腕部已无红肿，手指仍感疼痛，功能活动受限。予以第八次针刀治疗：在局部麻醉下，使用Ⅰ型及弧形针刀，分别松解尺侧矢状束的粘连和瘢痕，中央腱的粘连和瘢痕，桡侧矢状束的粘连和瘢痕，尺侧、中部、桡侧骨间韧带的粘连和瘢痕。术后一手握患指病变关节远端，一手握患指病变关节近端，做被动屈伸运动 2～3 次。口服抗生素常规预防感染 3 日，口服柔筋散 3 日。48 小时后，依指关节强直康复操锻炼，同时予以中药离子导入，每次 30 分钟，每天 1 次，连续 3 日。并予以推拿治疗，手法同上，每天 1 次，连续 3 日。

2015 年 7 月 27 日第 9 诊：患者诉：双手掌指关节活动明显改善，仍感疼痛。予以第九次针刀治疗：在局部麻醉下，使用Ⅰ型及弧形针刀，分别松解掌指关节掌板的粘连和瘢痕，掌指关节尺侧、桡侧侧副韧带的粘连和瘢痕。术后，一手握患指病变关节远端，一手握患指病变关节近端，做被动屈伸运动 2～3 次。口服抗生素常规预防感染 3 日，口服柔筋散 30 日。48 小时后，依指关节强直康复操锻炼，同时予以中药离子导入，每次 30 分钟，每天 1 次，连续 15 日。并予以推拿治疗，手法同上，每天 1 次，连续 15 日。

2015 年 8 月 11 日第 1 次随诊，患者诉：双手腕、掌指及指关节功能活动明显改善，仍有痛感，夜甚，红肿已消失，生活可基本自理。嘱患者依腕手关节类风湿关节炎康复操加强锻炼，口服柔筋散 90 日。

2015 年 9 月 12 日第 2 次随诊，患者诉：双手腕、掌指及指关节已可进行正常生活，未见红肿，气候改变时仍感疼痛，但可自行缓解。

按语：依据针刀医学关于手部弓弦力学系统的解剖结构，以及类风湿关节炎的网状立体病理构架，第 1 次针刀调节相关电生理线路，第 2～6 次针刀松解腕部动静态弓弦力学单元，故手腕部的疼痛缓解，同时因改善了腕管及腕尺管部的压力使掌指及指关节的水肿得到改善。第 7～9 次针刀松解术在前 6 次针刀松解术的基础上进一步松解掌指及指关节的动静态弓弦力学单元，故患者双手功能活动明显改善，红肿消退，疼痛缓解。

中药离子导入能够舒筋活血，消肿止痛，并通过皮肤将药物传导至经络、筋骨，激发肌体的调节功能，可迅速消除疼痛，促进伤口愈合和功能恢复，而快速达到缩短疗程目的。

本例患者病情严重，关节面已被破坏，针刀松解以后，病人仍可恢复部分腕、指关节的功能，生活基本能够自理，说明针刀治疗有一定疗效，但远期疗效还需长期观察。

【临证医案精选3】

患者：张某，男，65岁，退休，2016年3月7日来我院就诊。

主诉：双膝关节肿胀疼痛伴活动不利3年。

现病史：患者3年前无明显诱因出现双脚足趾节对称性疼痛，未经治疗，后出现膝关节疼痛、僵硬，曾间断进行推拿、熏蒸、封闭治疗，疗效不显，现患者双膝关节肿大、疼痛剧烈，周围皮肤温热、潮红，晨起僵硬，不能行走，活动后稍缓解。

查体：双膝关节周围皮肤温热、潮红，关节的隆突部位可扪及软性无定形活动小结节，髌周压痛明显，浮髌试验（+），双膝关节功能障碍，屈40°、伸0°。

影像学检查：X线片示双膝关节胫骨边缘侵蚀，关节间隙变窄，关节周围骨质疏松，软组织肿胀。

诊断：双膝关节类风湿关节炎。

治疗：第1次针刀治疗：不用麻醉，以Ⅰ型针刀调节相关电生理线路，上肢取阳池、曲池、合谷3个穴位，下肢取阳陵泉、解溪、悬钟3个穴位。术后口服抗生素常规预防感染3日，口服柔筋散5日。48小时后，依膝关节类风湿关节炎康复操锻炼，同时予以中药离子导入，中药处方：黄芪60g，当归20g，白芍20g，甲珠20g，威灵仙150g，白芷10g，盐附片20g。上方浸泡于1000ml水中，煎熬成250ml药液装瓶备用。取穴：阿是穴（患）、血海（双）、梁丘（双），每次30分钟，每天1次，连续3日。

2016年3月13日第2诊，患者诉：双膝关节红肿减轻，余症未见缓解，予以第二次针刀治疗：在局部麻醉下，使用Ⅰ型针刀，松解股直肌与股中间肌下部和中部之间的粘连、瘢痕。术后，患者卧位，以手法弹压下肢，使肌肉韧带松开。口服抗生素常规预防感染3日并口服柔筋散，每次10g，每日2次，连续5日。48小时后依膝关节类风湿关节炎康复操锻炼，超短波理疗3日，依上方继续予以中药离子导入3日。

2016年3月19日第3诊，患者诉：双膝关节红肿疼痛缓解，功能活动改善。予以第三次针刀治疗：在局部麻醉下，使用Ⅰ型针刀，松解胫侧副韧带起、止点以及行进路线中的粘连、瘢痕点。术后，患者卧位，以手法弹压下肢，使肌肉韧带松开。口服抗生素常规预防感染3日并口服柔筋散，每次10g，每日2次，连续5日。48小时后依膝关节类风湿关节炎康复操锻炼，超短波理疗3日，依上方继续予以中药离子导入3日。

2016年3月25日第4诊，患者诉：膝关节红肿消失，功能活动明显改善，但仍感疼痛，夜间痛甚，晨起双膝僵直不能活动。予以第四次针刀治疗：在局部麻醉下，使用Ⅰ型针刀松解髂胫束浅层附着区前、中、后部的粘连、瘢痕，髂胫束行进路线上段和中段的粘连、瘢痕点。术后，患者卧位，以手法弹压下肢，使肌肉韧带松开。口服抗生素常规预防感染3日并口服柔筋散，每次10g，每日2次，连续5日。48小时后依膝关节类风湿关节炎康复操锻炼，超短波理疗3日，依上方继续予以中药离子导入3日。

2016 年 3 月 31 日第 5 诊，患者诉：双膝关节疼痛明显减轻，但膝关节水肿加重。予以第五次针刀治疗：在局部麻醉下，使用Ⅰ型针刀，松解膝关节前外侧关节囊、膝关节前内侧关节囊、膝关节后侧关节囊。术后，患者卧位，以手法弹压下肢，并用绷带将膝关节固定于屈曲 90° 位置 3 小时。口服抗生素常规预防感染 3 日并口服柔筋散，每次10g，每日两次，连续 30 日。48 小时后依膝关节类风湿关节炎康复操锻炼，超短波理疗5 日，依上方继续予以中药离子导入 30 日。

2016 年 4 月 30 日第 1 次随诊，患者诉：双膝关节仅有轻微疼痛感，但晨起仍感僵硬，活动不利。嘱其内服柔筋散 90 日，依膝关节类风湿关节炎康复操加大锻炼量。并予以温针灸治疗，取穴：血海（双）、梁丘（双）、膝眼（双）、足三里（双）、阳陵泉（双）、阴陵泉（双）、昆仑（双）。每日 1 次，每次 30 分钟，连续 30 日。

2016 年 5 月 31 日第 2 次随诊，患者诉：双膝关节已无疼痛感，红肿消失，能够正常生活，双膝下蹲困难。查体：髌周无压痛，浮髌试验（−），双膝关节屈 100°、伸 0°。

按语：依据针刀医学关于膝关节弓弦力学系统的解剖结构，以及类风湿关节炎的网状立体病理构架，第 1 次针刀调节相关电生理线路，第 2～4 次针刀松解膝关节动静态弓弦力学单元，第 5 次针刀松解在前 4 次针刀松解基础上改善了膝关节关节囊的压力使膝关节水肿得到改善，故患者双膝功能活动明显改善，红肿消退，疼痛缓解。

中药离子导入能够舒筋活血，消肿止痛，并通过皮肤将药物传导至经络、筋骨，激发肌体的调节功能，可迅速消除疼痛，促进伤口愈合，功能恢复，而快速达到缩短疗程目的。

本例患者病情严重，关节面已被破坏，针刀松解以后，病人仍可恢复部分腕、指关节的功能，生活基本能够自理，说明针刀治疗有一定疗效，但远期疗效还需长期观察。

【临证医案精选 4】

患者：刘某某，男，46 岁，工人，2016 年 6 月 5 日来我院就诊。

主诉：双足踝关节及跖趾关节红肿疼痛、活动不利 3 个月。

现病史：患者 3 个月前无明显诱因突发双足踝关节及跖趾关节红肿疼痛，曾间断进行推拿、熏蒸、封闭治疗疗效不显，现患者双踝及跖趾关节肿大，周围皮肤温热、潮红，疼痛剧烈，夜间加重，遇寒痛甚，得热则舒，晨起僵硬，不能行走，活动后稍缓解。

查体：双足踝关节周围压痛，功能受限，踝关节背屈 15°、跖屈 25°，第 2、3、4跖趾关节呈对称性梭状肿大，关节的隆突部位出现皮下类风湿结节。

影像学检查：X 线片示：双足第 2、3、4 跖趾关节踝区边缘侵蚀，关节间隙变窄，关节周围骨质疏松，软组织肿胀。

诊断：双足踝关节及跖趾关节类风湿关节炎。

治疗：第 1 次针刀治疗：不用麻醉，以Ⅰ型针刀调节相关电生理线路，上肢取阳池、曲池、合谷 3 个穴位，下肢取阳陵泉、解溪、悬钟 3 个穴位。术后口服抗生素常规预防感染 3 日，口服柔筋散 5 日。48 小时后，依踝足部关节类风湿关节炎康复操锻炼，并予以中药足浴。中药处方：当归30g，白芍 30g，甲珠 20g，威灵仙 150g，盐附片 20g，独活 30g，制草乌 10g，制川乌 10g，蜈蚣 2 条。将上方浸泡于 4000ml 水中，半小时后煮沸，待温度适中后足浴半小时，日一次，连续 3 日。

2016 年 6 月 11 日第 2 诊，患者诉：双足踝关节及跖趾关节红肿减轻。予以第二次针刀治疗：在局部麻醉下，使用Ⅰ型针刀，松解趾长伸肌腱鞘和拇长伸肌腱鞘的粘连、瘢痕。术后，在助手协助下进行，踝关节对抗性牵引，使踝关节背屈、跖屈3～5次，后施关节弹压术促使关节恢复到正常角度。口服抗生素常规预防感染3日，口服柔筋散5日。48小时后，依踝足部关节类风湿关节炎康复操锻炼，并依上方予以中药足浴，每日1次，每次30分钟，连续3日。

2016年6月17日第3诊，患者诉：双足踝关节及跖趾关节红肿疼痛缓解，功能活动改善。予以第三次针刀治疗：在局部麻醉下，使用Ⅰ型针刀，松解伸肌下支持带的粘连、瘢痕。术后，在助手协助下进行踝关节对抗性牵引，使踝关节背屈、跖屈3～5次，后施关节弹压术促使关节恢复到正常角度。口服抗生素常规预防感染3日，口服柔筋散5日。48小时后，依踝足部关节类风湿关节炎康复操锻炼，并依上方予以中药足浴，每日1次，每次30分钟，连续3日。

2016年6月23日第4诊，患者诉：双足踝关节及跖趾关节皮肤温度恢复正常，但仍有水肿。予以第四次针刀治疗：在局部麻醉下，使用Ⅰ型弧形针刀，松解踝关节囊的粘连、瘢痕。术后，在助手协助下进行踝关节对抗性牵引，使踝关节背屈、跖屈3～5次，后施关节弹压术促使关节恢复到正常角度。口服抗生素常规预防感染3日，口服柔筋散5日。48小时后，依踝足部关节类风湿关节炎康复操锻炼，并依上方予以中药足浴，每日1次，每次30分钟，连续3日。

2016年6月29日第5诊，患者诉：双足踝关节及跖趾关节红肿消失，但行走时仍感疼痛，晨起僵直，活动不利。予以第五次针刀治疗：在局部麻醉下，使用Ⅰ型弧形针刀，松解踝关节骨性强直。术后，在助手协助下进行踝关节对抗性牵引，使踝关节背屈、跖屈3～5次，后施关节弹压术促使关节恢复到正常角度。踝关节功能位石膏托固定5日。口服抗生素常规预防感染3日，口服柔筋散30日。48小时后，依踝足部关节类风湿关节炎康复操锻炼，并依上方予以中药足浴，每日1次，每次30分钟，连续30日。

2016年7月30日第1次随诊，患者诉：双足踝关节及跖趾关节仅有轻微疼痛感，功能活动明显改善，但仍感晨起僵直，活动1小时后才能缓解。予以温针治疗，取穴：大椎，肾俞（双），风门（双），丘墟（双），关元。每日1次，每次30分钟，连续30日。口服柔筋散90日。依踝足部关节类风湿关节炎康复操加大锻炼量。

2016年10月30日第2次随诊，患者诉：活动时仍有轻微疼痛感，双足踝关节及跖趾关节活动正常，能正常学习及生活。

按语：依据针刀医学关于踝关节及跖趾关节弓弦力学系统的解剖结构，以及类风湿关节炎的网状立体病理构架，第1次针刀调节相关电生理线路，第2～4次针刀松解踝关节及跖趾关节动静态弓弦力学单元，第5次针刀松解在前4次针刀松解基础上改善了踝关节及跖趾关节囊的压力，使踝关节及跖趾关节水肿得到改善，故患者踝关节及跖趾关节功能活动明显改善，红肿消退，疼痛缓解。

中药离子导入能够舒筋活血，消肿止痛，并通过皮肤将药物传导至经络、筋骨，激发肌体的调节功能，可迅速消除疼痛，促进伤口愈合，功能恢复，而快速达到缩短疗程的目的。本例患者病情严重，关节面已被破坏，针刀松解以后，病人仍可恢复部分腕、指关节的功能，生活基本能够自理，说明针刀治疗有一定疗效，但远期疗效还需长期观察。

第十章

类风湿关节炎针刀临床研究进展

一、对病因病理的探讨

目前观点[1]认为，类风湿关节炎的发生和持续发展与自身免疫有关。免疫因素：在某一未知抗原以及环境因素作用下，产生抗体，两者结合形成抗原抗体复合物，破坏正常的组织和细胞。遗传因素：类风湿的发病与遗传因素有关。其他因素：寒冷、潮湿、疲劳、营养不良、外伤、精神刺激等。以上这些因素均非单一致病，而是相互影响，在类风湿关节炎发生的不同阶段表现出各自的主导作用，所以说类风湿关节炎是多因素导致的疾病，而免疫过程则贯穿疾病的始终。中医认为痹者，大都阳气虚，风、寒、湿三气乘虚而入，袭踞经脉；气血为邪所阻，壅滞经脉，留滞于内，痛痹而作。病之初起以邪实为主，病位在肌表、皮肉、经络。如失治、误治、病延日久，正虚邪盛，五脏气血衰少，气血因流不畅，湿停为痰，血凝为瘀，痰瘀交阻，凝涩不通，邪正剧争，如油入面，胶着难解，呈现虚中夹实，此时病邪除风、寒、湿、热外，还兼痰和瘀。石湛瑜等[2]认为类风湿关节炎是一种全身性免疫性疾病。主要病变在外周小关节，病情严重者可侵犯大关节，如侵犯膝关节较常见。

二、影像学诊断

陈伟[1]确立类风湿关节炎诊断标准时认为类风湿关节炎患者 15%～25%有皮下小结节，这些患者皮下常阳性，好发于肘部、关节突、鹰嘴、骶部。类风湿因子阳性。约 80%的病人 RF 阳性，但 RF 并不仅见于类风湿关节炎，还可见于多种疾病及正常人。X 线片改变：可有骨质疏松、骨质侵蚀破坏、关节间隙狭窄、关节半脱位、畸形等改变。林木南等[2]认为类风湿关节炎亦可产生跟痛症，但与跟痛症鉴别的依据是类风湿因子阳性及 HLA-B27 阴性。X 片上类风湿关节炎足部主要表现为：临近关节处的骨质疏松，足趾向腓侧偏斜及半脱位。此外，还应与痛风、胫神经卡压等可致跟痛症的疾病相鉴别。治疗时注意到相关的因素，采取必要措施，方可提高疗效。石湛瑜等[3]收治 45 例类风湿关节炎患者 X 线摄片显示膝关节关节面破坏，关节间隙狭窄，或伴有关节外翻畸形及关节屈位畸形。

三、治疗机理

石湛瑜等[3]认为类风湿关节炎是一种全身性免疫性疾病，中、晚期病变常常侵犯全身关节。由于膝关节是负重关节，受病变侵犯后常使关节变形，且一般病程较长，病情复杂，全身状况较差，合并症及系统损伤较多。笔者采用激光针刀治疗本病，不仅可改善局部血液循环，激活脑内的内啡肽系统，修复受损组织；还可消炎减压，解痉止痛，增强血液循环和供氧，促进软组织病灶修复，剥离粘连，刮除疤痕，松解肌肉，从而改善关节功能，明显改善患膝功能。刘明远[4]认为风湿及类风湿关节炎急性期，相当于中医学"风湿热痹"范畴。主要症状为关节的肿胀剧痛，入夜尤甚，如"虎咬虫啮"，故有"白虎历节"之称。是由素体热盛，复感风寒湿邪，或寒湿化热所致。故治疗应寒热并用，重剂猛攻，直折病势，防止病邪深伏筋骨，缠绵不愈。但须中病即止，及时加用固本之法，以祛风湿，通经络，补肝肾，养气血，行经脉，止痹痛等药，关节肿胀疼痛，是由于关节滑膜炎性渗出，造成关节腔积液，从而导致关节内高压，引起张力性疼痛。一般治疗常需7～10日方可使积液吸收，肿痛缓解。针刀通过刺破关节囊，使积液自针孔溢入组织中而吸收，从而起到迅速减压作用，因此其止痛作用恰恰速而可靠。同时减轻或避免了由于关节的膨胀牵张作用而造成的迟发性关节畸形，以及由于渗出液中蛋白和纤维成分的沉积而造成的关节粘连。大多数患者在针刀治疗后疼痛迅速缓解，部分关节于1～2日后有肿痛复作现象，是由于针孔闭合所致，需重复治疗。

四、临床疗效观察

（一）针刀治疗类风湿关节炎各关节病变

陈伟[1]运用针刀治疗类风湿关节炎。方法：①针刀治疗。凡在四肢关节周围有肿痛之点，均可用针刀沿肌腱神经血管平行进针，避开神经血管，进行纵行和横行松解剥离可止痛，也使关节活动有所恢复。这些肿痛之点，一般都是肌腱、关节囊、滑囊、腱鞘等软组织受损处。②西药治疗。一线药物：能迅速缓解疼痛，但不能阻断病理进展。包括水杨酸类，其他非甾体类药物。二线药物：能阻断病理进展，但起效慢，一般要1个月以上，包括改变病情药物如抗疟药、金制剂、青霉胺等，细胞毒药物如甲氨蝶呤、环磷酰胺、环胞素A等，三线药物：即糖皮质激素，对严重炎症、病情危机、年纪大可应用。亦可采用关节腔注射，3个月1次，1年不超过4次。③中药治疗。强调扶正，急性期重点在消除肿、僵、痛三大症状。缓解期重点在于调整肝、脾、肾脏腑功能。寒湿型则利湿散寒，重用白术、薏苡仁，可加用桂枝，泽泻30g利湿消肿。湿热型则清热利湿，重用茯苓、知母、黄柏、白术、僵蚕。痰瘀型化痰补肝肾，用桃仁四物汤加白芥子、僵蚕、制南星。肝肾亏损型则补肝肾佐以活血通络，用独活寄生汤加用生地、乌梢蛇、地鳖虫等。④药物输液治疗。5%葡萄糖500ml，加青霉素800万单位，静脉滴注，每天输2瓶，待急性疼痛缓解后，下午可改输5%葡萄糖500ml，加维生素C 2g，普鲁卡因0.5g，静滴也可迅速止痛，其机理可能是药物渗透到肌腱关节，加速其疼痛有害物质的排泄。⑤针灸治疗。针刺、艾灸、火针、经络电针、醋疗、刺络放血、熏蒸亦可配合交叉联合应用，另外还可穴注足三里，能提高病人的免疫力。常选黄芪或卡提素注射液，每日1次或隔日1次，两侧穴位交替连用30支为1疗程，休息4个月再重复1个疗程。⑥特色口服类风湿散剂以马钱子、制川乌、风湿草为主，5日见效，200袋可稳定病情。结果：典型病例杨某某，女，31岁，双手指和腕、膝、踝关节疼痛6年。患者6年前因感受寒湿周身关节疼痛。经针刀治疗，肿胀局部松解；再配以特色输液治疗，针刺取足三里、膈俞、脾俞、曲池、外关等，内服类风湿散剂，经治 1 疗程，关节肿痛好转，功能亦有所改善，共治 3 个疗程，服用类风湿散剂半年，关节肿痛消失，能做些农活，血沉 20mm/L，精神好转，食欲正常。

刘忠建[5]葛建痹痿灵配合针刀治疗类风湿关节炎。方法：服用自制葛建痹痿灵口服液 25ml/次，每日 2 次，连服 4～6 个月。用 I 型 4 号针刀在疼痛周围选 3 个以上治疗点，刀口线与人体纵轴平行，切开关节囊达到减压的作用，在关节畸形期则逐步松解挛缩的关节囊，肌腱，韧带，并配合手法治疗。结果：治疗 72 例，治愈 30 例，好转 40 例，无效 2 例。

张修果[6]用针刀和中药治疗急性发作期风湿、类风湿关节炎。方法：①针刀治疗 在上下肢关节受累处，红肿指压明显处，避开重要血管神经，用针刀刺入皮肤到达关节囊后，做切割剥离 2～3 刀，用创可贴贴针口。②中药内服 以祛风热，散寒除湿，通络止痛为原则。基本方：羌活 12g，独活 15g，麻黄 15g，桂枝 15g，川乌 9g，生地 40g，赤芍 30g，元胡 12g，制乳香 6g，忍冬藤 40g，土茯苓 40g，水煎分 2 次服。治疗结果：治疗 126 例，显效 106 例，有效 14 例，无效 6 例。

潘红[7]对确诊为类风湿关节炎且愿意接受针刀治疗的 23 例患者行针刀治疗加药物、物理治疗，对确诊为类风湿关节炎的 37 例患者行针刺加药物、物理治疗。治疗后 2 个月、6 个月、12 个月随访时根据美国风湿病学会相关标准判定两组疗效并进行临床分析，具体操作为：①针刺对照组：采用皮肤针刺。按病取经，经穴相配，循经弹刺，远近结合，以皮肤充血为度。每日 1 次，10 次为 1 个疗程。物理治疗，急性期间治疗会加速症状，须先用药物解除急性炎症后再进行。以功能锻炼为主，配合中、短波电疗，超声波治疗。每日 1 次，10 次为 1 个疗程。②针刀治疗组：药物治疗和物理治疗同对照组。在类风湿关节炎活动期，在关节腔内注射少量类固醇，配合针刀治疗，每星期 1 次，不超过 2 次。于关节周围、内外侧关节间隙等处找到软组织变性如条索状物处，每次选 3～5点，常规消毒，治疗点局部麻醉，利多卡因 1～2ml，5min 后逐个以 4 号针刀进行治疗，经治疗点进针直至骨面或软组织病变处，以切割为主，兼以横行剥离进行松解和疏通，出针后针眼加压 1min。刀口用创可贴覆盖，然后用手法放松关节周围软组织，再予以牵引拔伸和被动屈伸活动。每周 1 次，3 次为一个疗程。结果：2 个月后总有效率为 95.7%，6 个月总有效率为 91.3%，12 个月总有效率为 91.3%，针刀组总有效率与对照组比较有统计学意义，认为针刀治疗类风湿关节炎可以取得良好效果。

宋维海等[8]对类风湿关节炎患者针刀治疗的可行性进行研究。方法：按照序贯法将60 例类风湿关节炎的患者随机分为观察组与对照组，两组患者的年龄、病情轻重等比较差异均无统计学意义，P<0.05 具有可比性。对照组仅给甲氨蝶呤 4 片 qw，po，30 天为1 疗程，美洛昔康 1 片 bid，po，同时口服羟氯喹，柳氮磺胺吡啶片，来氟米特片，白芍总苷胶囊，同时服用钙剂等，且不用激素及中枢镇痛药。观察组在对照组的基础上加用针刀治疗。结果：针刀组治疗两周后患者疼痛、僵硬明显缓解，针刀组总有效率与对照组比较差异有统计学意义。

方勇[9]选取 135 例伴顽固性肿痛的类风湿关节炎患者为研究对象，根据治疗时间分成 A、B、C 三组患者，各 45 例。A 组予以针刀+常规治疗方案，B 组患者在上述基础上联合中药内服外敷疗法，C 组患者予以常规治疗方案。最后行 6 个月随访，比对 3 组患者临床疗效差异。具体方法如下，入院后三组患者均接受常规西药治疗方案，①甲氨蝶呤 5～10mg/次，口服，日 1 次，每周 1 次；②柳氮磺吡啶片 0.75g/次，口服，日 2 次；③布洛芬缓释胶囊 0.3g/次，口服，日 2 次。持续 2 个月后观察疗效。A 组予以针刀+常规治疗方案，常规治疗同 C 组一致，针刀疗法为，于关节周围、关节间隙的软组织变性处选点，2mL 2%利多卡因治疗点局麻；常规消毒铺巾，使用 4 号针刀于设计治疗点快速刺入，进针深度至骨面或病灶处即止；十字剥离或切割病灶组织，碘伏轻拭出血点；挤压肿胀关节周围组织，清理内容物；出针后加压 60s 以上，常规辅料包扎刀口；每周 1 次，治疗 4 周后若症状明显改善则可停止治疗，反之持续治疗至症状明显缓解。B 组予以在上述常规治疗方案+针刀+中药内服外敷疗法，常规治疗方案及针刀疗法同 A 组一致，中药内服汤剂为桂枝芍药知母汤，配伍如下，桂枝 20g，金银花 15g，桑枝 15g，芍药 15g，生姜 15g，防风 15g，川牛膝 15g，白术 15g，连翘 12g，独活 12g，甘草 10g，麻黄 10g，炮附子 10g，羌活 10g；加 400ml 清水，文火煎煮至 250mL 后滤渣，分早晚两次送服，每日 1 剂，持续 2 个月后观察疗效。中药外敷药配伍为透骨草 30g，生川乌 30g，伸筋草 30g，艾叶 30g，生草乌 30g，威灵仙 15g，川芎 15g，五加皮 15g，没药 15g，木瓜 15g，乳香 15g；药材置入清洁纱布内加水 400ml 浸泡 0.5h 后煮沸，文火慢煎 5min 后置于患处上方熏蒸，待敷液温度降至体感温度时浸洗患处，加敷热袋，略高于体温后敷于患处，时长 20min/次，每日 2 次，持续 20d 后观察疗效。实验结果为 C 组治疗总有效率为 62.2%，显著低于 A 组的 80.0%，B 组总有效率为 3 组中最高，达到 95.6%。对伴有顽固性肿痛的类风湿关节炎予以针刀为主联合重要内服外敷疗法具有显著的疗效。

杜学辉[10]用激光针刀配合甲氨蝶呤关节腔注射治疗类风湿关节炎取得了较好的疗效。其中针刀操作具体为：患者采用适当体位，充分显露患部皮肤，根据患者病变情况，分别选取病变关节压痛点为进针点并做标记，皮肤常规消毒，严格无菌操作，于上述标记点以 1%利多卡因局部浸润麻醉，关节腔有积液者先抽取积液，然后用一次性激光针刀道具载入半导体激光，刀口线与身体纵轴平行，针刀体与皮肤表面垂直刺入，避开局部血管、神经，行纵向切割、横向剥离，松解患部韧带、肌腱及炎性粘连、挛缩的软组织，并于局部激光照射后出针，关节活动受限或强直者给予手法整复。

钟叙春等[11]用针刀与火针配合治疗类风湿关节炎，为观察其临床疗效，将 150 例类风湿关节炎患者随机分为治疗组（针刀配合火针 50 例），对照 1 组（单一针刀组 50 例），对照 2 组（单一火针组 50 例），三组均服用中医药辨证丸剂，治疗 2 个月后观察疗效，并在半年、一年后进行随访统计。结果为治疗组 2 个月后总有效率为 96%，半年后随访的总有效率为 88%，一年后随访总有效率为 86%；对照 1 组 2 个月后总有效率为 82%，半年后随访的总有效率为 70%，一年后随访总有效率为 52%；对照 2 组 2 个月后总有效率为 84%，半年后随访的总有效率为 74%，一年后随访总有效率为 54%。其针刀治疗方法如下：患者选择舒适体位，于关节周围、内外侧关节间隙等处找到软组织有粘连、瘢痕、挛缩等条索状物处，每次选取 5～7 个点，常规消毒，治疗点用 0.5%利多卡因 1～2 毫升局部麻醉，10 分钟后根据病灶深浅选择 3 号或者 4 号针刀进行治疗，进入病灶后，以纵向切割为主，辅以横行剥离，出针后气血两虚证、肝肾不足证患者针眼立即加压 1～5 分钟。刀口敷创可贴覆盖。前 3 周每周 1 次，后 5 周每 10 天 1 次，共治疗 6 次。

（二）针刀治疗类风湿关节炎肘关节病变

王兴等[12]运用针刀治疗类风湿关节炎。方法：采用自制的类风湿胶囊 5 粒，日 3 次口服，正清风痛宁片 40mg，日 3 次口服，MTX5mg，每周肌肉注射 1 次，待病情好转后，改为 2 周注射 1 次，其中共做针刀 35 个，肘关节 18 个，治疗 9 个月以上。治疗结果：治疗 40 例，显效 34 人，血沉恢复正常 38 人，RF 转阴 32 人。

（三）针刀治疗类风湿关节炎腕关节病变

王海东[13]运用针刀治疗类风湿关节炎所致的腕关节病变。方法：腕关节局部痛点定点，重点部位为桡腕关节、中腕关节和腕骨间关节、腕掌关节，腕尺侧副韧带和腕桡侧副韧带、桡侧腕屈肌、桡侧腕长伸肌、桡侧腕短伸肌、拇长展肌、拇长伸肌等。采用退出式局部浸润麻醉法，所有患者用 0.5% 利多卡因，2.5ml 注射器在定点处快速刺入，到达病变位置，回抽确认无回血后边退针，边将药物分层注射至治疗点。针刀操作时刀口线与血管、神经或肌纤维的走行平行，根据治疗点的解剖和病变特点确定刀体与皮面的角度，加压分离，用Ⅳ型针刀，快速刺入皮肤，直达骨面，稍退刀，行纵行疏通、横行剥离，刀下有松动感后出刀，5 天治疗 1 次，3 次为 1 个疗程。最后通过针刀治疗，89 例患者，显效 65 例，有效 20 例，无效 4 例，总有效率 95.5%，腕关节背伸度、掌曲度、关节局部压痛点数、晨僵时间、双手握力治疗后均明显改善。

田雪梅[14]为观察针刀治疗类风湿关节炎所致的腕关节病变的临床疗效，将符合纳入标准的 58 例类风湿关节炎腕关节病变患者随机分为治疗组和对照组，治疗组采用针刀松解腕关节，每 5 天治疗 1 次，3 次为 1 疗程，对照组采用针灸疗法，10 天为 1 疗程，比较分析治疗前后两组患者腕关节屈度变化，进行临床疗效评价。结果：针刀松解与针灸疗法治疗类风湿关节炎腕关节相比，治疗组优良率 93.6%，对照组优良率 67.8%。

李海玲等[15]为观察康复护理配合针刀疗法对类风湿关节炎腕关节功能的影响，将 60 例患者随机分为治疗组和对照组 30 例，2 组在免疫抑制剂的基础上，治疗组行针刀治疗并配合康复护理，对照组则为针刀治疗配合内科常规护理，治疗 3 个月后发现 2 组患者治疗后腕关节背伸度、掌曲度、双手握力增加，局部压痛点数、患者疼痛评分（VAS）减少，类风湿因子、血沉及 C-反应蛋白降低；其中腕关节背伸度、掌曲度、双手握力、局部压痛点数、患者疼痛评分的变化，治疗组优于对照组。其具体方法为：2 组患者均在甲氨蝶呤、来氟米特治疗的基础上加用针刀治疗。针刀治疗选局部痛点为治疗点，重点部位为桡腕关节，腕掌关节，腕尺、桡侧副韧带，桡侧腕长、短伸肌，拇长展肌等。采用退出式局部浸润麻醉法，用Ⅳ型 0.6 号针刀，按针刀治疗四步规程，进行疏通和剥离。7 天治疗 1 次。治疗组在以上治疗的基础上配合康复护理，包括点按法、揉法、牵拉法、弹拨法、擦法及小夹板固定等。对照组在以上治疗的基础上只采用内科常规护理。

（四）针刀治疗类风湿关节炎膝关节病变

石湛瑜等[3]用激光针刀治疗膝关节类风湿关节炎。方法：患者取仰卧位，双膝屈膝位，膝下垫枕。于患膝关节内外侧、双膝眼、髌上囊及髌尖下方寻找压痛点和结节样物。在压痛点做皮肤标记。常规消毒，行标记点局部浸润麻醉。按针刀四步规程要求进针，进针后行纵行疏通切割 2～3 刀后，横行铲剥 1～2 刀。最后用激光照射 5 分钟，出针。术后常规给予关节 6 小时加压包扎。6 小时后开始进行被动及主动锻炼，24～48 小时后在医师的指导和辅助下进行站立行走锻炼。治疗结果：术后定期随访，观察患者病变关节恢复情况，并根据有关膝关节术后评分方法进行评价（Ⅰ级为差，Ⅱ级为一般，Ⅲ级为良，Ⅳ级为优）。手术后随访 6 个月～2 年不等。45 例术前平均评分为 25 分，术后平均评分为 105 分。所有患者术后关节功能及临床症状均得到改善，非甾体药物、肾上腺糖皮质激素等用量均较手术前减少。术后 HSS 评分Ⅲ级 7 例，Ⅳ级 38 例。刘明远[4]用针刀加通痹止痛汤治疗急性发作期风湿、类风湿关节炎。方法：①针刀治疗：在诸受累关节侧方，避开重要血管、神经，以Ⅰ型 4 号针刀速进皮，到达关节囊后，作切割剥离 2～3 刀，出针并以创可贴封闭针孔。②中药内服：以祛风清热，散寒除湿，通络止痛为原则。基本方为羌活 12g，独活 15g，麻黄 15g，桂枝 15g，制川乌 9g，生地 40g，赤芍 30g，元胡 12g，制乳香 6g，忍冬藤 40g，土茯苓 40g。随症加减，水煎分二次温服。典型病例：王某某，女，45 岁。就诊于 1995 年 10 月 18 日。因患类风湿关节炎 8 年，急性发作 1 周就诊。关节肿痛剧烈，不能屈伸，强迫卧床。服布洛芬、消络痛等药物效果不佳，彻夜不眠，每日以止痛片维持。治疗后，疼痛消失，关节功能恢复发病前状态，1 年后随访未复发。

王海东等[16]用针刀治疗类风湿关节炎膝关节病变。方法：首先在患处定点，再采用退出式局部浸润麻醉法，所有患者用 0.25%～0.5%利多卡因，5ml 注射器在定点处快速刺入，到达病变位置，回抽确认无回血后边退针，边将药物分层注射至治疗点。用Ⅲ型针刀，刀口线与大血管、神经干走向平行，再快速刺入皮肤，直达骨面，稍退刀，行纵行疏通，横行剥离，刀下有松动感时出刀。结果：实际观察 157 例，显效 101 例，有效 50 例，无效 6 例。

谢冰[17]运用针刀治疗膝关节类风湿关节炎。方法：在急性期以滑膜炎、滑囊炎为主症，通过针刀松解关节囊及膝关节周围变性组织，配合镇痛液关节腔内注射治疗，以消除疼痛、肿胀、减轻炎症。患者仰卧位，屈曲膝关节 75°～90°，一般在髌上囊，膝关节内外侧副韧带，髌内外侧支持带，髌下滑液囊等表浅部位，还需在内外膝眼处定点，以松解十字交叉韧带。对膝关节其他部位治疗，按操作常规避开神经和血管将针刀刺入，到达骨面后稍提针刀，滑动刀刃寻找关节间隙，沿关节间隙刺入，摆动刀口充分剥离粘连组织。对一些病程长、关节变形较重的患者，分别在沿髌骨左右两侧缘中点垂直进针刀，穿过皮肤后，进行切开剥离，然后倾斜针体，将筋膜和韧带剥离。再在髌骨上缘正中位置选一点，垂直进针刀，到达骨面后将针体倾斜，和股骨干成 50°角进行切割剥离，将髌骨上缘下面的粘连处全部松开，然后将针刀向相反方向倾斜，和髌骨面成 40°角，刺入髌上囊下面，进行广泛的通透剥离。接着将针刀垂直刺入达髌韧带下面，倾斜针体，和髌韧带平面约成 15°角，将髌韧带和髌下脂肪垫疏剥开来，再将针体向相反方向倾斜，将另一侧髌韧带和脂肪垫疏剥开来。最后在髌骨下 1/3 处的两侧边缘各取一点，垂直进针刀达骨面，将针体向髌骨外倾斜，将翼状皱襞松解。

刘丽等[18]为观察针刀治疗类风湿关节炎所致膝关节病变的临床疗效，将 70 例类风湿关节炎所致膝关节病变的患者随机分为对照组和治疗组，各 35 例，治疗组针刀治疗联合西医传统药物治疗，对照组仅予西医传统药物治疗，治疗 4 周后观察治疗效果。具体方法为：①对照组：明确 RA 的诊断并合并膝关节受累者，接受非甾体抗炎药物（洛索洛芬钠 60mg，口服，每日 3 次）服药时间 1 个月；并联合 2 种慢作用药（甲氨蝶呤片 10mg，口服，每周 1 次；来氟米特 10mg，口服，每日 1 次），服药时间持续 3 个月；且联合抗炎免疫调节剂兼顾保肝（白芍总苷 600mg，口服，每日 2 次），服药时间持续 3月。②治疗组：明确 RA 的诊断并合并膝关节受累者，给予对照组的治疗方案，同时第 1 个月即联合膝关节的针刀治疗，避开膝关节周围阿是穴刺入，然后转动刀口线与关节间隙平行，将关节囊切开 1～2 刀，再横向剥离，松解关节以使关节内张力降低。随后松解膝关节周围软组织，出针后针眼加压。刀口用创可贴覆盖。每周 1 次，4 次为 1 疗程。结果：治疗组总有效率为 94.3%，对照组总有效率为 68.6%，治疗组总有效率优于对照组。

顾钧青等[19]将 60 例膝关节类风湿关节炎患者按就诊号次序分为两组，针刀治疗组 30 例，西药对照组 30 例，经 1 个疗程治疗，采用美国膝关节协会评分标准进行评分对比。具体方法：①治疗组：患者取屈膝 60°位，在膝关节阿是穴处，即关节囊、髌内外支持带、膝内外侧副韧带有压痛点处作为进针点，用 1%利多卡因在每个进针点做表皮麻醉，采用Ⅰ型 4 号针刀，与皮肤平面垂直进针，当针刀刺入皮下有抵触感时先横行剥离 2～3 次，再纵行提插切割 2～3 次，以患者有明显酸胀感为宜，深度可达骨面，松解后在原位留针 15min，出针后用无菌纱布压迫针孔止血并覆盖针孔。每星期治疗 1 次，以 3 次为 1 个疗程。②对照组：口服扶他林 25mg，每日 3 次，3 周为 1 个疗程。结果为治疗组和对照组在膝关节评分和功能评分上差异均具有统计学意义（P＜0.05）。针刀松解术治疗类风湿关节炎引起的膝关节病变优于口服西药扶他林。

彭树刚等[20]用针刀配合马钱子木瓜丸治疗类风湿关节炎膝关节强直，有效改善了膝关节活动度，取得了较好的疗效。具体方法为：针刀治疗为主，第一次针刀治疗病人仰卧于针刀治疗床上，膝下垫薄垫，用记号笔定点针刀治疗部位，分别是髌上囊、膝内外侧支持带，胫副韧带起止点、鹅足止点、股四头肌腱与髌上囊粘连带等。1%利多卡因局麻，严格按照无菌操作，确定刀口方向，刀口线与施术部位神经血管、肌肉韧带纵轴一致，针刀体与术区皮肤相垂直，采用Ⅰ型 4 号直型针刀，按四步进针规程进针刀。针刀经皮肤、皮下组织到达治疗部位行纵疏横剥，沿骨面铲剥 2～3 刀。第二次针刀治疗采用Ⅱ型 4 号针刀松解股中间肌与股骨粘连带、股直肌挛缩带、髂胫束、沿髌骨左右两侧缘骨支持带及关节囊点及髌下脂肪垫等处的粘连。第三次针刀治疗用Ⅱ型 4 号针刀松解腓肠肌内外侧头处粘连。做完针刀治疗 48 小时后开始对患者病变膝关节做间断被动功能锻炼，嘱患者仰卧，病变膝关节自然伸直至最大限度，术者站在治疗膝关节同侧用力按压膝关节，使其尽量伸直，以患者耐受为度；然后令双膝自然屈曲至最大限度，术者按上述操作用力挤压膝关节使其屈曲到最大限度，以患者耐受为度；二者交替操作，每次间断按压 30 分钟，每日 2 次。接着辅以中药治疗，为了用药安全，初始剂量为 3g/天，睡前温开水送服，观察 1～3 天，如无不良反应，可每隔 2～3 天增加一次用量，每次增加 1～3g。

裴久国等[21]用针刀松解术治疗类风湿关节炎膝关节病变，取得了较为显著的疗效。方法为：患者取屈膝 60°位，在膝关节周围阿是穴处，即关节囊、髌内外侧支持带、膝内外侧副韧带有压痛点处作为进针点，用 1%利多卡因在每个进针点做表皮麻醉，采用

Ⅰ型4号针刀，与皮肤平面垂直进针，当针刀刺入皮下有抵触感时先横行剥离2～3次，再纵行提插切割2～3次，以患者有明显酸胀感为宜，深度可达骨面，松解后在原位留针15分钟，出针后无菌纱布压迫针孔止血并覆盖针孔。1周治疗1次，以3次为1疗程。

杨杰[22]为观察针刀松解术治疗类风湿关节炎引起的膝关节病变，将84例类风湿关节炎膝关节病变患者随机分为治疗组和对照组，每组42例。治疗方法为：对照组患者采用药物治疗，口服Cox-2抑制剂塞来昔布胶囊400mg/d，治疗周期为2周；并口服甲氨蝶呤片10mg，每周1次。治疗组在对照组常规药物的治疗基础上，采用针刀松解术进行治疗，以髌内外侧支持带、膝内外侧副韧带、关节囊有压痛处作为进针位置，消毒后，用利多卡因进行局部麻醉，用4号针刀从治疗点进针至软组织和骨面病变位置，行3次横行剥离，再行3次纵行切割提插。当出针时在针眼处加压，并用创可贴在刀口处覆盖，每周1次，4周为1个疗程。比较二者的临床效果，最终实验组总有效率为92.9%，对照组总有效率为61.9%。

陈平[23]将80例类风湿关节炎患者，采用随机数字表法分为治疗组和对照组，各40例。对照组予以药物治疗，治疗组在对照组的基础上予以针刀治疗，治疗后比较两组疗效。具体治疗方法为：对照组接受非甾体抗炎药物（双氯芬酸钠缓释片0.1g，口服，1天1次）服药时间1个月，并联合2种慢作用药（甲氨蝶呤片10mg，口服，1周1次；来氟米特20mg，口服，1天1次），服药时间持续3个月；且联合杜仲腰痛丸口服（1天3次，一次8粒），服药时间持续3个月。治疗组在对照组的药物基础上，第一个月即联合膝关节的针刀治疗，避开膝关节周围神经和血管，常规碘伏消毒，使用Ⅳ型针刀，定位，加压分离，刺入，剥离，松解，降低关节腔内外张力，打破损伤机制，建立修复平衡。出针刀后，针眼碘伏消毒，刀口用创可贴覆盖，每3天1次，2～3次为1个疗程。最终治疗后，治疗组总有效率为97.5%，对照组总有效率为70.0%。

（五）针刀术前术后护理

庞月娥[24]认为针刀疗法尚属新疗法，对于初次接受治疗的患者会有神秘感和恐惧感，护士要耐心向病人介绍针刀治病的意义、疗效、原理、术中的感觉和注意事项，安慰和鼓励病人，使病人打消顾虑，战胜恐惧心理。术前要为医生准备好治疗器械及用物，根据病人情况必要时准备好氧气等急救用品。术中注意观察病人各种变化，随时询问患者的感受，如出现面色苍白、大汗淋漓、脉快、头晕、恶心、呕吐等应考虑为晕针，应迅速起针，给患者平卧，饮用温开水或糖水，必要时给予吸氧。对颈椎病患者，治疗后要扶其双肩及头后枕部慢慢平卧，嘱其避免头部做旋转运动和挥鞭运动，必要时要颈围固定。颈部运动要循序渐进，不可做大幅度运动。对腰椎间盘突出症及脊柱炎的患者，术前要指导患者进行床上大小便训练和康复锻炼方法，术后卧硬板床1周，协助患者每2小时轴位翻身1次，做好生活护理，1周后指导患者进行飞燕式锻炼和腰背部按摩。疼痛部位给予艾条温和灸或十一方药酒湿敷加频谱照射30分钟，对骨质增生疾病患者给予陈醋湿敷加频谱照射30分钟或醋离子导入，每天1次，以温通经络、行气活血、化瘀止痛、祛湿逐寒、软坚散结等。严格无菌操作。治疗室每日紫外线消毒1次，治疗后针刀器具送去高压消毒备用。术后要保持针孔清洁、干燥，避免水和汗渍浸湿，3日内勿洗浴，并注意观察针孔有无渗血和皮下血肿及胶布过敏现象。

曹萍等[25]在 2011～2013 年收治 RA 患者 60 例，均接受针刀治疗并给予针刀术前、术中、术后护理。在术前，医护人员给患者做好心理建设，安慰鼓励患者，打消患者的恐惧心理，同时护士根据医嘱清洁治疗部位，做好术前准备；在术中，严格遵循无菌原则并密切注意患者的各种变化；在术后，观察治疗部位有无感染，应经常询问患者有无异常感觉，同时密切观察手术治疗效果，观察患者治疗后关节疼痛程度的变化和关节功能的变化。还需指导患者及早进行功能锻炼，采用以动防残、动静结合的功能锻炼方法。结果：经针刀治疗及护理后，60 例患者有效率 100%。

舒宝珍等[26]用康复护理配合针刀术改善类风湿关节炎膝关节功能障碍，其具体方法为在进行激光针刀闭合手术治疗膝关节的基础上，对患者进行康复护理，包括体位训练、运动疗法、功能锻炼、红外偏振光照射及心理康复护理等。

参考文献

[1] 陈伟. 类风湿性关节炎的针刀等综合治疗应用. 科学之友，2007，4（B）：220.

[2] 林木南，刘献祥，戴西湖，等. 针刀治疗跖腱膜炎/跟骨骨刺综合征 36 例临床观察. 中国中医骨伤科杂志，1999，7（4）：44-45.

[3] 石湛瑜，王熙. 激光针刀治疗膝关节类风湿关节炎. 湖北中医杂志，2006，28（8）：48.

[4] 刘明远. 小针刀加通痹止痛汤治疗急性发作期风湿、类风湿性关节炎. 光明中医，1998，13（77）：31-32.

[5] 刘忠建，葛兰薄，赵淑灵，等. 葛建痹瘘灵配合针刀治疗类风湿性关节炎. 中华中医药学会针刀医学分会第六届学术交流大会论文集，2004.

[6] 张修果. 针刀和中药活络通痹汤治疗急性发作期风湿、类风湿性关节炎临床疗效探讨. 全国针刀医学学术交流大会论文集，2005：487-488.

[7] 潘红. 针刀治疗类风湿关节炎疗效观察. 上海针灸杂志，2011. 30（6）. 392.

[8] 宋维海，李琴，马辉中，等. 小针刀治疗类风湿关节炎的临床研究. 2013-全国第十一届中西医结合风湿病学术会议.

[9] 方勇. 针刀方案结合中药内服外敷法治疗类风湿关节炎顽固性肿痛的临床研究[J]. 中华中医药学刊，2016，34（03）：724-727.

[10] 杜学辉. 激光针刀配合甲氨蝶呤关节腔注射治疗类风湿关节炎 100 例[J]. 中国中医骨伤科杂志，2011，19（5）：52.

[11] 钟叙春，曾志平，朱建峰. 小针刀与火针配合治疗类风湿关节炎 50 例[J]. 中国中医药现代远程教育，2015，13（21）：89-90.

[12] 王兴，姜波，曲齐生，等. 中西医结合综合治疗类风湿关节炎 40 例疗效分析. 第四届全国中西医结合风湿类疾病学术会议论文汇编，2000：122.

[13] 王海东. 针刀治疗类风湿关节炎腕关节病变临床研究. 2011 年国际针刀医学学术交流暨针刀医学创立 35 周年纪念大会. 论文篇. 第三卷.

[14] 田雪梅. 针刀松解治疗类风湿关节炎腕关节病变 58 例疗效观察. 中华中医药学会针刀医学分会 2013 年度学术年会.

[15] 李海玲，王智明，曹萍，等. 康复护理配合针刀疗法对类风湿性关节炎腕关节功能的影响[J]. 西部中医药，2015，28（10）：127-129.

［16］王海东，王智明．针刀治疗类风湿关节炎膝关节病变临床体会．按摩与康复医学，2010．（2）：13.

［17］谢冰．膝关节类风湿关节炎的针刀治疗．健康必读（中旬刊）．2013，12（4）：23.

［18］刘丽，李刚，李文昌，金兰花．针刀治疗类风湿关节炎所致膝关节病变35例．光明中医，2016，31（13）：43-44.

［19］顾钧青，杨晓凌，陈亮，指导　单永华．针刀松解术治疗类风湿关节炎引起膝关节病变疗效观察．上海针灸杂志，2009，28（1）：22.

［20］彭树刚，镇水清，刘艳．针刀配合马钱子木瓜丸治疗类风湿关节炎膝关节强直的疗效观察．中国针灸学会微创针刀专业委员会．全国第三届针刀治疗膝关节病学术研讨会论文汇编［C］，2013，4.

［21］赵齐生，裴久国，张平．针刀松解术治疗类风湿关节炎膝关节病变疗效观察．中国针灸学会微创针刀专业委员会．全国第二届针刀治疗膝关节病学术研讨会论文汇编［C］．2012，3.

［22］杨杰．针刀松解术治疗类风湿关节炎引起膝关节病变疗效观察［J］．临床合理用药杂志，2017，10（04）：141-142.

［23］陈平．针刀治疗类风湿性关节炎膝关节病变的疗效观察［J］．内蒙古中医药，2017，36（14）：96.

［24］庞月娥．小针刀治疗痹症52例的护理．广西中医学院学报，2001，18（1）：119.

［25］曹萍，李海玲．针刀治疗类风湿关节炎护理体会．中国社区医师．2015，（22）.

［26］舒宝珍，孙丽丽．康复护理配合针刀术改善类风湿性关节炎膝关节功能障碍的疗效观察［J］．医学综述，2009，15（23）：3667-3669.

第十一章

类风湿关节炎针刀术后康复操

"康复"这个词语来源于中世纪的拉丁语，其意是指"重新获得能力"。

20世纪90年代，国际卫生组织对康复的定义为：康复是指综合协调地应用各种措施，最大限度地恢复和发展病者、伤残者的身体、心理、社会、职业、娱乐、教育和周围环境相适应的方面的潜能。

所以，"康复"一词的含义是强调患者本身的活动能力和发展患者的潜能，说明康复的意义是强调患者的主动能力。针刀疗法发明以来。在其四大基本理论的指导下，治愈了成千上万的慢性软组织损伤和骨质增生患者，对一些局部的软组织损伤及骨质增生性疾病，比如桡骨茎突肌腱炎、跟骨骨刺等，只需使用1~2支针刀进行一次闭合性松解就能治愈，于是，有的医生就片面地认为，针刀治疗疾病就是靠针刀扎几下就行了，不需要其他辅助措施，其结果是普遍存在针刀见效快，复发率高的现象，以至于医生和患者都承认针刀治疗有效，但在短时间内就会复发。造成这种现象的原因一方面是对慢性软组织损伤的病理机制认识不足，只把疼痛点当成针刀的治疗点，不清楚慢性软组织损伤的病理结构是以点成线、以线成面的立体网络状病理构架，另一方面是不重视针刀术后的康复，忽略了人体自身的主观能动性。针刀治疗只是帮助人体进行自我调节的一种手段，是一种扶正的手段，人体弓弦力学系统的修复必须由人体自身发挥调节作用才能恢复正常的动态平衡。随着针刀医学的发展，针刀治疗的适应证不断扩大，已经从骨伤科疾病扩展到内、外、妇、儿、五官等多科疾病，在长期的类风湿关节炎疾病的治疗实践中，发现针刀的治疗次数不再是1~2次，可能达到8~10次，针刀的治疗部位也不再是1~2刀，而是10~12刀。这样，针刀术后人体的自我修复就需要更长的时间，因此，我们根据人体弓弦力学系统和慢性软组织损伤的病理构架理论设计了类风湿关节炎疾病针刀术后康复操，帮助人体进行针刀术后的自我调节，这种方法是让患者主动参与，充分发挥人体的自主意识，将动态弓弦力学单元的锻炼和静态弓弦力学单元的锻炼两者有机地结合起来，加快针刀术后组织的修复，尽快恢复人体弓弦力学系统的力平衡。

本套康复操具有如下特点：

（1）每一式都在神情安逸、放松中练习，使患者取得事半功倍的疗效，总在喜、怒、哀、怨、恨中，何来平衡之趣。

（2）在伸肩式和跪膝式中都安排了肌肉作静力收缩练习的时间，持续用力8秒后，然后加大用力作短促的动力收缩一次。这是根据针刀医学整体理论、网眼理论和中医推拿"寸劲"演变而来，这种方法可以将运动练习从动态弓弦力学单元的练习逐渐转变到静态弓弦力学单元的练习，从局部弓弦力学系统的练习逐渐转变到整体弓弦力学系统的练习，体现了以点成线，以线成面的整体康复理念。

（3）虽然每一式都明确了练习部位和主要运动肌群，且每式都具有调节机体的整体性和协调性的作用，但其练习量的多少需要患者根据自身的条件，量力而行，不可拘泥。

（4）很多练习者欲速愈，试图整天地练习，却忘记了欲速则不达的古训，在完成了适合自身练习量的前提下，应参加非练习的各项动作内容，甚至参加社会活动，在乐趣中培养康复的信心，我们谓之"功课以外，快乐之中"。

一、预备式

身心放松，神态安逸，两脚并拢，周身中正，两手自然下垂，目平视前方，深呼吸3次（图11-1）。

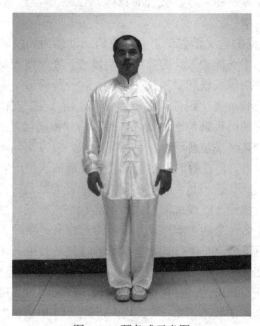

图 11-1 预备式示意图

二、伸肩式

1. 练习原理

本式练习肩关节肩袖肌群、肩带肌及腕掌部肌群的协同运动能力。

2. 练习方法

两脚并拢，周身中正，两手体前十字交叉上举于头顶上方，翻掌心向上，肩、肘、腕及双臂用力作推举状，持续8秒，第9秒时，加大用力向上推举一次，随即放松，保持原姿势，双腕交替向上推揉36次，放下双臂，还原体侧，自然呼吸三次，重复上述动作9遍（图11-2、图11-3）。

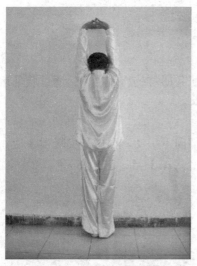 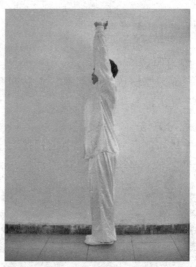

图 11-2 伸肩式示意图 1　　　　　　　图 11-3 伸肩式示意图 2

三、压胸式

1. 练习原理

胸椎的动态平衡和力学平衡依赖于胸背部各肌群的协调运动和胸肋关节的微小运动。本式练习增强了多列肌、回旋肌、肋间肌、颈髂肋肌等的协调运动能力，调整了胸椎各关节的平衡关系。

2. 练习方法

面墙而立，双臂向上伸直轻贴墙壁，双脚后撤一大步，全身放松双臂向上尽力伸展，胸部尽力压贴墙壁。反复进行 36 次。中立位停止，自然呼吸（图 11-4）。

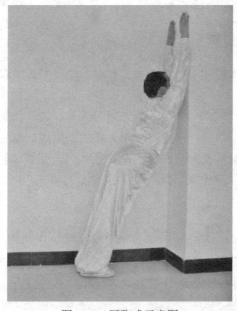

图 11-4 压胸式示意图

四、搓腰式

1. 练习原理

本式练习操锻炼腰背肌群、上肢肌和下肢肌各肌群的协调能力。通过腰部运动，培补身体元气，提高生命原动力。

2. 练习方法

两手从体侧向后上升，中指相接，抚于腰部向下搓动，至尾骨尖轻揉 3 次，双手上升，搓回腰部，连续 9 次，还原放松，自然呼吸（图 11-5、图 11-6）。

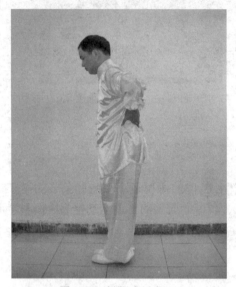 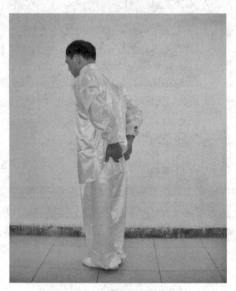

图 11-5　搓腰式示意 1　　　　　　　图 11-6　搓腰式示意图 2

五、跪膝式

1. 练习原理

本式练习锻炼膝关节股四头肌各止点、髌腱、膝关节各肌群、跟腱及足部各肌腱的协同运动能力。

2. 练习方法

双手叉腰，双脚并步站立，保持躯干和大腿成一直线，膝关节慢慢下跪，体会膝关节髌腱、膝关节内外侧肌群及脚后跟腱的牵拉紧张感，坚持 8 秒，第 9 秒稍用力下跪，牵拉髌腱及跟腱 1 次，并步还原，深呼吸 3 次（图 11-7）。

六、象行式

1. 练习原理

本式康复操锻炼腰背肌、脊柱周围的韧带及上下关节突关节以及与全身所有肌群的协调运动能力，从而将脊柱的动态弓弦力学单元和静态弓弦力学单元的锻炼有机地结合起来，恢复整体生理平衡。

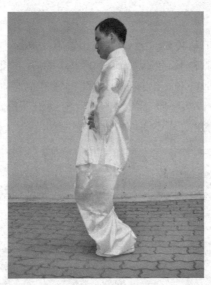

图 11-7　跪膝式示意图

2. 练习方法

四肢触地，全身放松，颈项自然向前伸展，仿大象向前爬行，前进后退共 20 步，还原放松，自然呼吸。练习时，手掌和脚掌放松触地行走，向前迈步时，位于后面的那条腿一定要努力伸直，脚掌向前（图 11-8）。

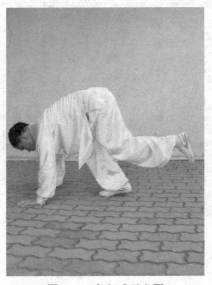

图 11-8　象行式示意图

七、推腹式

1. 练习原理

本式练习操对内脏进行挤压和按摩，使内脏均接受了有序的被动运动，同时，锻炼了腰背肌群、多裂肌、回旋肌等的协调能力，所有提高内脏和肢体的协同运动能力。

2. 练习方法

平躺于练习毯上，两手从体侧上升，掌心相叠置于胸部，肩、肘、腕放松，相叠的双手沿体前正中线轻推至耻骨联合部，稍停，轻压，然后，相叠的双手稍离腹部皮肤寸许，沿体前正中线返回胸部，双手沿体前正中线再轻推至耻骨联合部，稍停，轻压，如此反复 50 次，还原放松，自然呼吸 3 次。同理，继续沿两侧锁骨中线各轻推 50 次，然后再回到体前正中线轻推 50 次，还原放松，自然呼吸 3 次（图 11-9、图 11-10）。

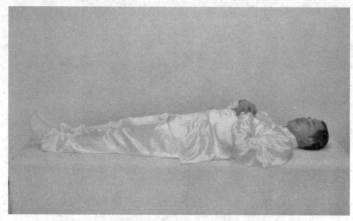

图 11-9　推腹式示意图 1

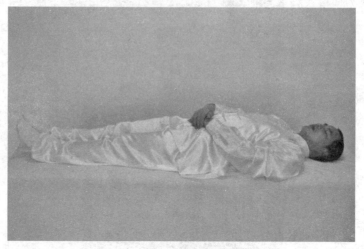

图 11-10　推腹式示意图 2

八、推掌式

1. 练习原理

本式练习操通过呼吸运动的力量传递，让内脏和脊柱周围的韧带及上下关节突关节产生有序运动，锻炼脊柱静态弓弦力学系统和内脏的协同运动能力。

2. 练习方法

平躺于练习毯上，两手掌心相叠置于腹部，全身放松，自然呼吸，认真体会吸气时腹肌对双手掌的推动和气流对腰部的撑涨感，默数 300 次（图 11-11）。

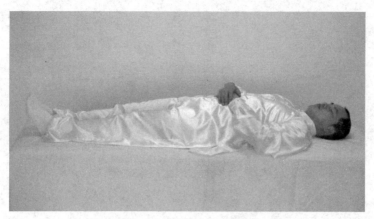

图 11-11　推掌式示意图